白癜风防治

成爱华　韩梅海／主编

中国科学技术出版社
CHINA SCIENCE AND TECHNOLOGY PRESS
北　京

图书在版编目（CIP）数据

白癜风防治 / 成爱华，韩梅海主编 . —北京：中国科学技术出版社，2018.7

ISBN 978-7-5046-8054-9

Ⅰ．①白… Ⅱ．①成… ②韩… Ⅲ．①白癜风－防治 Ⅳ．① R758.4

中国版本图书馆 CIP 数据核字（2018）第 119410 号

策划编辑	焦健姿　王久红
责任编辑	黄维佳
装帧设计	华图文轩
责任校对	龚利霞
责任印制	李晓霖

出　　版	中国科学技术出版社
发　　行	中国科学技术出版社发行部
地　　址	北京市海淀区中关村南大街 16 号
邮　　编	100081
发行电话	010-62173865
传　　真	010-62173081
网　　址	http://www.cspbooks.com.cn

开　　本	720mm×1000mm　1/16
字　　数	354 千字
印　　张	19.5
版　　次	2018 年 7 月第 1 版
印　　次	2018 年 7 月第 1 次印刷
印刷公司	北京威远印刷有限公司
书　　号	ISBN978-7-5046-8054-9/R · 2254
定　　价	48.00 元

编著者名单

主　编　成爱华　韩梅海

副主编　韩　娴　王江梅

编　者（以姓氏笔画为序）

于洪刚　马　克　孙仁娟

李云霞　高　伟　常洪顺

程明明

内容提要

　　本书是一部全面、系统阐述白癜风预防与治疗的学术专著，内容参考了国内外的最新文献，结合作者大量的研究工作及临床经验，充分阐述了白癜风防治的新认识、新进展及新技术，并注意理论与实践的结合，具有较高的学术参考价值。全书共分为12章，主要包括白癜风的相关知识、流行病学、临床表现、诊断、病因病机、中西医防治、营养饮食、精神支持、健康教育及护理策略等内容。本书可供临床医师及相关专业的研究人员阅读参考。

序

　　白癜风是一种原发的局限性或泛发型皮肤及黏膜色素脱失症。随着工业化进程加快，环境改变，加之心理、精神及易感体质等因素影响，本病发病率逐年增高，严重影响患者的身心健康，因此，预防和治疗白癜风已成为世界皮肤病学科研究的重点及热点之一。

　　《白癜风防治》收集了近年来有关白癜风的基础理论、预防知识、中西医治疗方法等内容，并根据国内外最新研究进展，结合作者数十年的研究及临床经验，详细阐述了白癜风防治的重点、难点和热点问题。本书着重突出白癜风的"防"和"治"，体现了近年来国内外专家对白癜风防治的新知识、新概念和新成就。全书版式新颖、独具特色，是一部生活保健、防病治病的必备指南，亦可作为健康指导的"家庭医生"。

　　纵览全书，深感其内容充实、详尽，具有理念新、结构新、体现中医文化特色、使用价值高等特点，可供临床医师及医学科研人员阅读参考，也可作为医学院校师生和广大医学爱好者颇有价值的参考读物。故，乐于为其作序，并向广大读者推荐。

前　言

　　白癜风是以"皮肤出现局限性白色斑片，然后逐渐扩大蔓延"为主要临床表现的皮肤病，病因不明，易诊难治，虽无痛痒，但严重影响患者的身心健康，亦影响患者的正常生活、婚姻、工作和社交等，被称为"不死的癌症"。因此，白癜风发病机制、早期诊断与防治是现代医学界亟待解决的重大课题，受到广大临床医务工作者和科研人员的普遍关注。

　　近年来，各国相继出台白癜风防治共识或诊疗指南，白癜风临床和基础研究又有了许多新观念和新进展。因此，很有必要编写一部介绍白癜风最新认识，尤其是白癜风防治策略方面的学术专著，供从事相关领域工作的医务人员及患者参考。

　　本书作者长期从事白癜风基础研究与临床诊治工作，积累了大量临床资料和研究成果。本书参考国内外的最新文献，结合作者的大量研究工作，充分阐述了白癜风基础与临床的现代认识，重点介绍了白癜风防治策略的新理念、新技术和新方法，并注意理论与实践的密切结合，主要包括白癜风的相关知识、流行病学、临床表现、诊断、病因病机、中西医防治、营养饮食、精神支持、健康教育及护理策略等内容。我们希望通过出版这部专著，为进一步普及白癜风防治新知识，提高白癜风的防治水平，促进我国

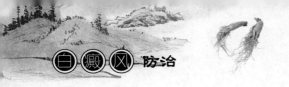

白癜风的基础与临床研究做出新的贡献。

　　本书在编写过程中得到了众多专家及同仁的支持，参考了许多学者的著作内容，在此，表示衷心的感谢。由于本书涉及的内容较为广泛，加之白癜风研究进展迅速，如在阅读中发现不足之处，恳请专家、同行及广大读者批评指正。

编者

目 录

第1章　绪论

第一节　白癜风的历史 ……………………………………………… 1

第二节　白癜风相关概念 …………………………………………… 6

第三节　白癜风的诊断标准 ………………………………………… 8

第四节　白癜风与循证治疗 ………………………………………… 10

第五节　白癜风防治的意义 ………………………………………… 12

第2章　白癜风流行病学

第一节　白癜风的发病率 …………………………………………… 13

第二节　白癜风的发病诱因 ………………………………………… 15

第三节　临床与流行病学特征 ……………………………………… 19

第四节　不同临床分型白癜风特点 ………………………………… 21

第五节　合并自身免疫性疾病 ……………………………………… 22

第六节　白癜风与血型 ……………………………………………… 24

第七节　白癜风自然进程与预后 …………………………………… 25

第八节　临床病情评估 ……………………………………………… 27

第3章　白癜风临床表现

第一节　临床表现 …………………………………………………… 28

第二节 临床分类 ………………………………………… 35

第三节 白癜风的实验室检查 …………………………… 41

第 4 章 白癜风诊断

第一节 皮肤病的诊断方法 ……………………………… 48

第二节 白癜风病史采集 ………………………………… 51

第三节 诊 断 …………………………………………… 53

第四节 鉴别诊断 ………………………………………… 55

第 5 章 白癜风病因病机

第一节 概 述 …………………………………………… 62

第二节 古代医籍对病因病机的认识 …………………… 63

第三节 近现代中医对白癜风的认识 …………………… 65

第四节 西医病因及发病机制 …………………………… 72

第五节 发病机制相关细胞因子 ………………………… 85

第 6 章 白癜风动物模型

第一节 动物模型的优点及作用 ………………………… 91

第二节 常用动物模型 …………………………………… 93

第三节 常用模型的制造方法 …………………………… 97

第四节 动物模型的评价 ………………………………… 100

第 7 章 白癜风西医治疗

第一节 白癜风诊疗共识（2014 版） ………………… 104

第二节 白癜风的治疗原则 ……………………………… 110

第三节 影响白癜风疗效的因素 ………………………… 111

第四节 系统药物治疗 …………………………………… 114

第五节　局部用药 ………………………………………………… 121

第六节　光疗法 …………………………………………………… 127

第七节　移植疗法 ………………………………………………… 137

第八节　其他疗法 ………………………………………………… 143

第九节　治疗进展 ………………………………………………… 150

第8章　中医药在白癜风防治中的作用

第一节　白癜风中医防治原则 …………………………………… 155

第二节　中医辨证论治 …………………………………………… 156

第三节　中成药 …………………………………………………… 162

第四节　单方验方 ………………………………………………… 166

第五节　针灸疗法 ………………………………………………… 173

第六节　拔罐疗法 ………………………………………………… 181

第七节　推拿疗法 ………………………………………………… 183

第八节　刮痧疗法 ………………………………………………… 185

第九节　其他中医方法 …………………………………………… 186

第十节　"黑白同治"新技术 …………………………………… 189

第9章　中医其他防治措施

第一节　运动 ……………………………………………………… 200

第二节　沐浴 ……………………………………………………… 213

第三节　起居睡眠 ………………………………………………… 217

第四节　环　境 …………………………………………………… 222

第五节　休闲旅游 ………………………………………………… 227

第10章　营养饮食

第一节　营养饮食的原则 ………………………………………… 230

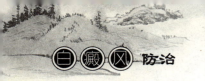

第二节　白癜风与营养支持 ………………………………… 233

第三节　白癜风患者的营养支持 …………………………… 237

第 11 章　精神支持

第一节　精神因素与白癜风 ………………………………… 257

第二节　白癜风患者的精神支持 …………………………… 258

第三节　不同病程阶段患者的精神支持 …………………… 261

第四节　不同年龄段患者的精神支持 ……………………… 264

第 12 章　健康教育及护理策略

第一节　白癜风的预防 ……………………………………… 273

第二节　健康教育 …………………………………………… 277

第三节　心理治疗 …………………………………………… 281

第四节　医护伦理要求 ……………………………………… 287

第五节　日常护理 …………………………………………… 289

第六节　门诊护理 …………………………………………… 292

第七节　光化学疗法的护理 ………………………………… 295

第八节　自体表皮移植的护理 ……………………………… 296

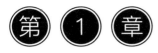

绪　论

　　白癜风（vitiligo），又称白蚀症，是以皮肤出现局限性白色斑片，然后逐渐扩大蔓延为主要临床表现的皮肤病，虽不痛痒，但侵蚀着患者健康的肌肤和心灵，严重损坏患者的容貌，挫伤患者的精神，影响其正常生活、婚姻、工作和社交，是皮肤科的常见病、疑难病之一。

　　白癜风在某些情况下可能会危及生命，如并发皮肤癌或因自卑等引起自杀。据报道，约旦每年约有 1000 名女性患者因此病自杀，我国目前也呈上升趋势，给临床救治工作带来极大的困难。如何早期识别、及时诊断、有效防治白癜风的发生与发展，是提高白癜风治愈率的关键所在。

第一节　白癜风的历史

　　中西医对白癜风的防治已有数千年的历史，历代医学学者积累了丰富的科研文献成果和经验。因此发掘和整理白癜风的历史资料，总结和提炼治疗白癜风的历史经验，具有十分深远的意义。

一、白癜风的由来

　　最早记述该病并可以解释为白癜风的记载可以追溯到公元前 1500 年，在《艾伯氏纸草记事》（*The Eber Papyrus*）中提到 2 种以皮肤颜色变化为特征的皮肤病，其中一种仅以色素缺乏为特征的皮肤病可能就是白癜风。同时代的印度文献 *Atharva Veda* 提到"kilas"（kil 意为白色）一病，是指皮肤上白色的斑片。

　　关于白癜风（vitiligo）一词的来源有一些不同的观点，Hieronymus Mercurialis（16

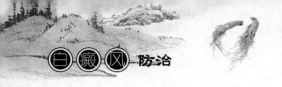

世纪）认为该词可能是从拉丁语"vitiun"衍生而来，意为缺陷（defect）。另一种说法是从"vitelius"一词而来，意思是小牛皮毛上白色的斑点。还有一些学者认为是从"vituli 而来，意为牛肉，因为皮损表现类似牛肉筋膜的白色色泽。在《拉丁语词典》（1841 年，波士顿出版）中有如下解释：vitium 指一种皮肤病或麻风病，由斑点构成，为黑色或白色，称为硬斑病、牛皮癣、白斑病或黑斑病。从今天的观点来看，这样的解释显然不确切。最早使用 vitiligo 一词则见于公元 1 世纪古罗马医生 Celsus 的拉丁医学著作 *De Medicina*，并沿用至今。

由于缺乏对白癜风的正确认识。在古代，甚至在现代某些偏僻的地区，常将其与麻风病，以及其他一些传染性或毁容性的疾病相混淆，以致引起人们的恐慌。到了公元 13 世纪，埃及人已经掌握白癜风的治疗，并开始应用大阿美的种子制成外用药剂进行治疗。

从 20 世纪中期，医学界对白癜风的病因及色素脱失机制有了较为明确的认识，并先后提出了白癜风病因的各种学说。20 世纪 50 年代末期，对白癜风的组织病理学研究发现白斑处黑素缺乏或显著减少，不久又发现白斑处黑素细胞缺失，这些结果为后来的研究所证实。关于白癜风的病因，Cockayne 于 20 世纪 30 年代就注意到白癜风的家族聚集现象，20 世纪 50 年代早期，Morl 报道了一对单卵双生白癜风患者，之后许多研究注意到有些白癜风具有家族史和家庭聚集现象，并逐步形成白癜风的遗传学说。

Lerner 于 1959 年提出了白癜风的神经源学说，认为在白斑皮肤外周神经末梢释放某种物质可抑制黑素合成且对黑素细胞有毒性作用；1971 年，他又提出白癜风的黑素细胞自身破坏学说，认为在黑素合成过程中会产生一些中间产物或代谢产物，它们对黑素细胞自身有毒性作用；20 世纪 70 年代，有学者发现白癜风与一些自身免疫性疾病相关联，通过大量细致的研究，逐渐形成白癜风最主要的一种学说——自身免疫学说。

近期的研究结果基本支持白癜风是一种自身免疫性疾病的学说，而最近提出的免疫 - 神经 - 皮肤网络，则提示白癜风发病机制的作用并不是单一的，而是互相联系、互相影响的，这一学说对于白癜风自身免疫学机制的研究可能会开辟一条新的道路。

综上所述，白癜风的发病可能是具有遗传因素的个体在内外多种因素的激发下，诱导了免疫功能、精神神经及内分泌、代谢功能等各方面的异常，从而导致黑素细胞的破坏，最终引起皮肤色素脱失。

二、白癜风中医发展及成就

《内经》记载有痤、疠风、大风等皮肤病的病名，对白癜风病没有相应记载，但其对皮肤的生理和病理，以及治疗原则的阐述，则为后世进一步论治白癜风奠定了坚实的基础。如《素问·六节藏象论》云："肺者，气之本，魄之处也，其华在毛，其充在皮。"《素问·皮部论》载："多白则寒，……皮者脉之部也。"《素问·阴阳应象大论》载："其在皮者，汗而发之。"同时也记载了应用渍法、熨法、浴法、刺法、灸法等外治法治疗外科疾病的经验。

马王堆出土的帛书《五十二病方》为我国现已发现的最古医方，其中"白处"病名是白癜风的最早记载，如"白处方：取灌青，其一名灌曾，取如盐□□甘分斗一，灶黄土十分升一，皆治，而□□指，而先食饮之"。可见，汉以前，对白癜风治疗主要以外治法为主。

武威出土的汉代医简，记载有大量的"膏药"治法，用法有涂有抹。说明至汉代，对以外治方法为主治疗外科性疾病得到进一步的发展。对白癜风的治疗亦例外，如《华佗神医秘传》载，"治白癜风方：苦参三斤，露蜂房（炙）、松脂、附子（炮）、防风各三两，栀子仁五两，乌蛇脯（炙）六两，木兰皮，共捣为末，一服一匕，陈酒下。外用附子、天雄、乌头各三两，防风二两，以豚脂煎膏涂之。"值得重视的是，汉代已注重内服与外治相结合的方法治疗白癜风，为后世治疗白癜风又拓开新途。

晋代葛洪著《肘后备急方》详细记载了治疗外科疾病和皮肤科疾病的各种外治疗法。对白癜风的病名、病程及治疗也有论述，如"白癜风，一名白癞，或谓龙舐。此大难疗。取苦瓠经冬干者，穿头园如线许，以物刺穰使遍，灌好酢满中，面封七日。先以皂荚葛揩，使微伤，以瓠中汁涂之"。说明在晋代，对白癜风的命名仍不规范。白癞，是麻风病的一种，然其病理机制与白癜风相类似，尤其是其眉毛脱落后皮色变白与白癜风相似，故古医者在治疗上同样对待，这也是中医异病同治的典范。

南北朝时，我国最早的外科学专著《刘涓子鬼遗方》特别重视外治疗法的运用，载有治疗外科疾病、皮肤科疾病的外治方剂 83 首，其中治疗白癜风的有 3 首。"治白定方：树穴中水汁向东者，熟刮白定二三过，即愈。枫树胜也。又方：疗颈及面上白驳浸淫渐长有似癣，但无疮方，取燥鳗鲡鱼，炙脂出，以涂之。先拭驳上，外把刮之，令小燥痛，然以鱼脂涂，便愈。难者不过三涂之。"可以看出，

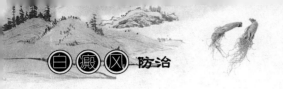

南北朝时对白癜风的命名，以"白癜风""白颠风""白殿风""白驳风"为主。在外治方法方面有了新的有效方法，尤其是"外把刮之，令小燥病，然以鱼脂涂"。这种清洁患处，增加局部血液循环，促进外用药的局部吸收的方法，从后世医家的医籍里充分发挥了这一方法的记载中证实确有明显的疗效。

公元 7 世纪，隋朝著名医学家巢元方所著的《诸病源候论》中，对许多皮肤病的病因病机、症状有详细的论述，首次提出白癜风的命名、病因病机，并对其症状的阐述较为明晰。如《诸病源候论·白癜候》云："白癜者，面及颈项身体皮肉色变白，与肉色不同，亦不痛痒，谓之白癜。此亦风邪搏于皮肤，血气不和所生也。"主张白癜风的病因病机为"风邪搏于皮肤，血气不和所生"，对后世的影响很大。说明至隋朝，已经对白癜风的发生机制从理论上已有了较明确的认识。

唐代，代表性的医学巨著《千金要方》和《外台秘要》，弥补了《诸病源候论》有症无方的不足。记载了当时治疗白癜风的各种药物和方法，除内服药以外，还有外敷的散剂、醋剂、酊剂、膏剂、灸法等。其中许多外用药物，如汞剂、砷剂、雄黄、矾石、松脂、硫黄、踯躅、斑蝥等，目前仍为临床所广泛应用。其中《千金要方》记载的"白斑病，灸左右手中指节去延外宛中三壮"，实开以灸法治疗白癜风之先河。又《外台秘要》强调服药时"兼食诸肺尤妙。忌食芜黄热面、猪蒜油腻等"。其中"兼食诸肺"值得重视，这一主张是中医学以脏补脏理论的写照，对后世影响深远。

宋代由于科学文化的发展，出现了很多医学著作，其中记载了大量的治疗白癜风的方药。如《太平圣惠方》对白癜风的发病机制有了进一步的认识，如云："夫肺有壅热，又风气外伤于肌肉，热与风交并，邪毒之气，伏留于腠理，与卫气相搏，不能消散。令皮肤皱生白斑点。故名白癜风也"。主张"肺有壅热""热与风交并"是其发病的一个重要因素，发展和完善了《诸病源候论》的病因病机观。治疗方剂收载 16 首，其中以单验方主治白癜风引人注意，如"生胡桃油，右一味，每服"等，丰富了外治法的内涵。

宋代医学巨著《圣济总录》对白癜风的发病机制和论治，在继承了《太平圣惠方》的基础上也有新的补充。记有如"治白癜风方：杏仁去双仁不去皮尖，生用。右一味，每日晨烂嚼二七粒，于白点处揩，夜卧再用"等许多简便廉验的方药。

金元时期，因四大学派的兴起而促进了医学的发展。然而对白癜风的论治似乎没有突破性进展，仍停留在验方治疗的水平。如元代危亦林所著的《世医得效方》，书中对白癜风的论治仍主张以验方为主，且将白癜与紫癜（花斑癣）相混合，用同一方法治疗。如云"如圣膏治癜风，诗曰：紫癜白癜两股风，附子硫黄最有功，姜汁调匀茄蒂蘸，擦末两度更无踪"。又主张用砒霜治疗白癜风，这是继唐代始用剧毒药品治疗皮肤疾病后将剧毒药品用于治疗白癜风的又一记载，为后世广泛运用此类药积累了丰富的经验。如"又方，鸡子一枚，用酽醋浸一宿，以针刺小孔，滴青为汁，入砒霜并蒙豆末少许和匀，用石扎擦破，青布蘸擦"。

明代，由于外科的进一步发展，出现了许多著名的外科学专著，对白癜风的论治内容相当丰富，使用外治法治疗白癜风得到进一步的发展。王肯堂著《证治准绳》，记载"弊帛、蟾头、蛇蜕皮、故麻鞋底、苕帚、甑带各一两。右件药以月蚀之夜盛，蚀时合烧灰为末，每服一钱，温酒调下"。其中制药时间"以月蚀之夜盛"的时间医学思想用于治疗白癜风很有值得我们深思的必要。龚廷贤著的《寿世保元》，除了对白癜风的治疗有较丰富的记载外，更重要的是对白癜风的发病机制又有了新的补充和完善，认为"乃因心火汗出，及醉饱并浴后毛窍开时，秉风挥扇得之，扇风侵逆皮腠所致"。陈实功《外科正宗》进一步完善了白癜风的发病机制，认为"总由热体风湿所侵"，治疗主张"宣万灵丹以汗散之，次以胡麻丸常服，外用密陀僧散擦"的内外并举之法。李时珍的《本草纲目》对白癜风很重视外治疗法，收录方剂 16 余首，并对治疗白癜风的药物进行了归类，对后世研究和运用药物治疗白癜风影响很大。

清代的许多外科专著对白癜风的论治有详细的记载。祁坤所著《外科大成》，记有许多外治疗法。吴谦等编撰的《医宗金鉴·外科心法要诀》，主张白癜风"施治宜早，若因循日久，甚者延及遍身"，治疗则主张"初服浮萍丸，次服苍耳膏；外以穿山甲片先刮患处，至燥，取鳗鲡鱼脂，日三涂之"。王清任的《医林改错·通窍活血汤所治症目》中有"白癜风血瘀于皮里"之说，并主张用通窍活血汤化裁治疗，为中医论治白癜风又开拓了新的途径。

新中国成立后，对白癜风的病因、发病机制、治疗、调养护理进行了多方面研究，提出了本病病因的肝肾不足说、肝气郁结说、气血两虚说、气血失和说等，进一步丰富了本病的辨证施治方法及研究内容。

1994 年，国家中医药管理局发布中华人民共和国中医药行业标准《白驳风的诊断依据、证候分类、疗效评定》；2010 年，卫生部制订《白癜风临床路径》；2014 年，中国中西医结合皮肤性病专业委员会色素病学组组织编写了《白癜风治疗共识（2014 版）》，为促进我国白癜风医学发展，规范白癜风防治行为起到了重要作用。

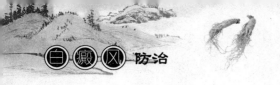

我国白癜风医学与国际交流也有了较大发展，白癜风医学工作者频繁出现在国际白癜风会议的讲坛上。目前，无论是在白癜风研究或临床治疗方面都接近或达到了国际先进水平。

第二节　白癜风相关概念

人体的皮肤由表皮、真皮、皮下组织与附属器组成，其中表皮由深层到皮表分别为基底层、棘细胞层、颗粒层、透明层与角质层5层。表皮主要由角质形成细胞（KC）与非角质形成细胞两种构成。前者的特点为可产生角蛋白，胞质内含有张力原纤维，有桥粒；后者不产生角蛋白，胞质内无张力原纤维，胞质突出呈树突状，无桥粒。非角质形成细胞包括已知的朗格汉斯细胞（LC）、黑素细胞和 Merkel 细胞等，其中黑素细胞与白癜风关系最为密切。黑素细胞具有合成和分泌黑素的功能。黑色素就是通过黑素细胞的树枝状突输送到角质形成细胞内的。角质形成细胞内含有多少不等的黑色素，其含量的多少与皮肤的颜色一致。黑色素是由黑素细胞所产生，黑素细胞内的酪氨酸在酪氨酸酶的作用下转化为多巴（DOPA），再经一系列的生化过程而合成黑色素。白癜风就是由于多种原因所导致的黑素细胞缺失性病变。

一、白癜风定义

白癜风为一种以皮肤色素脱失为特征的皮肤顽疾，是由于某些致病因子（化学及重金属毒物）或精神创伤等因素，导致机体内分泌功能失调、免疫功能紊乱，造成自体黑素细胞损伤，黑素细胞自表皮脱失形成局限性白斑（亦称皮损）。白癜风中西医病名相同，但中医古籍中白癜风的其他名称有"白癜""白驳""白驳风""白处""白钩""白毋奏""龙舐""白癜疯""癜风""白定""白点风"等。中医白癜风的病名基本涵盖了西医以白癜风为主的一系列脱失性皮肤病。

二、中医病名辨析

1. 斑白、斑驳　古代文献中关于"斑白""斑驳"的记载很多，单据考究，"斑白""斑驳"为许多疾病临床症状而非病名。

例如，《太平圣惠方》："夫白驳者，是肺风流注皮肤之间，久而不去之所致也。多生于项面，点点斑白，毛发亦变……"很显然，这里的"斑白"是指白驳、白癜风的症状。

《备急千金方》记载"治小儿赤丹斑驳者……"《太平圣惠方》："雨癞者，斑驳或白或赤，眉鬓堕落"。"夫风邪积热，居于肺腑，久而不散，流溢皮肤，令人颈边胸前腋下，自然斑驳，点点相连，色微白而圆，亦有紫色者，亦无痛痒，谓之疬疡风也"。这里的"斑驳"指的是雨癞、疬疡风的皮肤损害。

2. 紫白癜风　现代大多数医家均认为古代"紫白癜风"是一种疾病，而我们研究认为"紫白癜风"应该包括紫癜风、白癜风、紫白癜风 3 种疾病。

《太平圣惠方》第二十四卷中将"治白癜风诸方"与"治紫癜风诸方"分别记载，并详述白癜风、紫癜风的病因病机与症状。"夫肺有壅热，又风气外伤于肌肉，热与风交并，邪毒之气，伏留于腠理，与卫气相搏，不能消散，令皮肤皱起生白斑点，故名白癜风也。""夫紫癜风者，由皮肤生紫点，搔之皮起，而不痒痛者是也，此皆风湿邪气客于腠理，与气血相搏，致荣卫否塞，风冷在于肌肤之间。"

《普济方》第 112 卷——《诸风门·紫白癜风》中有关于"紫白癜风"的论述："夫紫癜之状，皮肤皱起生紫点，搔之皮起而不痒痛是也，此由风邪夹湿客于腠理，营卫壅滞不得宣流，蕴瘀皮肤，致令色紫，故名紫癜风。白癜风之状，皮肤皱起生白癜是也。由肺脏壅热，风邪乘之，风热相并流传营卫，壅滞肌肉久不消散，故成此也。肺有壅热，又风气外伤于肌肉，热与风交并，邪毒之气流于腠理，与卫气相搏不能消散，令皮肤皱起生白斑点，故名白癜风也"。其中所列方剂中，既有治疗白癜风、紫癜风的，也有治疗紫白癜风的。

到了明代，《外科正宗》则认为紫、白癜风是一种病的不同表现，例如："紫白癜风第五十四：紫白癜风乃一体二种，紫因血滞，白因气滞，总有热体风湿所致，凝滞毛孔，气血不行所致，此皆从外来矣"。

此后，医家均遵从《外科正宗》的分类方法。特别是清代《医宗金鉴》："紫白癜风无痒痛，白因气滞紫血凝，热体风浸湿相搏，毛窍闭塞发斑形。此证俗名汗斑，有紫、白二种。紫因血滞，白因气滞。总由热体风邪、湿气，侵入毛孔，与气血凝滞，毛窍闭塞而成。多生面项，癜点游走，延漫成片，初无痛痒，久之微痒"。至此，现代医家多将"紫白癜风"认为是一种疾病，又称"汗斑"，即相当于西医的"花斑癣"。

此外，之所以造成当今医家将"紫白癜风"看作一种疾病，可能与古代书籍中无标点符号有关。如果将"紫白癜风"中的"紫白"二字中加"、"，那么就变成了"紫、白癜风"，这样一来，"紫、白癜风"就代表两种疾病。

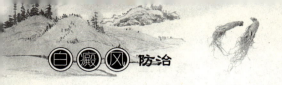

三、中西医病名辨析

通过古代文献研究发现，古人所说的"白癜风""白驳风"等皮肤疾病是一系列皮肤色素脱失性疾病，包括西医以白癜风为主，还可能包括花斑癣、单纯糠疹、麻风等疾病。

1. 花斑癣　花斑癣是由真菌引起的皮肤浅表感染性疾病，表现为黄豆大圆形或类圆形斑，表面覆盖淡棕褐色细薄糠状鳞屑，陈旧损害为色素减退斑。实验室检查，真菌阳性。

2. 单纯糠疹　又称白色糠疹，鳞屑性淡白斑，好发于儿童和青少年面部，随年龄增长，本病可自愈。

3. 麻风　是由麻风杆菌感染所引起的一种慢性传染性皮肤病，主要侵犯皮肤和神经。部分患者的皮肤损害表现为淡白色斑。由于麻风对人体的严重危害，后世医家逐渐将其与白癜风区别开来。

第三节　白癜风的诊断标准

临床医学中的诊断是通过疾病的表现来认识疾病属性的程序。一个确切的早期诊断能使疾病得到及时合理的处理，从而达到阻断病程、早期康复的目的。

一、中医皮肤科病证诊断疗效标准

引摘：中华人民共和国中医药行业标准，标准号：ZY/T 001.8 － 1994.
1 ～ 36.（略）

白驳风的诊断依据、证候分类、疗效评定　白驳风是以皮肤变白，形状不一，并不痒痛为特征的皮肤病，相当于白癜风。

（1）诊断依据

①皮损颜色变白，或斑或点，形状不一，无痛痒。

②可发生在身体各处，以四肢、头面多见。

③多见于情志内伤青年。

④组织病理检查示表皮明显缺少黑素细胞及黑素颗粒。基底层往往完全缺乏多巴染色阳性的黑素细胞。

（2）证候分类

①气滞血瘀：皮肤白斑，或有气郁不舒及心烦不安。舌淡或有瘀斑，苔薄白，脉缓。

②肝肾阴虚：白斑，伴倦怠乏力，腰膝酸软，或五心烦热。舌质红，苔少，脉沉细。

（3）疗效评定

①治愈：皮损消失，肤色恢复正常。

②好转：30%以上皮损呈正常皮色，或脱色斑中有色素点生成。

③未愈：皮损颜色无明显变化。

二、黄褐斑和白癜风诊疗标准（2010 版）

引摘：中国中西医结合皮肤性病专业委员会色素病学组 . 中华皮肤科杂志，2010，（6）：373.

1. 白癜风

（1）诊断标准

①通常在儿童期或青年期发病，表现为大小和形状各异的脱色性白斑，周围颜色正常或有色素增加。

②皮损好发于面部、颈部、手背和躯干；口腔黏膜及周围皮肤也易受侵犯，如眼、鼻、口、耳、乳头、脐、阴茎、女阴和肛门；亦常见于外伤部位；白斑部位的毛发通常也变白。

③排除炎症后色素减退斑、斑驳病、特发性的色素减退症、白色糠疹、无色素痣和贫血痣等皮肤病。

④ Wood 灯下白斑区见亮白色荧光。

（2）白癜风分型与分期

①分型：分为寻常型和节段型。

a. 寻常型：i. 局限型，局限于某一部位皮肤或黏膜，皮损面积 <1%；ii. 散在型，散在、多发白斑，累及多个部位，皮损面积 <50%；iii. 泛发型，由散在型发展而来，白斑多相互融合成不规则大片，有时仅残留小片岛屿状正常肤色，皮损 >50%；iv. 肢端型，白斑初发于肢端，可累及黏膜。

b. 节段型：白斑为一片或数片，沿皮神经节走向分布，一般为单侧。

②分期：分为进展期和稳定期。

a. 判定标准参考白癜风疾病活动性评分（VIDA）：近 6 周内出现新皮损或原皮损扩大（+4 分）；近 3 个月内出现新皮损或原皮损扩大（+3 分）；近 6 个月内出现新皮损或原皮损扩大（+2 分）；近 1 年内出现新皮损或原皮损扩大（+1 分）；

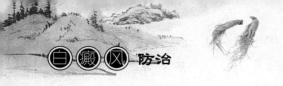

至少 1 年内稳定（0 分）；至少 1 年内稳定且有自发色素再生（-1 分）。

总分≤ 1 分为稳定期，总分 >1 分即为进展期，>4 分为快速进展期。

b. 判定标准参考 Wood 灯：在自然光下，观察皮损，然后与 Wood 灯下的白斑进行比较。

进展期：Wood 灯下面积 > 自然光下面积；稳定期：Wood 灯下面积≤自然光下面积。

c. 有同形反应者为进展期。

③疗效标准：痊愈为白斑全部消退，恢复正常肤色；显效为白斑部分消退或缩小，恢复正常肤色的面积占皮损面积≥ 50%；好转为白斑部分消退或缩小；无效为白斑无色素再生或范围扩大。

④面积计算法

a. 九分法：以手掌占体表面积的 1% 为标准。

白癜风面积（VASI）=∑ 每个皮损面积的手单位数 × 皮损中白斑面积所占的百分比

b. 点数法：先标记皮损边界，透明的网格纸随机加在皮损的投影区域，计数相交点的数量，计算皮损面积。

白癜风面积 = 每个点的面积 × 点的总数

2. 黄褐斑　（略）。

第四节　白癜风与循证治疗

循证医学（evidence-basedmedicine，EBM），意为"遵循证据的医学"，又称实证医学，其核心思想是医疗决策（即患者的处理、治疗指南和医疗政策的制订等）应在现有的最好的临床研究依据基础上做出，同时也重视结合个人的临床经验。

中医药学是中华民族的优秀文明成果，在理论和实践上有其独特和鲜明的特色，将循证医学的方法应用于中医药学的研究是近年来医学界人士关心的热点。用循证医学的观点和方法评价过去的中医药成果，能够发现其中的优点和不足；用循证医学的原则和方法指导今后的中医药临床研究，改善研究方法，提高中医药临床试验研究质量，必将推动中医药学持续、快速的发展。

一、循证医学的基本特征

1. 全面搜集临床证据　将最佳临床证据、熟练的临床经验和患者的具体情况这三大要素紧密结合在一起，寻找和收集最佳临床证据，旨在得到更敏感和更可靠的诊断方法，更有效和更安全的治疗方案，力争使患者获得最佳治疗结果。掌握熟练的临床经验旨在能够识别和采用最好的证据，能够迅速对患者状况做出准确和恰当的分析与评价。考虑到患者的具体情况，要求根据患者对疾病的担心程度、对治疗方法的期望程度，设身处地为患者着想，并真诚地尊重患者自己的选择。只有将这三大要素密切结合，临床医师和患者才能在治疗上取得共识，相互理解，互相信任，从而达到最佳的治疗效果。

2. 重视确凿的临床证据　这与传统医学截然不同，传统医学主要根据个人的临床经验，遵从上级或高年资医师的意见，参考来自教科书和医学期刊的资料等为患者制订治疗方案。显然，传统医学处理患者的最主要的依据是个人或他人的实践经验。

二、白癜风的循证治疗

白癜风病因复杂是造成治疗困难的主要因素。遵循循证医学，通过三级诊断标准的准确指导，最终能对症治疗。打破白癜风重视治疗，不重视诊断的现状，为提高治愈率打下坚实的基础。

1. 一级诊断　遵循临床症状，初级诊断。

主要根据发病、发展史，白癜风的基本特点，白斑扩散性，治疗及复发史，根据患者及家属对以往治疗过程提供详细的描述等，对临床诊断极有帮助。

2. 二级诊断　遵循临床证据，精确分型。

（1）分期：进展期、稳定期。

（2）分类：完全性白斑、不完全性白斑。

（3）分型：寻常型（局限型、散在型、泛发型和肢端型）、节段型。

二级诊断要遵循临床证据，遵循循证皮肤病医学理念，注重各项临床检测数据与指标的收集、分析、评价。通过实验室检查，确定导致白癜风的一个或多个致病源和发病机制。

鉴于患者的个体差异化，查明白癜风发病病因、诱因，为患者确定规范的、最佳的治疗方案提供更加精确数据，做到精确分型、对症施治，提高白癜风的临

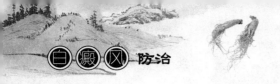

床控制率、有效率和改善患者的生活质量。

3. 三级诊断　执行大型联合会诊，制订个性化治疗方案。

执行国际先进的"目的地医疗"诊疗模式，以"白癜风分级管理"为基础，实行白癜风"三级会诊制"，组织皮肤科、医学影像、心理学、临床药学等专家，帮助每一位患者制订个性化治疗方案，使白癜风各相关学科的专业分化和交叉更加明显，才能对白癜风的预防、诊断、治疗、转归和康复的认识更加深入。

第五节　白癜风防治的意义

白癜风防治是在医学理论指导下系统研究预防疾病、治疗疾病的原则和方法的一门学科，其原则是防治结合、防重于治。

预防和治疗疾病是人们向疾病做斗争的两种不同手段和方法，但其目的都是为了抵御疾病对人体的危害，从未保证其健康。在具体运用时，二者有时并无明显的界限，预防可以运用一些治疗手段，而治疗常常需要注意防危防变。一般而言，未病之前，预防是矛盾的主要方面，重视身体、精神和心理的调养，强调提高免疫力，增强抗病能力。既病之后，则不仅要注意早期诊治，而且在具体方法上又要掌握疾病的变化规律，分清疾病的主要矛盾和次要矛盾，注意先后缓急，做到预防为主，防治结合。在疾病初愈阶段，为使机体早期康复，除了继续治疗，彻底根除外，还应注意各方面的养护，如精神、饮食等，以防疾病复发。所以说预防为主、防治结合，是疾病防治的基本特点之一。

白癜风多发生于青少年，且多见于颜面、躯干、后背、四肢等处，虽然不痛不痒，也不传染，但易诊难治，并且极易扩散，所以对人心理的摧残不啻于癌症之类。不少患者为此而精神抑郁，严重影响正常的工作、学习和生活，个别患者甚至为此而轻生。因此，白癜风的防治对患者的身心健康有着极其重要的意义。

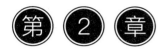

第 ② 章

白癜风流行病学

　　流行病学是研究疾病分布规律及影响因素，借以探讨病因，阐明流行规律，制订预防、控制和消灭疾病的对策和措施的科学，它是预防医学的一个重要学科。

　　白癜风是一种常见的获得性、局限或泛发性皮肤黏膜色素脱失症，临床表现为正常形态皮肤上出现大小不等、形状不规则、界限清楚的瓷白色斑片，斑内毛发也可变白，皮损边缘及其附近皮肤颜色正常或加深。白癜风发生于世界各地，成人和儿童均可罹患，常伴自身免疫性甲状腺疾病、斑秃、银屑病、系统性红斑狼疮、糖尿病、类风湿关节炎及肌无力等自身免疫性疾病，部分可有家族史。近年来白癜风发病率有明显增加的趋势，其发病受遗传、种族、地理环境、气候、健康状况等多种因素影响，病因及发病机制至今尚不明确，国内外学者为此进行了大量的研究。

　　近年来，流行病学已经得到多学科的广泛应用，主要作为探讨病因不明的疾病的发病机制的重要方法之一，而白癜风是一种常见的慢性皮肤病，其病因不明、治疗比较困难，是国内外皮肤科防治的重点。通过流行病学的研究，可以统计到白癜风疾病的发生、发展和分布的资料，可以探讨该病的发病病因及影响发病、加重的因素，对疾病的预防、控制病情提出帮助，为制订防治措施提供了依据。

第一节　白癜风的发病率

　　白癜风在自然人群中的发病率为 0.15% ～ 2%，国外报道为 1% ～ 2%，本病可随地区、人种、肤色而异，一般肤色越深的人发病率越高，黄种人介于黑种人和白种人之间，我国的患病率在 0.1% ～ 2%。

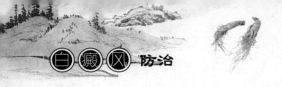

一、国内发病情况

我国幅员辽阔，人口众多，白癜风在不同地区患病率也有较大的差异。根据上海市 110 000 人皮肤病调查报告，白癜风患病率占调查人数的 0.54%；南京地区调查了 86 536 人，患病率为 0.29%；湖北某县调查了 35 000 人，患病率为 0.5%～1%；安徽宿州地区农村 92 857 人中，患病率为 0.19%；我国东北农村皮肤病普查白癜风人群的发生率为 0.09%～0.15%；山东泰安地区为 0.12%；北京地区为 1.3%；陕西为 0.093%；山东济南高达 2.7%。总的来看，我国白癜风患病率为 1%～1.5%，沿海地区高于内地，造成这种差异的原因可能与人们的生活、饮食习惯及工作与生态环境等因素有关，同时也表明了白癜风的发病原因是复杂的。

经过 30 多年的改革开放，人们的物质和文化生活水平有了很大的提高，但随之而来的环境污染、食物中含有过多的有害物质对人体的不良影响，许多疑难性疾病发病率升高。工作与生活压力进一步加大，社会关系进一步复杂化等综合因素造成了现代社会各个年龄段白癜风的发病率均有所上升，尤其是青少年的发病率的快速上升令人担忧。个别地区如内蒙古、新疆等因过多食用高热量食物及日光中紫外线超标照射等因素使发病率上升更快，据统计，个别地区发病率已经高达 3%。

二、国外发病情况

世界上各色人种、各民族均可发生白癜风，人群发病率为 1%～2%，其中幼龄发病率有逐年上升的趋势。发病率最高在印度、印度次大陆，其次是在墨西哥和日本。如美国、法国等白种人中发病率不到 1%，英国 0.24%，俄罗斯 0.145%，丹麦 0.38%，Boissecu 等研究发现法国西印度群岛白癜风患病率为 0.5%～1%；国外学者调查了印度苏拉特当地 7178 名城市人口和 1887 名乡村居民，结果显示白癜风发病率约为 1.13%；印度南部的某些村庄白癜风发病率则高达 8%，非洲某些地区曾把白癜风视为地方流行病，患病率更高。其原因还不十分清楚，但可能与合成的成熟黑素体形态上的区别等有关，主要表现在以下几个方面。

1. 浅色肤种人的黑素体色泽相对较淡，体积较小，椭圆形，呈集合型分布，亦即几个黑素体裹在一起；深色肤种人的黑素体则相反，色泽深褐，体积较大，球形，呈单一型分布，亦即黑素体单个存在。

2. 黑素体从黑素细胞转移到邻近的角质形成细胞时，浅色肤种人的黑素体主要见于表皮的基底层与棘细胞层，而深色肤种人的表皮各层均可见到黑素体。

3. 黑素体在角质形成细胞中降解过程也不同。浅色肤种人的角质形成细胞内黑素体大部分被角质形成细胞内的溶酶体直接作用而降解，而在深色肤种人的角质形成细胞的黑素体则主要是弥散到表皮各层，最后随角质层的脱落而与表皮分离，因此这就是深色肤种人的肤色较深的原因。

4. 深色肤种人的黑素合成代谢可能比较旺盛，如果一旦给予了紫外线那样的激活因素，黑素合成代谢会极为旺盛，因此会加快黑素细胞的消耗；由于旺盛的黑素代谢，其中间产物的过分堆积反过来又能杀伤黑素细胞，从而阻碍了黑素细胞的合成代谢而发生脱色性病变。

在对印度白癜风发病率进行研究时，发现凡是在染色厂、印刷厂或毛毯厂附近居住的村民，有较高的发病率，这种高发病率可能与工厂中化学成分（如酚或醌）引起的色素脱失等有关，但是居住在铜矿附近的居民却有着较低的发病率。

第二节 白癜风的发病诱因

白癜风是一种常见的色素脱失性皮肤病，其发病率呈逐年上升趋势，且严重影响患者的生活质量，其发病诱因比较多，主要有以下几个方面。

一、精神性诱发因素

皮肤是人类心理活动的表达器官之一。大量的临床病例证明，精神因素是白癜风发病或病情加重的一个常见的诱因。据临床统计，约有 35% 以上的患者在起病或皮损发展阶段有精神创伤、过度劳累、思虑过度、焦虑悲哀，甚至寝食不安、彻夜不眠、寐则梦扰等精神过度紧张情况。

引发精神紧张的因素有突发事件（车祸等）、经济纠纷、家庭纠纷、失恋、失业、亲人亡故、升学考试等。情绪反应包括惊恐、恼怒、焦躁、忧愁、沮丧、悲哀、失眠多梦、思虑过度等引发白癜风，此所谓"因郁致病"。也有部分患者患白癜风后担惊受怕、忧心忡忡，甚至悲观绝望，对生活丧失信心，致使病情发展迅速，治疗难以奏效，形成恶性循环，所谓"因病致郁"。

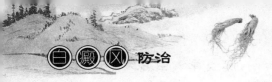

二、饮食性诱发因素

1. 酒与海鲜　由于饮酒或食海鲜导致白癜风发生或加重的病例屡见不鲜。常以过量饮酒或过食海鲜后发病。一些门诊患者能明确指出自己初发病与饮酒、食用海鲜的因果关系，一些患者诉说自己每次饮酒或食用海鲜后白斑扩大，部分患者反映自己饮酒后仅限于白斑部位瘙痒。一些从事餐饮服务行业、司机工作或者酗酒者，白斑的扩散往往很难控制，其病理机制可能与饮酒影响神经内分泌功能、损伤肝、影响蛋白质与锌的吸收合成有关。至于食用海鲜可能与引发变态反应，导致免疫失调有关。

2. 过量摄入维生素C　维生素C是还原剂，参与酪氨酸代谢，抑制多巴胺的氧化，可使皮肤中形成的黑素还原为无色物质和使黑素转变为水溶性的胶样物质，从而使黑色素形成减少。

维生素C广泛存在水果、蔬菜及一些植物的叶中。含量丰富的水果包括猕猴桃、甜瓜、木瓜、草莓、橘子、西瓜、酸枣等。富含维生素C的蔬菜包括芦笋、花椰菜、圆白菜、菜花、芥菜、辣椒、马铃薯、甘薯和西红柿等。一般来说，带酸味的水果或蔬菜中的维生素C含量普遍较高。我们强调患者对日常含量较大的柑橘、苹果、西红柿类可做必要的限制，但在门诊病例统计中，很少发现因过量摄入食物性维生素C而导致白癜风发病或皮损扩大者，更多的是因为过量摄入药物性维生素C，如日常保健性长期内服果味维生素C，或其他疾病治疗中长期大量口服、注射（输液）维生素C。

三、含酚类食物

多种植物性食物、咖啡、蔬菜、水果中含有大量的酚，对黑素细胞具有细胞毒性作用。

此外，我们在临床中发现许多挑食、偏食、饮料摄入过多及肥胖儿童，病情往往难以控制。

四、物理性诱发因素

1. 日光　日光中的紫外线（UV），能激活黑素细胞，表现为单位面积黑素细胞增多，黑素小体生成旺盛、移动加快，尤其以290~380nm的UV激活酪氨酸酶活性的能力最佳，促进黑素小体的生成，同时UV又能抑制存在于皮肤中的巯基，从而激活被抑制的酪氨酸酶的活性，因此，UV 是黑素细胞制造的动力。

过度的日光暴晒，可导致黑素细胞功能过度亢进，促使其耗损而早期衰退；黑色素生成过多，中间产物蓄积，造成黑素细胞的损伤或死亡；晒伤不仅直接使黑素细胞受损，同时也使表皮细胞受损，黑素细胞与角质形成细胞接触不良，黑素小体不能通过表皮通畅排泄，导致黑素小体阻滞，继发黑素细胞功能衰退；受损的角质形成细胞释放多种炎性因子，可直接损伤黑素细胞，抑制黑色素的合成；变性或死亡的黑素细胞作为抗原，进一步导致抗黑素细胞抗体的产生，诱发免疫功能紊乱，引起白癜风。正因为如此，白癜风常发生于旅游、日光浴、晒伤后，且常出现在暴露部位及肤色较深的部位。说明黑素细胞功能活跃的部位或黑素细胞加速合成黑色素的时候，容易使黑素细胞自身遭受破坏。

2. 冻伤、烧伤、外伤、手术等　以上因素不仅能使局部皮肤变白，也可引起远端部位的白斑，其发病机制考虑为黑素细胞损伤，诱发免疫功能紊乱所致。手术患者常在皮肤切口部位出现白斑，是由于机体应激性改变，也可因神经化学因素或免疫失调导致散发型、泛发型白癜风的发生。

3. 机械性刺激　摩擦、压迫、搔抓是白癜风常见的诱发因素，如戴眼镜者常在鼻梁两侧或耳部发生白斑；乳罩、内裤或腰带过紧，常在乳房、腹股沟、腰部出现白斑；洗澡用力搓擦，在皮肤擦伤部位易出现白斑；儿童因鞋的大小松紧不适，在足背、内外踝处发生白斑；蚊虫叮咬或皮肤瘙痒反复搔抓后诱发局部白斑。推测原因可能是由于黑素细胞受损，进一步引起免疫功能失调，或者神经末梢受刺激、损伤后的神经化学因素，导致其他部位出现白斑。

五、化学性诱发因素

最常见的仍是接触酚类化合物所致，如焦儿茶酚、对苯二酚、对叔丁酚、苯酚、丁基酚等化学物质可由外界给予诱发白癜风。这类物质对黑素细胞有选择性破坏作用，从而引起色素脱失。色素脱失主要在接触部位，如经常戴橡胶手套可引起手部白斑；戴眼镜者可引起鼻梁、颧骨和耳部白斑；儿童经常玩塑料玩具者可引起手部白斑，穿塑料鞋可引起足背、足内外侧缘白斑；外搽含有酚类物质的化妆品、祛斑霜可引起面部白斑；摄影师接触含有酚类物质的定影液后引起手部白斑；酚和儿茶酚在工业上曾用作杀菌清洁剂，与这类制品接触，也可引起手部白斑。

本类物质不仅引起接触部位白斑，而且可诱发全身其他部位出现白斑，其作用机制考虑有以下因素，一是有害物质损伤局部黑素细胞后，可通过神经免疫机

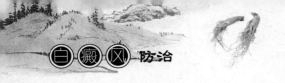

制而扩散至其他部位；二是有些酚类物质可通过呼吸道或皮肤进入体内；多种植物性食物、咖啡、蔬菜、水果也含有大量的酚，可经过消化道进入体内，通过全身作用而引起白癜风。

六、炎症性诱发因素

炎症性诱发因素包括局部炎症和全身性炎症。局部炎症又包括感染性、肺感染性两类。各种细菌、病毒、真菌，以及变性、死亡的组织细胞所形成的病理性渗出物，可释放多种抗原物质，引发机体的免疫反应；局部炎症反应中释放的多种炎症介质、细胞因子均可损伤黑素细胞；黑素细胞诱导生成抗黑素细胞抗体；炎症性皮肤病，因基底细胞液化变性而导致黑素细胞脱失引起局部白斑，并进一步引起远隔部位的白斑。一些慢性炎症由于角质形成细胞增生，表皮增厚，黑素细胞与角质形成细胞接触不良，影响黑素小体的转输和降解，导致黑素小体阻滞，继发黑素细胞功能减退或死亡。值得一提的是，临床上经常看到一些青少年面部单纯糠疹（白色糠疹）可由继发性色素减退斑（淡白色）进一步转化为色素脱失斑（乳白色或瓷白色）。另外，还有许多儿童虫咬性皮炎搔抓后诱发白癜风。

全身性炎症反应如感冒、发热、咽痛之后不久患白癜风；病毒感染如水痘等，不仅可在皮损处引起白斑，而且在皮损之间的正常皮肤上出现白斑。更有一些白癜风患者在患水痘、感冒、咽痛后原白斑扩大、增多，过敏性皮肤病如湿疹、荨麻疹伴发白癜风可能系免疫系统紊乱所致。

七、季节因素

白癜风与季节有一定的关系。有文献记载，本病春季发病率最高，夏季次之，秋季减慢，冬季最低。许多患者常在春季或春末夏初发病或加重，其主要原因与紫外线有关：一方面，春季气候干燥，紫外线穿透性强，到达地面的量多；另一方面，经过冬季，人体对紫外线的适应性处于一个较低水平，所以在春末夏初发生日光性皮肤病的比例增多，同样白癜风的发病率也增高。在初春发病者，又常与春节期间饮食、作息、情绪波动有关。当然也不能排除与不同季节的气温、气压、湿度等自然因素影响内环境，引起神经内分泌改变有关。

需要指出的是，一些手部白斑患者常诉其夏季加重，冬季减轻或消失。夏季加重或复发现象，实际上是因不同季节，白癜风周围正常皮肤色素深浅变化而引起白斑与正常肤色的反差发生了变化，形成的视觉误差。

八、年龄原因

青少年发病常与精神因素及免疫失调有关。青春期、妊娠或生产前后、老年、更年期发病或病情波动，与神经内分泌有关，中年患者常合并有甲状腺、肝、胃、胰等消化器官疾病，给治疗增加了一定的难度。老年患者组织细胞生理性衰退，皮肤中多巴阳性黑素细胞数目减少，治疗效果较差。更年期女性，病情往往难以控制，治疗效果更差。但更年期过后的男女患者，对免疫调节药、活血化瘀中药较敏感，常可收到一定的疗效。

九、作息不规律

白癜风的发病与作息不规律有关。有相当一部分患者，因为职业的关系，从事夜间操作或倒班作业，IT 行业常在夜间加班加点，还有一些患者夜生活丰富，这些都对白癜风的发病和病情波动及治疗效果产生明显的影响，原因可能是由于作息不规律，导致生物钟紊乱、神经内分泌失调所致。

综上所述，各种外界环境因素，包括社会环境因素和自然环境因素，在白癜风病的发病学上有重要意义。患者在积极治疗的同时，应该尽可能分析自己的病情活动规律，发现与自己病情变化相关的环境诱发因素，是提高治疗效果、避免病情波动和疾病复发的一个不可忽视的重要环节。从某种意义上讲，发现一种诱发疾病的因素比发现一种治疗方法更有意义。

可见，应当注意皮肤的防护，避免皮肤受损，发现白斑更要及时治疗、积极治疗。

第三节　临床与流行病学特征

白癜风在世界各地均有发生，不同肤色、年龄、性别的人均可发病，是一种常见的慢性色素脱失性皮肤病，但不同地区、种族的人群患病率有差异，这些流行病学方面的研究进展，对预防疾病、控制病情提供了帮助。

一、发病年龄调查

白癜风从婴儿到老年人均可发生，没有年龄界定，但以青少年居多，我们的研究资料表明发病年龄在 10 — 30 岁居多，25% 发生于 8 岁以前，约 50% 发生于

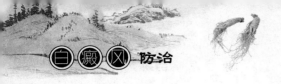

青春期，这可能与他们处在身心发育阶段，神经内分泌系统相对而言不稳定，以及受免疫、营养与环境因素的影响有一定的关系。

Prcics 等对 50 名儿童患者的调查显示，29 名是女孩（58%），21 名是男孩（42%）。平均发病年龄 7 岁，初诊的平均年龄 9 岁。

年轻人患病时间大部分比较短，更加重视白癜风皮损对皮肤容貌的影响，对治愈抱有较大的希望，相对于病程较长、重视容貌程度更低、对治愈不报过多希望的老年人，去医院就诊的比例更高，有可能导致医院门诊对白癜风流行病学调查与社会自然人群调查结果不同。

有资料显示白癜风有一定的遗传背景，并伴有高度阳性的家族史和家族聚集现象。家族史在不同地区也有不同，在印度家族史阳性的患者为 6.25% ～ 18%，最高可达 40%，国内为 3% ～ 17.2%。白癜风家族中的传递模式十分复杂，可能由于多基因的可变外显率。

我国著名皮肤病学家朱光斗分析的 863 例白癜风病例中，有 118 例（13.67%）的家族成员共有 261 人患有白癜风，其中一级亲属患者 150 例，占 57.47%，二级、三级亲属中患者 111 例，占 42.53%。有连续 3 代，或父与子、女，母与子、女均患病的情况。朱光斗还对另一组 150 例白癜风家系调查，结果显示：患者家族阳性率为 26%，其中一级亲属与二级亲属共患率无显著差异，三级亲属低于一、二级亲属。

子女发病是其他一级亲属的 1.6 ～ 1.8 倍，说明后代发病危险度更高，其次为同胞、父母、祖父母。血缘关系越近发病危险度越高。通过对白癜风患者的染色体检查，也发现部分患者染色体有不同程度的异常，如畸变细胞数较正常对照组显著增多，有极显著的统计学差异，畸变现象依次为断片、单体断裂、双着丝点及稳定性畸变。

二、性别调查

一般来说，男、女两性在白癜风发病中没有明显的差异，亦即男性白癜风的发病率与女性白癜风的发病率大致相同。我们诊治 946 例患者，经统计分析，男性患者占 49.47%，女性患者占 50.53%，没有明显差异。但是女性组的初发年龄较男性组提早 5 年。初发年龄提早的原因可能与女性发育较早及发育期间内分泌发生变化有关。

女性内分泌平衡失调，易于诱发本病，加之发育时对营养、微量元素的需求增加而又未能及时补充时，也能影响黑色素的合成代谢而致病。

三、职业调查

世界上任何地区、种族的人群均可罹患白癜风。我们在临床上接诊的患者中，有工人、农民、学生、军人、机关干部等。他们可能来自不同民族，一般来说，职业之间白癜风的发病率没有太明显的差异。

但在临床中也发现，某些化学物质对黑素细胞有选择性的破坏作用，可导致皮肤脱色。实验研究还证实对叔丁酚、氢醌、氢醌单苯醚、β-盐酸巯乙胺、N-（2-巯乙基）-二甲胺盐酸盐（MEDA）等化学物质都能使豚鼠、鼠、猫或兔的皮肤和（或）毛发脱色。因此，在生产对叔丁酚或以对叔丁酚为原料生产酚醛树脂的树脂业，以含有大量对叔丁酚的氯丁胶作为橡胶或皮革制品黏合剂的汽车业（生产汽车坐垫、车顶衬里、车子内层）、皮革业（皮鞋的制造与修理），以含有对叔丁酚、邻苄基对氯酚或对叔戊基酚、邻苯酚的消毒杀菌剂作为房屋消毒的医院清洁工，戴含对苯二酚单苯醚的耐酸橡胶手套的制革业及其他行业工人（接触含对叔丁基临苯二酚耐磨剂人员及以 4,4'-二羟联苯做防老化剂的乳胶制品生产工人）也都可能发生职业性白斑。

四、传染性研究

白癜风是由于局部皮肤黑素代谢紊乱而引起的脱色性改变，除了色素减退外，没有其他异常变化。因此，白癜风没有传染性。

传染又称感染，是病原体侵入人体后在人体内的一种寄生过程，也是一种相互作用和斗争的过程，构成传染的主要条件是病原体。白癜风是由于局部皮肤黑素代谢紊乱而引起的脱色性改变，病机十分复杂，遗传、免疫功能、内分泌、精神神经、紫外线照射、药物等因素都与白癜风的发病有关。但不是由于细菌、病毒、真菌、寄生虫、螺旋体等传染性致病因素引起，不具备病原体，所以没有传染性。与白癜风患者直接接触不会导致疾病的发生，同时根据国内外临床研究及报道，白癜风尚无传染现象。

第四节　不同临床分型白癜风特点

Koga 等根据白癜风患者临床表现不同将其分为 A 型、B 型。B 型为节段型，

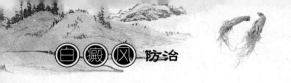

皮疹沿某一皮神经阶段支配的皮肤区域走向分布或者近似皮节分布，A 型为除去 B 型以外的所有白癜风临床表现病例。

在临床及流行病学特征方面，白癜风在两种不同的临床分型中有其各自的规律特点。Koga 研究 481 例白癜风患者，结果发现 A 型（寻常型）白癜风发病率明显高于 B 型，约是 B 型患者数的 3 倍。B 型与 A 型在流行病学特征上明显不同，其中，B 型以儿童和青少年患病为主，发病年龄较 A 型患者早，且一旦发病皮损可迅速发展，往往一年内进行性发展至一定的皮神经阶段支配的皮肤区域，多在一年以后病情趋于稳定。A 型可发生于任何年龄段，活动期病程长短不定（可能终身有新皮损出现，也有可能短期进展后局限于某个部位不再扩大）。有研究发现寻常型白癜风合并自身免疫性疾病及过敏反应的发生率较节段型高，且伴发晕痣和同形反应者出现在寻常型患者中，这就提示自身免疫在 A 型发病中起更重要的作用。

国内研究同样支持节段型和寻常型不同的观点。在我国，节段型发病年龄相对较早（18.7 岁），在发病诱因方面节段型白癜风创伤因素，尤其是外伤发挥着更突出的作用（外伤诱发的患者约占全部节段型患者的 52.9%），外伤均发生在皮神经支配区域的白癜风皮损附近，且多位于近端皮神经支配皮肤处。寻常型白癜风可以合并晕痣且高于普通人群晕痣发病率，与此同时会出现卫星疹、晕轮、同形反应等自身免疫反应，而节段型白癜风甚至会出现一组病历资料中无合并晕痣患者，自身免疫性疾病的发病率低。双侧型与单侧型成人白癜风相比较不仅发病年龄较单侧型晚，而且病程长，晕痣伴发率低，男女发病率不同（女性发病率高于男性）。

综上所述，寻常型和节段型白癜风的发病机制可能不同。

第五节　合并自身免疫性疾病

白癜风患者体内除了有针对黑素细胞及相关成分的抗体外，还可合并多种自身免疫性疾病。

一、自身免疫性疾病特点

自身免疫性疾病是指机体对自身抗原发生免疫反应而导致自身组织损害所引起的疾病。自身免疫性疾病具有以下特点。

1. 致敏淋巴细胞和高浓度的自身抗体（如抗甲状腺抗体、抗胃壁细胞抗体、抗甲状腺球蛋白抗体等）可出现于自身免疫性疾病患者体内，二者均能与自身组织起反应。

2. 病变部位主要是浆细胞和淋巴细胞浸润。

3. 自身抗体和（或）致敏淋巴细胞对靶细胞起作用，组织器官的损害范围取决于自身抗原的分布，决定了组织器官的损害范围。

4. 大多数病因尚不明确，可能与感染（病毒或细菌）、药物的应用、遗传及周围环境等因素相关。

5. 病程一般较长，缓解后容易复发，缓解和复发常交替出现，迁延不愈。部分病因明确的继发性自身免疫性疾病当原发疾病痊愈后可随之消退。

6. 相似的病理模型可在动物实验过程中在动物体内复制出来，能利用患者血清或淋巴细胞将疾病被动转移。

7. 一般女性更容易患病。

8. 遗传在自身免疫性疾病中起到一定的作用。

二、白癜风伴发的自身免疫性疾病

对世界范围内的白癜风患者进行研究，发现其常常与其他自身免疫相关性疾病并发，有文献报道，29.4% 的白癜风患者患有相关的自身免疫性疾病，并且多数为皮肤相关性自身免疫性疾病，Alkhateeb 等调查了高加索地区的 2624 例白癜风患者，结果显示 30% 左右的白癜风患者患有至少一种其他免疫系统疾病，而且以自身免疫甲状腺疾病最多，占 19.4%。而患有自身免疫性疾病的人中白癜风发生率较一般人群高 10~15 倍。白癜风是一种多种因子紊乱所导致的疾病，自身免疫紊乱是其中最重要的一个假说，与白癜风相关的疾病包括甲状腺炎、甲状腺功能亢进症、艾迪森综合征、恶性贫血、重症肌无力、类风湿关节炎、2 型糖尿病、银屑病、系统性红斑狼疮等。最常见的白癜风相关免疫紊乱是甲状腺功能不全。

现在多数学者在白癜风的发病机制方面倾向于自身免疫学说，通过对伴发的自身免疫性疾病的研究有助于阐明白癜风的发病机制。

1. 伴发皮肤病 多数文献报道白癜风的发生与某些皮肤病相关，与白癜风相关的皮肤病有少白头、白发、晕痣、扁平苔藓、银屑病、斑秃、天疱疮、硬皮病等。其中白发的发生率为 45%，少白头的发生率为 37%，晕痣的发生率为 35%，斑秃的发生率为 10%。Poojary SA 研究发现伴发硬皮病的占 0.98%，伴发寻常型

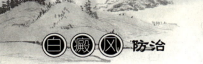

天疱疮和落叶性天疱疮的患者占 0.49%，伴发斑秃的占 0.49%。

少数情况下，也有报道，其他一些皮肤病，比如疱疹样脓疱病、先天性黑素痣、慢性荨麻疹、无色素痣、多形日光疹、恶性黑素瘤等与白癜风相关。

2. 伴发眼科疾病　部分文献报道，白癜风和眼科疾病相关，如白癜风可伴发虹膜炎、葡萄膜炎及视网膜色素异常。Vogt Koyanagi Harada 综合征为一种涉及白癜风、白发症、斑秃、葡萄膜炎，以及听觉和神经系统症状的疾病。但虹膜和视网膜色素异常可单独发生于少数白癜风患者，对这些白癜风患者的视力未造成影响。在个别情况下，黄斑区脉络膜也可受累。

3. 伴发系统性疾病　在白癜风发病的相关报道中，有关自身免疫性系统疾病的报道最多。Laberge 等报道的白癜风患者伴发自身免疫性甲状腺疾病的发病率为 21.4%，与之相近的其他一些文献报道的自身免疫性甲状腺疾病的伴发率为 24.1%、21% 和 17%。伴发自身免疫性疾病的患者不同性别在伴发率上存在一定差异，Alkhateeba 的研究中自身免疫性疾病在女性的发生率为 21.4%，而在男性中的发生率为 5.56%，其他文献也有类似的报道，这可能与男女激素水平差异有关。也有一些研究报道白癜风患者血中甲状腺抗体的检出率为 3.4%~25.6%。在伴发甲状腺疾病的白癜风患者中 32.8% 的患者检测出甲状腺抗体。虽然在部分无白癜风的患者血中也检测出甲状腺抗体，抗体检出率为女性 13.9%、男性 2.8%，但同白癜风患者相比明显降低。在白癜风患者中，恶性贫血的发生率为 1.8%~2.3%，类风湿关节炎的发生率为 0.38%~14%，这些疾病在白癜风患者中的发生率均较正常人群高，提示我们白癜风和其他自身免疫性相关性疾病具有相同或相似的遗传学基础。

第六节　白癜风与血型

血型作为人类遗传标志物之一，遗传信息相对稳定。血型与口腔黏膜扁平苔藓、恶性肿瘤等多种疾病的发生发展关系密切。

血型在一定程度上与性格、心理特点有某种内在联系。A 型血人群容易发生白癜风，其原因可能与 A 型血人群的性格有关。这类人群性格保守、爱发脾气、有较强的好胜心、做事冲动等。Alzolibani 研究沙特部落的白癜风患者发现，沙特部落近亲结婚率比较高，其认为较高的近亲结婚发生率可能与白癜风的发生有关系。Schwartz 等研究指出，白癜风的发病与人的性格、脾气等存在一定程度的联系。

在白癜风患者 ABO 血型基因频率分布和表型方面，国内部分学者进行了相关性研究，白癜风患者和普通人群之间的基因频率及分布频率存在差异。在分布频率方面，白癜风患者的不同血型中 A 型血最高，AB 血型最低，而普通人群中 B 型血最高，AB 型血最低。在基因频率方面，白癜风患者的不同血型中 O 型血最高，B 型血最低，而普通人中 O 型血最高，A 型血最低。相关性研究结果显示 A 型血、O 型血抗原与白癜风的发生相关，而 AB 型、B 型血抗原与白癜风的发生均无关。于旺等收集了来自华北地区的 712 例汉族白癜风患者统计学资料，采用血型血清学及群体遗传学检测了 ABO 血型基因频率分布和表现型，验证了上述观点，且差异均有统计学意义。宁娟检测的 1529 例白癜风患者的血型中，以 A 型患者最多，占 30.64%，其次为 O 型、B 型、AB 型。但是石德仁检测了乌鲁木齐 433 例白癜风患者血型，结果发现血型分布与自然人群无明显差异，提出了白癜风的发病与血型无明显相关性的观点。

第七节　白癜风自然进程与预后

白癜风的特点是由于黑素细胞的缺失而形成境界清晰的色素脱失斑，常发生于暴露部位，且呈进行性发展，严重影响患者生活质量。白癜风自然病程和预后的研究，对于采取正确治疗措施控制病情发展，做好愈后调理起到重要的作用。

一、白癜风自然进程

现在关于白癜风治疗的报道很多，有些方法可以控制白斑的发展并进行治疗，但是白癜风的进程是无法预料的，且经常会出现病情的进展，有少部分患者其白斑可处于稳定期数年。而一部分患者一直处于进展期，其白斑扩大并伴随着新皮损的出现。还有一部分患者，其部分白斑出现扩大伴随着部分白斑消失。白斑的自然复色可发生于少数人，且主要发生在儿童，但这些自然发生仅发生在部分区域及暴露部位，并且多位于毛囊周围。

二、白癜风预后

有关白癜风预后问题，其实在临床和试验研究中一直都在进行，如白癜风患者暴露部位治疗效果较好；光疗效果寻常型优于节段型，这些虽然是医疗工作者通过

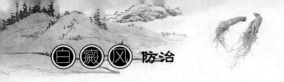

不断的临床研究所得，但局限于部分相关的报道，从未做过系统全面的临床总结。

白癜风治疗方法多样，但临床尚无有依据的预后评估方法，也没有确切依据支持治疗手段的选择。例如白癜风患者接受药物治疗的意义有多大？药物治疗平均多长时间可达到怎样的效果？怎样确定白癜风患者就诊时是接受药物治疗最佳，还是手术治疗最佳？药物治疗治愈的希望有多少？这些问题的答案尚无系统的临床调查结论。

一直以来，无论是传统医学还是现代医学都将重心放在白癜风发病或治疗的基础理论研究上，而对于临床预后影响因素的报道却不多见，新疆维吾尔自治区医院曾报道了一篇关于影响成人白癜风患者疗效可疑因素的多因素非条件Logistic 回归分析，探讨可能影响白癜风疗效的可疑因素，其结果显示患者病程、异常体液为白癜风疗效的危险因素；患者生活区域、住院天数、营养状况及患者气质为保护因素；但众所周知，白癜风患者多不选择住院治疗，绝大部分是门诊复诊。除此之外，对于白癜风患者，皮损情况至关重要，而这项研究并未提及皮损或与皮损相关的影响因素，并且此项研究没有明确划分儿童与成人，缺乏针对性的研究总结。也有学者对儿童白癜风临床特征与治疗进行了总结，但此研究也未涉及皮损相关特征，并且没有关注临床特征与疗效的相关性，只是局限于回顾性的总结。由此可见，针对儿童白癜风的影响因素应更系统、更全面、更具体、更具针对性。

关于白癜风的预后，有以下一些因素可以进行评估，包括年轻、病程较短的患者，其预后较好；同关节处相比，肌肉及脂肪较多部位的皮损恢复较快；黏膜处或皮肤黏膜交界处的皮损恢复较慢等。通过预后评估可以帮助医师选择治疗手段，以此实现个体化治疗，这些对于临床意义重大，尤其对于白癜风这种病因未明的疾病，其有助于针对性地采取有效措施防止病情的发展。若能根据影响因素判断预后情况，给患者提供大致预期，则不但可帮助医师临床治疗手段的选择从而实现个体化治疗，还可使患者免除焦虑，也可有针对性地采取有效措施防止病情的发展。既避免了部分患者病情延误，也可免除预后不良患者进行不必要的治疗，也为各治疗手段更好地运用于白癜风的治疗提供帮助。

第八节 临床病情评估

近来，一系列的研究发现了一些可能有助于早期诊断和评估白癜风病情活动程度的血清学指标，如血清 $CXCL_9$、$CXCL_{10}$ 水平被证实和白癜风患者病情活动呈正相关，并且 $CXCL_{10}$ 水平和白癜风 VASI 评分正相关；还有报道血清中 TNF 相关凋亡诱导配体（TRAIL）水平增高可能提示白癜风病情开始活跃；最近，血清中 IL-33 的水平也被发现和白癜风病情和活跃程度正相关。这些血清学指标的敏感度和特异性还有待于进一步的大样本研究验证。

白癜风治疗后的疗效评估方法众多，包括患者自我评估及临床医生评估，这些评估方法主要针对患者生活质量改善情况及皮损复色情况，但各类方法均存在一定的局限性。Self Assessment Vitiligo Extent Score（SA-VES）是新近报道的一种患者自我评估方法，可指导患者自己对白癜风治疗后皮损复色程度进行较为准确的评估。与此同时，新报道的基于临床医师评估方法 Vitiligo Extent Score（VES），经过与传统的 VASI 评分法相比，也显示出更为精准且省时省力的优势。这些新方法为白癜风治疗后的疗效评估提供了新的工具，也有必要在以后工作中进一步验证其可靠性和有效性。

现有的流行病学资料让我们看到了白癜风问题的一些基本轮廓，但离全球真实的状况还很远，还需要更深入更全面的流行病学研究。

目前，白癜风的发病机制尚未完全明确，临床上白癜风的新增患者逐年增加，虽经数十年的研究，而治愈率并没有显著增加，白癜风已经成为人类所面临的常见病、慢性病、疑难病。我们只有不断的认识白癜风，确定其高危人群和诱发因素，才能做到有效地预防；在人类面对白癜风尚无良策时，只有做好临床各方面的预防工作，努力降低诱发白斑的危险因素，防止其发生与发展，人类才能最终战胜白癜风。

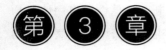

第 3 章

白癜风临床表现

白癜风是一种常见的皮肤色素脱失性疾病，由于各种原因导致黑素细胞数目减少或功能丧失，表现为皮肤局部白斑，严重影响患者生活质量。在接诊过程中，按照白癜风的临床表现及体征，科学的分期、分型，对白癜风的治疗可以起到事半功倍的效果。

第一节　临床表现

白癜风的损害可以发生于全身任何部位的皮肤和黏膜，表现为瓷白色或纯白色斑片，毳毛及毛发也会变白。一般来说，白癜风早期白斑脱色程度较轻，与周围正常皮肤的界限模糊不清，大部分患者无自觉症状。

一、症状

症状是疾病过程中机体内的一系列功能、代谢和形态结构异常变化所引起的患者主观上的异常感觉或某些客观病态改变。

白癜风的主要症状是皮肤出现局部或泛发白色斑片，白斑区皮肤颜色减退、变白。一般无自觉不适，少数病例在发病之前或同时局部有瘙痒感，也有患者在病情稳定时，因某种因素发生痒感，随之白斑扩大或出现新的白斑。白癜风患者在没有其他因素影响而出现瘙痒感时多数随病情有发展。有的由于外用药物的强烈刺激而使白斑扩大，不少病例还可在遭受机械性刺激、压力、搔抓、摩擦后，原先正常皮肤处发生白斑或出现使原来白斑扩大的同形反应现象。其他形式的局部刺激，如烧伤、晒伤、放射线、冻疮、感染等也可有此反应而泛发全身。

本病受季节影响较大，冬季发展较慢或者处于静止状态，春、夏季则发展较快。由于皮损处缺少黑色素的保护，遇到阳光暴晒刺激后，容易出现红斑、疼痛、瘙痒等日光性皮炎样损害，在进展期可以促使皮损发展。少数患者随着病情发展，白斑可以泛发全身，有的如地图样分布，仅残留小部分正常肤色。但也有部分患者只有一两片白斑，长期不变，或是皮损发展到一定程度后，自然停止发展而固定不变。也有个别患者未经治疗，皮损处出现一些色素岛而逐渐融合成片，最终使皮损恢复正常。但是完全自愈的病例非常少，有不少患者痊愈后又复发。

二、体征

体征是生理学、医学用语，指医生在检查患者时所发现的异常变化，白癜风的体征变化主要有以下几点。

（一）白癜风好发部位

全身任何部位的皮肤均可发生白癜风，好发于易受阳光照射、摩擦损伤及皱褶部位等，掌跖、黏膜及视网膜也可累及。特别是颜面部（如眉间、眉间内侧、鼻根与颊部内侧相连接部位、耳前及其上部，包括前额被发区之发际，帽檐处及唇区）、颈区、腰腹区（束腰带）、骶尾区、前臂伸面与手指背区等。

1.面部　有学者把单纯发生在面部的白癜风称为色素失调型白癜风。此类患者本身黑素没有减少，而是在同一区域内黑素不均匀聚集，同时也有白斑的出现。

面部白斑皮损可呈片状、带状，有单侧发病也有对称发病，有先天发病也有后天所得的，先天发病多与遗传有关，后天发病多与内分泌失调有关，女性可伴有妇科病，男性可伴有肾炎等泌尿系统疾病。

2.头发、眉毛等部位　白癜风是可以发生在头发、眉毛等毛发部位的，有人把此类白癜风称为眉、睫、发、面型。白斑发生在面部，多为单侧，可有眉毛、睫毛、头发、腋毛、阴毛等被侵害变白，不论白斑面积大小，毛发变白的多少，这类患者多属于此种类型，发病诱因多为有牙病，如龋齿、残根、乳牙残余不脱落、牙龈出血、智齿延出、牙齿磕碰断裂或平常牙齿怕冷、热、酸、风吹、牙神经外露等。

3.黏膜部位　白癜风的色素脱失斑除发生在皮肤上以外，还常见于黏膜上，如口唇、龟头、阴道、肛门等处，损害等可单纯发生，也可与皮肤损害同时发生。发生在口唇的白癜风较为常见，皮损表现为颜色较淡的色素减退斑，境界较清楚，整个唇红区均可受累。

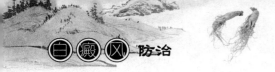

（二）白癜风皮损特点

白癜风的皮肤损害为后天发生、边界清楚的色素减退或消失的淡白色或白色斑片。皮损边缘及附近的皮肤颜色正常或色素加深，白斑形态不一、大小不等，近似于圆形、椭圆形或不规则形，数目不定，可为单发皮损，但更多见的是多发性皮损。白斑处一般没有鳞屑、皮肤萎缩或其他皮损改变。患处毛发可以正常或因失去黑色素而变白。白斑境界清楚，有的边缘部黑色素反而增加，有的白斑中可见到残留的正常黑素岛。

本病初发时多为一片或数片大小为 1cm×（1～2）cm 的白斑，色素尚未完全消失，与正常皮肤分界不清或为点状色素减退斑，可以局限于身体的某一部分或沿着皮神经节段排列。皮损逐渐增多、扩大，色素完全脱失，相邻的白斑可以融合成片，与正常皮肤分界渐清楚。在少数情况下白斑中混有毛囊性点状色素增殖，后者可增多扩大并相互融合成岛屿状。有些新发白斑的边缘有一条稍隆起的炎症性暗红色晕轮，可持续数周之久，这种早期变化多缺乏自觉症状而易被忽略。常见到皮损发展和静止交替进行。有时正常的皮肤残留在白斑之中，易被误认为色素沉着，如发生于面部常被误认为黄褐斑。对于边界模糊而又无色素增生的初期白斑，有时难以及时辨认，不能做出早期诊断。

白癜风色素脱失的程度因人而异，而且对于同一患者，随着部位不同而有差别，即使在同一部位，也可因脱色程度不同而显示不同色调，其色调可达 3种，即自内向外表现为白色、淡褐色和近正常肤色，即三色白癜风。1964 年，Fitzpatrick 首次提出三色白癜风的概念，即在正常皮肤和色素完全脱失的皮肤之间，有一条宽窄不一的褐色中间带，该中间带的颜色淡于正常肤色而深于色素完全脱失斑。这种三色性皮损仅是寻常型白癜风皮损中的一部分，而并非是患者的所有皮损均具有三色性。尽管三色白癜风可持续数月至数年无变化，但很明显这是一种暂时的色素状态，最终会发展为典型的白癜风皮损。

Hann 等研究了 21 例三色白癜风的临床和组织病理特征，结果显示三色白癜风最常见于进展期寻常型白癜风患者的躯干部；淡褐色区与皮损周围正常皮肤的基底细胞层点状空泡变性、真表皮的炎细胞浸润和噬黑素细胞数目比白斑区和正常皮肤更多；淡褐色区的黑素细胞比皮损周围正常皮肤少，而白斑区的黑素细胞也少于淡褐色区，三色白癜风的皮损区尚可观察到一些黑素细胞；淡褐色区与皮损周围正常皮肤的表皮中朗格汉斯细胞明显比白斑区和正常皮肤多；系统性PUVA 治疗可获得满意疗效。有学者对 20 例三色白癜风患者按进展期白癜风进行治疗，发现患者皮损恢复较快，疗效较满意。

本病一般受季节影响，冬季发展较慢或者处于静止状态，春、夏季则发展较快。由于皮损处缺少黑色素的保护，遇到阳光暴晒刺激后，容易出现红斑、疼痛、瘙痒等日光性皮炎样损害，在进展期可以促使皮损发展。少数患者随着病情发展，白斑可以泛发全身，有的如地图样分布，仅残留小部分正常肤色。但也有部分患者只有一两片白斑，长期不变，或是皮损发展到一定程度后，自然停止发展而固定不变。也有个别患者未经治疗，皮损处出现一些色素岛而逐渐融合成片，最终使皮损恢复正常。但是完全自愈者非常少，有不少患者痊愈后又复发。

本病一般无明显的自觉症状，个别患者在发病前或发病时及皮损进展期，局部可有轻度瘙痒或不适感，病情发展扩大后不再出现此症状。

（三）白癜风色度变化

白癜风色素脱失的程度因人而异，而且不同患者随着发病部位不同而有差别，即使在同一部位也可因脱色程度不同而显示不同色调。

1. Ⅰ度白斑　为浅白色或淡白色，边缘多不清楚，界限模糊，如云雾状；表皮纹理能正常显现；毛囊口多为正常，无闭塞现象；多属发展期（活动期），一旦发展其速度相当快，所以急需控制病情。一般幼儿型浅白斑，其色度及形状可多年不变，只随年龄增加、身体的生长白斑才会逐年扩大。

2. Ⅱ度白斑　为乳白色。边缘有的清楚，有的模糊；表皮纹理开始模糊，少数患者或同一患者个别白斑表皮纹理虽隐约可见，但已不清楚。毛囊口在极少数患者白斑或部分白斑区已闭塞。

3. Ⅲ度白斑　为云白色。边缘基本清除；表皮纹理多数模糊不清；毛囊口基本闭塞。

4. Ⅳ度白斑　为瓷白色。白斑有白色陶瓷的颜色，有瓷器的光泽，可反光；表皮纹理、毛囊口基本消失，局部血液循环严重障碍，白斑多僵硬或变厚；病程较长，治疗效果不佳。

（四）毛发表现

白癜风患者中有近 50% 毛发受累，早期可表现为发育前灰发，后期主要表现为皮损白斑内毛发脱色，最常见为头发，其次为眉毛、阴毛和腋毛。头发受累主要表现为散在或簇集性白发，很少有头发全部变白的病例，大部分白发下的头

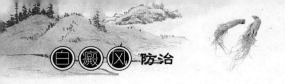

皮均脱色，这是因为毛发是由角化上皮细胞构成。毛根下端有毛球，毛球下层为毛基质，内含黑素细胞，黑素细胞合成的黑素转运至毛囊周围的角质形成细胞，以维持人体皮肤的颜色，若毛囊黑素细胞被破坏，毛发的颜色就会变白。

临床上我们经常见到白斑复色最早发生于白斑边缘和白斑内的毛囊口，这主要是因为白癜风复色的黑素主要来源于毛囊外根鞘黑素细胞的合成，并通过毛囊周围的角质形成细胞转运。因此，在临床上白斑内毛发脱色，则治疗较为困难，而指、趾及黏膜等无毛发部位的白斑，治疗起来也较为困难。所以，白癜风是否累及毛发，虽不能判断白癜风病情的进展与否，但它是判断白癜风预后的一个重要指标。

（五）听力损害

白癜风患者除皮肤白斑外，听力是有可能受到损害的，这是由于黑素细胞不仅存在于人体的皮肤，而且眼、耳等器官也有，不同器官的黑素细胞具有不同的功能和作用，内耳也有少量黑素细胞，主要分布于内耳的耳蜗纹脉管、耳蜗蜗轴前庭器官及淋巴管中。临床上部分白癜风患者在皮肤、毛发、眼和脑膜的症状出现前，有耳鸣和听力减退的现象出现；有的白癜风患者有永久性或获得性耳聋家族史等，这些都提示白癜风与听觉障碍有着某些相同的病理机制。所以，内耳的黑素细胞受到破坏，就有可能会影响内耳的功能，出现听力下降。但其机制尚待进一步研究和探讨。

（六）视力损害

白癜风病变可累及眼黑素细胞，引起眼睛损害。眼黑素细胞可分为眼葡萄膜黑素细胞和眼视网膜色素上皮细胞，这些细胞可以吸收透过光感器细胞的光线，参与视网膜和眼血管系统的物质交换，维持眼正常的生理功能和物质代谢。所以眼黑素细胞受到破坏，可以引起眼睛生理和病理变化。特发性葡萄膜炎与白癜风关系最为密切，考虑皮肤脱色与眼葡萄膜炎的发生可能有某些病因病机上的共性。白癜风患者眼睛的非特异性损害主要表现为色素加深或减退、视网膜变形萎缩、脉络膜痣等。

三、皮损的发生发展过程

白癜风初发时是在体表的某一部位（少数患者也可发生在深部组织，如眼色素膜）出现局限性白色斑点或斑片，为米粒至指甲大小不等，单发或散发，多数患者无任何感觉，也不知诱因，不知不觉中偶尔发现皮肤出现白斑。也有部分患者皮损发生前局部先有瘙痒不适感，以后皮肤逐渐变白。有些患者诱发因素比较明确，如药物、化妆品过敏、旅游或海水浴时强光照射过久、外伤及感染后发病。大多数患者病后皮损缓慢发展，白斑扩展速度逐渐加快，并在体表的其他部位不断出现新的皮损。有少数患者初发病时皮损即快速扩散，在较短时间内便扩散至全身，呈弥漫性大片状分布。此类型儿童患者多与长期偏食或者食用污染食品有关，成人则与精神创伤、心理压力有关。也有少数患者发病后皮损限于局部不扩散，即为稳定型。有些患者初发病时病情稳定，由于治疗方法不当，导致了病情迅速发展。还有一种特殊类型，患儿出生时在体表的某一部位有色素脱失斑，呈淡白色点片状分布，一般皮损不向其他部位扩散，只随着年龄增长在局部缓慢增大，称为先天性色素脱失斑，不诊断为白癜风，但在近几年发现先天性色素脱失斑可以发展演变成白癜风，其特点是现在局部发展，继而扩散至体表的其他部位，颜色由淡白色逐渐转变为纯白色，此时可确诊为白癜风，并应及时治疗。

四、诱发因素

约半数以上患者发病时可找到某种诱因，最多见的为精神因素和局部损伤因素。精神因素包括精神创伤、工作极度紧张、情绪波动等。局部因素如皮肤外伤（包括手术、划伤、碰伤、烫伤、摔伤、冻伤、晒伤等）和局部湿疹、皮炎等炎症性皮肤病。其他诱因还包括日晒（特别是暴晒）、急性疾病或手术等严重的应激状态。

五、同形反应

有些病例在遭受机械性刺激、压力、摩擦、搔抓（如紧身衣、过紧的胸罩、裤带、疝托等）等情况后，原先正常皮肤处发生白斑或出现使原来白斑扩大的同形反应现象，其他形式的局部刺激，如烧伤、晒伤、冻疮、放射线、感染等也可有此反应，甚或因此反应而泛发全身。

有报道约 15.54% 的患者同形反应阳性，观察患者的同形反应对估计病情变化、判断预后和选择用药有一定意义。1988 年，Koga 等观察和分析了 481 例白癜风患者的临床特点，提出把本病分为 A、B 两型。B 型表现为色素脱失斑沿神经分布，白斑通常发展一年后静止，Koga 认为 B 型可能与局部交感神经功能障碍有关；A 型为 B 型以外的所有病例，系自身免疫机制引起，患者的病情可以持

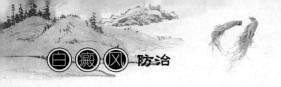

续终身。晕痣及同形反应仅与 A 型有关。临床所见白癜风的这种同形反应多发生在进展期，一部分患者一开始发病就是以同形反应的形式出现。石得仁等按照 Koga 的分类，选择符合 A、B 两型的白癜风患者各 20 例，观察结果表明：A 型患者白癜风同形反应发生率高达 80%，而 B 型白癜风无一例发生同形反应。

白癜风的同形反应具有重要的临床意义，有学者研究活动期白癜风的临床特征，提示有明确家族史的患者，病程长、有同形反应者伴有黏膜损害的患者容易转入进展期。是否有同形反应，可以作为推测白癜风患者是否存在着自身免疫异常的一种临床参考指标。同形反应阳性或者阴性的结果，可作为选择不同治疗措施的参考依据，曾有学者采用表皮移植法治疗白癜风，被治疗成功者均为局限性皮损而不发生同形反应的患者。

六、影响病情发展的因素

很多因素可以影响白癜风病情的发展及预后，主要有以下几个方面。

1. 有无家族史　白癜风的发生与遗传因素有关，有阳性家族史的患者，其黑素细胞因子遗传关系更容易受到破坏而使病情倾向于发展。

2. 皮损类型　白癜风皮损的类型一般可分为节段型和寻常型。节段型白癜风的发生率占白癜风总数的 5%~28%，是非节段型白癜风（寻常型）的 1/3 左右。成人白癜风患者中约有 5% 为节段型，而儿童患者节段型者要超过 20%。节段型白癜风发病较早，病情相对顽固，通常于发病后 2 年内，在受累区域快速发展，之后趋于静止，白斑常保持终身不变。少数情况下可于皮损静止后又有发展。节段型白癜风通常是沿着受累皮肤的神经支配阶段发展，因此发展趋势较易预测。而非节段型白癜风可以影响全身任何部位，没有特定的发展趋势，所以不好预测。一般来讲，非节段型白癜风倾向于终身发展，故其预后较节段型更差。

国外有学者研究了白癜风的始发部位与疾病发展的关系，并借此对疾病的预后进行预测。从结果来看，以手为始发部位的患者，皮损易发展至面部；以后背、手或足为始发部位者，白癜风易发展到其他部位；以面、上肢或下肢为始发部位者，白癜风不易进展；皮损单纯出现在面部的进展率最低。

3. 始发年龄　临床上观察到的情况是病情相对稳定、无明显进展的患者，其年龄相对要小些，这可能是儿童白癜风大多属于节段型的缘故。

4. 其他因素　本病一般春、夏季发展较快，而秋、冬季常减慢发展或停止蔓延。同形反应阳性者，多为泛发型白癜风，且疾病多处于进展中，一般预后较差。

黏膜受损的患者疾病也多处于进展期，也是预后差的因素。此外，感情创伤、日晒、化妆品过敏、其他疾病及妊娠等均可能使本病加重。

第二节　临床分类

白癜风的正确分型、分期有助于对白癜风病因的判断，从而据此选择正确的治疗方法。

一、皮损形态分型

临床上按白斑的形态、部位、范围及治疗反应有如下几种类型划分方法。

1. 五型划分法

（1）局限型：白斑单发或群集于某一部位。

（2）散发型：白斑散在，大小不一，但多对称分布。

（3）泛发型：常由局限型或散发型发展而来，白斑多相互融合而成不规则大片，累及体表面积 50% 以上。

（4）节段型：白斑按皮节或某一神经分布区分布，即按神经分布的带状或条状脱色斑，白斑的边缘如刀切样整齐。

（5）肢端型：白斑初发于人体的肢端，如面部、手指、足趾等暴露部位，而且主要分布在这些部位，少数可伴发躯体的泛发性白斑。

2. 二型划分法　根据病变处色素脱失情况，简单地将白斑分为完全型和不完全型两种。

（1）完全型：白斑表现为纯白色或瓷白色，白斑中没有色素再生现象，白斑组织对多巴反应阴性；白斑组织内黑素细胞消失，在治疗上存在相当大的困难，一般暂时性地可使用遮盖疗法达到某种美容的需要。

（2）不完全型：白斑脱色不完全，白斑中可见色素点；白斑组织对多巴反应阳性；白斑组织中黑素细胞减少。不完全型白斑对药物疗效好，其治愈概率较大。

3. 三型划分法　根据脱色的范围和分布，国外学者将白癜风分为以下 3 型。

（1）局限型：一个或数个脱色斑，局限于一个部位，可分为节段型和黏膜型。

节段型：一个或数个脱色斑按皮节分布。

黏膜型：脱色斑仅累及黏膜。

（2）泛发型：大量脱色斑随机广泛分布于体表，临床上最常见。又可分为寻

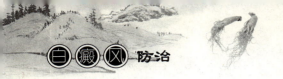

常型、肢端型和混合型。

寻常型：脱色斑散在分散于体表。

肢端型：脱色斑分布于肢体远端和面部，可能是寻常型的早期。

混合型：肢端型+寻常型、节段型+肢端型或寻常型、节段型+肢端型+寻常型。

（3）全身型：全身表皮完全或近全脱色。

4.十三型划分法　根据患病部位不同，形状不一、病程长短不等，发展快慢有别，发病面积大小有异等错综复杂的情况，对白癜风划出了13种类型。

（1）圆或椭圆型：多发于腹部和腰部，病灶初起多呈独立存在，发展时由斑块中心向外扩大，发展快者相邻的独立斑块可连接。多由免疫功能减退引起，患者常因感冒引起咽炎、急慢性扁桃体炎、口腔溃疡，经久不愈，缠绵反复，使白癜风反复发作，部分患者眼周青、紫、灰暗。

（2）晕痣型：多发于面部、胸背部，病灶中间原有或仍保留黑、红痣或异常隆起物。此类型白癜风边缘清晰，中间隆起物可大可小，有的隆起物色素先有脱失然后白斑扩大。也有的先有白斑区然后隆起物消失或仍存在。此类患者多有心慌、乏力等症。

（3）外伤型：指利刃或钝器刺破表皮或烧伤、烫伤、各类手术后、摔伤、扭挫伤、动物抓咬伤、蚊虫叮咬伤等外界损伤表皮后黑素恢复缓慢或不完全恢复。此类患者的白斑多发生于伤口周围，也有在其他部位出现的。

（4）椎体型：多发于前后躯干部位，病灶及发病趋势循任、督二脉上行，二阴、口唇多有病变。此类患者多有悬雍垂异常，常向左或向右偏斜。

（5）色素失调型：多发于面部，双手偶见。此类患者本身黑素并没有减少或脱失，而是在同一区域内有黑素不均匀聚集，也有白斑的出现。病灶有片状、带状、泼墨状，有单侧亦有对称，有先天亦有后天所得。先天多与遗传有关，后天发生者多由于内分泌失调所致。女性多有妇科病，男性多有疝气或肾炎等泌尿系统疾病。

（6）内翻型：多发于双手，起于手心，由内向外到手背、十指末端；并在肺俞、大肠俞等穴多出现白斑。此类患者多有咽干、干咳、口唇红、脱皮皲裂、遇感冒加重发展，其病因为肺津不固，精微不敛所致。

（7）散发型：斑无定处，可在全身各处发展。其表现形状不一，斑块大小不等，色有浅有深，常无定处。其病因为多种因素共存。

（8）簇状白点型：多发于前胸、上肢。初起时病灶周围每个毛囊后部隆起白点，由点到片，向中心接近，一旦连接为一大块白斑后，周围又有新鲜的群体出现，严重时可泛发全身。此型多见于中年男女，多因饮食不节（过食肥甘厚腻及辛辣刺激性食物等）诱发，自觉手脚肿胀、多痰，脂肪层加厚，由于湿热之邪不能排出体外所致。

（9）眉、睫、发、面型：是指白斑发生在面部。多为单侧，多有眉毛、睫毛、头发、腋毛、阴毛等被侵害变白，不论其面积大小，毛发变白的多少，多属此种类型。此类患者多见于牙病，如牙 1～3 度龋齿，残根、重叠、移位、乳牙残余不脱落，智齿延出，咬硬物或磕碰断裂，牙龈出血，咬牙或牙齿平常怕冷、热、酸、甜、风吹，牙神经外露等，以致白癜风发生。

（10）神经节段型：多发于躯干四肢单侧而不过中线者。白斑边缘顺其神经走向发生，在肋间、腹背、小腹、腰椎、上下肢多见，可能与单侧扭挫伤有关。

（11）固岛型：多发于下颌、小腹等脂肪易堆积处，其他部位也可见，其病灶在较长一段时间无甚变化。生成的黑素岛少则十几个，多则几十个，出现后不再扩散，亦不见消失变化，形成固定的斑片。生成这种外形的原因是外用刺激药过量，使病灶起疱，层层脱皮，使体液渗出。若继续用药不当，加重刺激，使表皮和（或）真皮组织受到破坏，形成表皮粗糙、皲裂。

（12）婴幼型：多发于婴幼儿额部、颈项、耳后、胸背及上肢。民间多称"白记"。病灶片状、带状、线条状，表皮略粗糙，色略淡。除一部分斑块继发为白癜风外，绝大部分患儿在较长一段时间内变化不大，也有的患儿伴有其他部位的白癜风。

（13）中老年颗粒型：多发于胸背四肢。为中老年男女的自身整体素质功能下降，或因患其他慢性疾病，如糖尿病、气管炎、甲状腺疾病、恶性出血、关节炎等并发白癜风。白斑呈米粒、豆粒大小，此类白斑一般情况不扩大，斑点色泽略低于正常皮肤。

5. 特殊类型　有学者在临床中观察到 4 种特殊类型：包括晕痣型、中线型、黏膜型和腹型。

（1）晕痣型：一些患者先出现晕痣，随后在身体其他部位出现白斑，一些散发型和泛发型患者也会出现晕痣。

（2）中线型、黏膜型：以上两种类型位于任督二脉上。

（3）腹型：位于神阙穴周围，这些患者往往病情进展快，治疗困难，预后较差。

这 4 种类型都具有自身免疫特点，故列于寻常型中，对指导治疗和判断预后有较大的价值。

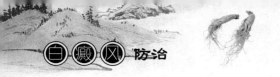

二、发病原因分型

有学者根据白癜风的发病原因进行如下分型。

（一）英国学者 Koga 分型标准

1988 年英国 Koga 等提出将白癜风分为 A、B 两型。B 型即色素脱失斑按照皮节分布，白斑通常发展 1 年后静止，认为可能与局部交感神经功能障碍有关；A 型为除 B 型以外的所有病例，系自身免疫机制引起，患者病情活动可持续终身。晕痣和同形反应仅与 A 型有关，与 B 型无关。

（二）中国学者梁勇才分型标准

梁勇才曾在其编著的《实用皮肤病诊疗全书》中将白癜风的发病原因分为以下几型。

1. 炎症型　大小相等，边缘不整，界限不清，周边无色素沉着，分布无规律。镜下见游走性真皮细胞，对光化学疗法、皮质类固醇激素治疗敏感。

2. 神经型　界限清楚，边缘色素明显沉着。可沿皮神经分布，多为单侧性。镜下可见神经纤维末梢进入白斑交界处的黑素细胞颗粒内。对光化学疗法敏感程度次之。

3. 自体免疫型　境界清楚，呈不规则的小白斑，对称分布于眼周、四肢远端，常伴有甲状腺功能亢进症、恶性贫血、斑秃、糖尿病等自身免疫性疾病，给予皮质类固醇疗效显著。

三、皮损边缘的形态和色泽分型

1. 三色白癜风　在同一患者身体表面出现 3 种颜色，即棕色，即正常外观的皮肤；褐色，比棕色淡；白色，即皮损完全脱色。

2. 四色白癜风　在三色白癜风的基础上，出现第 4 种颜色，即毛囊周围深棕色的白癜风复色，即中间棕色（未受累皮肤）、深棕色、褐色和白色。

3. 五色白癜风　皮肤出现 5 种颜色，即白色、褐色、中间棕色、深棕色、黑色（色素沉着）。

4. 碎纸样白癜风　表现为直径 1~2mm 的小白斑，随机或毛囊周围分布。

5. 蓝色白癜风　皮损呈蓝色，组织检查为表皮内缺乏黑素细胞，真皮内有许多噬黑素细胞。

6. 炎症型白癜风　边缘高起，呈红色，伴有轻度瘙痒。

四、皮损部位和范围分型

（一）美国皮肤病研究所指导委员会分型标准

1. 泛发型　对称性的白斑或斑片，随机分布于躯体的大部分。

2. 肢端和肢端颜面型　脱色斑限于肢体和（或）面部。

3. 局灶型和限局型　孤立的白斑或斑片，分布于身体的 1~2 个部位。

4. 节段型　皮损出现在肢体（如下肢、躯干或面）的一侧，也可能按照皮节分布。

（二）外国学者 Sams WM 分型标准

Sams WM 曾在其主编的《皮肤病学原理与实践》一书中分型如下。

1. 寻常型和泛发型　最常见，皮疹随机分布，对称性。

2. 肢端和肢端颜面型　包括唇 - 指（趾）型，皮损仅出现在唇和指（趾）。

3. 限局型　皮损数目少，分布局限。

4. 节段型　白斑多按皮节分布，常呈单侧型。

（三）外国学者 Odom RB 分型标准

Odom RB 曾在其主编的《安德鲁斯皮肤病学》中，根据受累程度和分布，将白癜风分为局限型和局灶型（包括节段型）、肢端颜面型、泛发型、全身型。其中泛发型最常见，皮损对称，常累及面部、上胸、手背、腋、腹股沟等部位，也可累及口腔周围。

（四）荷兰学者 Njoo 分型标准

综合皮疹分布、范围、面积及治疗反应，首先根据年龄分为 2 型，即儿童型（年龄 <12 岁）和成人型。成人型又分为 5 种类型。

1. 局限型　脱色面积 ≤ 2%。

2. 泛发型　脱色面积 >2%。

3. 稳定型或节段型　对药物及光化学疗法反应差，治疗首选自体表皮移植法。

4. 唇 - 指（趾）型　皮肤限于唇、指（趾）等末梢部位，治疗同稳定型或节段型。

5. 治疗抵抗和（或）全身型　脱色面积 >80%，治疗采用脱色剂和（或）激光使残存的正常皮肤脱色，满足美容和社交需要。

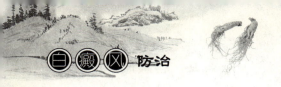

（五）中国学者靳培英分型标准

靳培英曾在其所著的《白癜风治疗》一书中分型如下。

1.**局限型** 白斑限于一个小区域，抑或多个小白斑，但不呈皮节分布；皮节型，一个或更多的白斑按皮节分布；黏膜型，单纯黏膜受累。

2.**泛发型** 肢端面部型，寻常型散在斑片，可以对称分布；混合型，即肢端面部型和寻常型，或皮节型和肢端面部型和（或）寻常型混合存在。

3.**全身型** 全身皮肤完全或几乎完全脱色，此型少见，约在10%以下。

（六）中国学者杨国亮分型标准

杨国亮曾在其主编的《皮肤病学》一书中分型如下。

按照白斑的形态、部位、范围及治疗反应将白癜风分为局限型、散发型、泛发型和节段型。

（七）中国学者赵辨分型标准

赵辨曾在其主编的《临床皮肤病学》一书中，按照白斑波及范围、多少及治疗反应分为以下5种类型。

1.**局限型** 白斑单发或群集某一部位。

2.**散发型** 白斑散在，大小不一，多对称分布。

3.**泛发型** 常由前2型发展而来，总面积可大于体表的50%以上，甚至波及全身，只余少数或全无正常色素皮肤。

4.**肢端颜面型** 白斑发生于面部、手足指（趾）暴露部位。

5.**节段型** 白斑按皮节某一神经分布区分布，此型在儿童白癜风中较多。

（八）中国学者陈洪铎分型标准

陈洪铎曾在其主编的《皮肤性病学》一书中，根据皮损部位和范围分为局限型（包括局灶型和节段型）、泛发型（包括四肢型、寻常型、全身型）。

五、分类

临床上可以将白斑分为完全性白斑和不完全性白斑两类。

1.**完全性白斑** 白斑为纯白色或瓷白色，白斑中没有色素再生现象，白斑组织内黑素细胞消失，对二羟苯丙氨酸（多巴）反应阴性。

2. 不完全性白斑　白斑脱色不完全，白斑中可见色素点，白斑组织内黑素细胞数目减少，对二羟苯丙氨酸反应阳性。

六、分期

根据白癜风病期的临床表现可分为进展期和稳定期。

1. 进展期　白斑增多，原有白斑逐渐向正常皮肤移行、扩大，境界模糊不清；常可见到由于外用药物的强烈刺激而使白斑扩大；不少患者还可因遭受机械性刺激如压力、摩擦（如紧身衣、过紧的胸罩、腰带、疝托等），使原先正常的皮肤发生白斑，或促使原来白斑扩大而出现同形反应现象。其他形式的局部刺激，如烧伤、晒伤、冻伤、放射线照射与感染等也可有此反应，甚至因该反应而使皮损泛发全身。

2. 稳定期　白斑停止发展，境界清楚，白斑边缘色素加深。此期白斑不会因外涂药水或机械性刺激而出现同形反应现象，因此可选用有光敏作用的刺激性较大的外涂药物，促使稳定期白斑向好转期转化。在好转阶段，白斑境界清楚，边缘色素加深，并出现色素带，后者逐渐向白斑中央渗入而使白斑内缩，或在白斑中出现毛孔周围散在或岛屿状的色素区，白斑的数目也随之逐渐减少。

第三节　白癜风的实验室检查

在大量的研究工作中，已发现白癜风患者有多种实验室检查异常，虽然这些异常大多是非特异性，但是对本病的诊断、治疗和发病机制研究具有一定的参考意义。

一、血液检查

白癜风在治疗前或在治疗中做一些血液检查是必要的。可从中发现异常，或发现潜在的内脏病变，查明病因，有利于白癜风病的康复。

白癜风患者常用的化验项目包括血常规、肝功能、肾功能、电解质、甲状腺功能、免疫标志物、病原微生物、血清自由基清除能力、微量元素、血清铜蓝蛋白、铜氢化酶等。

1. 血气分析　血气分析是医学上常用于判断机体是否存在酸碱平衡失调，以及缺氧和缺氧程度等的检验手段。通过检测，白癜风患者血液 pH 略低于正常人。

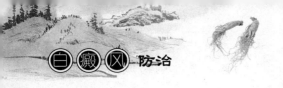

2. 血常规　多数白癜风患者测血常规均有贫血、白细胞及血小板减少。

3. 免疫异常　已发现白癜风患者血清中存在着多种自身抗体，包括甲状腺球蛋白、抗甲状腺微粒体、抗胃壁细胞、抗肾上腺素、抗平滑肌、抗心肌、抗胰岛素、抗血小板和抗核抗体等，阳性率为 8.2%~50%。

白癜风患者血清中抗黑素细胞表面蛋白抗体的发现，对本病有重要意义，但用正常皮肤作为底物间接免疫荧光法测定阳性率低，采用培养的黑素细胞作为底物，用改良的间接免疫荧光法和免疫荧光补体结合法、免疫沉淀法、免疫印迹法阳性率大为提高，可达 50%~80%。有报道患者血清中 IgG、IgM、IgA 均较正常人升高，补体 C3，血清总补体活性（CH50）降低，辅助性 T 细胞（TH）降低或增高，TH 和抑制性 T 细胞（TS）比值改变，患者做结核菌素皮内试验，植物血凝素（PHA）皮内试验及淋巴细胞转化试验均显示出低下现象，还有关于患者血清中可溶性白细胞介素 -2 受体（SIL-2R）水平增高的报道。

二、组织病理等辅助检查

组织病理学是皮肤科疾病诊断的基础，同样也是白癜风诊断的重要依据。白癜风的主要病理变化是基底细胞层黑素体和黑素细胞减少或缺乏。在活动期损害内、中心处黑素细胞密度降低，周围处有异常增大的黑素细胞，且是边缘区处正常区域的 2~3 倍。在较早的炎症期可观察到所谓白癜风隆起性边缘处的表皮水肿及海绵体形成，真皮内可见淋巴细胞和组织细胞浸润。已形成的白癜风损害的主要变化是黑素细胞内黑素体减少，乃至消失。据报道朗格汉斯细胞可有增加、正常或重新分布。已有部分证据认为整个表皮黑素体单位被损害。晚期脱色皮损内无黑素细胞，即使用特殊染色和电镜观察也不例外。经紫外线照射的皮肤可见反应性角质增生，初期真皮上层还见有噬色素细胞。病变边缘色素沉着处的表皮黑素细胞内黑素体增多。镀银染色和电镜观察皮损部末梢神经有变性改变。DOPA反应检查，完全型白斑几乎看不到黑素细胞，而在不完全型仅见少数黑素细胞，且其反应也是弱的。

（一）组织病理

在没有并发皮肤炎症的情况下，一般无须进行病理切片检查，若在下列情况下可酌情予以考虑。

1. 对疑似白癜风的色素脱失斑，经长期随访观察又不能确诊时，或疑有恶性变化时。

2. 对久治无效的白斑，既不能明确是完全型白斑，患者又迫切希望治疗时，可做组织病理检查，以判断是否存在黑素细胞，特别是多巴反应阳性的黑素细胞，以做疗效估计的参考。

（二）免疫病理

目前这方面材料还很少，大部分为阳性发现，仅有个别学者用直接免疫荧光法发现部分患者基底膜带 IgG 或补体 C3 沉积，以及角质形成细胞内有 IgG 或补体 C3 沉积。

（三）超微结构

电镜下变化同光镜类似，即白斑边缘部超微病理变化最为显著，表皮中 3 种主要细胞，即角质形成细胞、黑素细胞及朗格汉斯细胞（LC）均有异常，白斑部位黑素细胞缺乏，白斑边缘部位黑素细胞质中出现空泡，细胞核固缩，粗面内质网高度扩张，甚至破裂，附膜核糖体可部分脱落，扩张池中含絮状物，线粒体萎缩或肿胀，黑素小体明显减少，Ⅲ、Ⅳ级更少，可有黑素小体聚集，内部呈细颗粒状，而且黑色素沉积不均匀，溶酶体内可见残留黑素颗粒，白斑部角质形成细胞少数可有粗面内质网轻度扩张，线粒体结构不清，细胞内水肿，白斑边缘部角质形成细胞排列紊乱，细胞内外水肿，张力微丝紊乱，桥粒断裂、减少甚至消失，尤以黑素细胞附近的角质形成细胞变化最为显著，角质形成细胞内黑素小体结构异常，线粒体、粗面内质网均有退化变化，白斑部朗格汉斯细胞明显退化改变，核切迹加深，细胞核巨大，核周隙不均匀扩大，粗面内质网增多，扩张，线粒体肿胀，胞内空泡增多，特征性 Birbeck 颗粒显著减少，胞体变圆，胞突大多消失，白斑边缘部朗格汉斯细胞变化较轻，值得注意的是，远离白斑部位临床外观正常的皮肤亦有超微结构变化，主要表现为黑素细胞有炎性改变，但较白斑边缘部为轻；角质形成细胞内细胞器亦有轻度异常，如粗面内质网扩张，线粒体肿胀等；仅朗格汉斯细胞正常。

除上述 3 种细胞变化外，基底膜变化也很显著，尤其在白斑边缘部，基底板模糊、增厚，可有基底板断裂，可见基底膜多层复制，其皮浅层毛细血管内皮细胞增生，间质水肿，血管周围有淋巴细胞、组织细胞浸润，白斑边缘部神经结构异常，包括轴索肿胀，轴索膜中断，施万细胞基底膜复制或多层复制，且细胞内

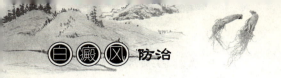

核糖蛋白颗粒，粗面内质网及线粒体明显增多。

（四）电镜下的免疫变化

目前资料较少，有个别学者观察到白斑部基底膜下及胶原纤维下有清晰的阳性颗粒沉积，在光镜下 PAP 法所示 IgG 及补体 C3 沉积部位一致，直接免疫荧光约 50% 患者基底膜有 IgG 沉积。

三、皮肤 CT 检查

反射式共聚焦显微镜（reflectance confocal microscopy，RCM）是基于光学共聚焦原理的皮肤原位、在体、实时、动态三维的计算机断层成像技术，简称"皮肤 CT"，它可以实时的观察皮肤中的细胞和组织，实现在非侵入性的方式下评估皮肤病灶的能力。

皮肤 CT 可以观察到白癜风皮损区真表皮交界处色素环结构消失，周围正常皮肤可见到呈半环状或扇贝样的色素环结构，另外，在复色区域可见到活化的、树突状的黑素细胞。

（一）主要原理

反射式共聚焦显微镜作为一项新发展的技术，主要原理是以激光作为光源，通过物镜聚焦于样本内，标本中产生的反射光，其中一部分标本内焦点处反射或反向散射回来的光由同一物镜接收，经聚焦透镜汇聚于聚焦透镜的焦点处，然后通过探测光路系统的针孔传输至探测器而成像，从而构成一薄层组织，焦点以外的反射光则被针孔滤除。应用于皮肤科的反射光共聚焦显微镜的探测器连接在专门的计算机上，并在计算机辅助下，在屏幕上呈现出横切面的图像，根据不同细胞对光线的折射率不同而显示各种组织结构。由于各组织对激光的反射和折射系数不同，因而所显示的黑白深浅也有所不同。如皮肤组织中黑色素呈现了较高的折射率（折射率 =1.7），因此，黑素细胞的细胞质出现强烈的折光。角蛋白折射率相对较弱一点（折射率 =1.5），所以角蛋白细胞的细胞质呈现出比黑色素暗一点的折光。黑色素和角蛋白的反射系数较高，成像为明亮的区域，胞核和胶原反射系数较小，则成像较暗。在成像过程中，最开始获得的成像是角质层，该层因含大量的角蛋白，成像非常明亮，在形态上表现为无核的多边形角质形成细胞，且被分割成"岛屿"状。下一层为颗粒层，由 25 ～ 35μm 大小细胞组成。在这一层中细胞中央处的细胞核呈黑色的卵圆形，周围是明亮的颗粒状胞质。角质层下方 20 ～ 100 μm 处可见棘层。棘层细胞比颗粒层细胞小，大小为 15 ～ 25μm，成紧密的蜂巢状排列，细胞呈明显间隔。表皮最下层为基底层，细胞明亮且成簇分布。该层在真表皮交界处，含黑色素的黑素细胞及角质形成细胞形成一个折光明亮、结构完整的环，周围是真皮乳头，其中真皮乳头内常见有流动血液的血管。在组织学上，色素环对应的是基底层，而色素环内的暗色区域则对应真皮乳头。采用皮肤 CT 对病变部位扫描时无须进行组织活检及其他处理，对组织不造成损伤。

（二）研究进展

自从 1995 年 Rajadhyaksha 等第一次报道了 RCM 被应用于皮肤的检测以来。随着近几年成像技术的成熟，RCM 被越来越多的应用到皮肤病学中，国内外学者已利用 RCM 对正常皮肤组织结构，以及皮肤肿瘤、银屑病、黄褐斑、基底细胞癌、脂溢性角化病、扁平疣、黑素瘤、鳞状细胞癌、光化性角化病等皮肤病的诊断和鉴别诊断进行了多方面研究。它可直观观察细胞形态和排列的规整性，对色素性疾病如白癜风，RCM 可以发现肉眼无法分辨的微型色素岛，因此，作为白癜风治疗随访的有效观察手段，用于评价治疗方案的有效性，并增强患者信心。

Ardigo 等发现白癜风皮损区真表皮交界处色素环结构消失，周边正常皮肤可见到呈半环状或扇贝样的色素环结构，另外，在复色区域可见到活化的、树突状的黑素细胞。Xiang 等在 RCM 下研究发现在正常人皮肤可见由黑素细胞及色素性的角质形成细胞组成的折光性强的色素环包绕着真皮乳头；在进展期白癜风中患者皮损处，色素环基本消失，有时可以看到模糊的色素环轮廓，而在周边正常皮肤处，色素环折光性减弱并且结构不完整；在稳定期白癜风患者皮损处，色素环完全消失使其呈现一致的暗色，而周边正常区域表现与正常人皮肤相似。赖来桂等研究发现进展期白癜风白斑区部分区域可见色素完全缺失，部分区域可见残存色素环，残存色素环结构欠完整且色素含量降低，白斑周边正常皮肤可见部分色素环失去完整性。稳定期白癜风白斑处则未见色素，其周边正常皮肤未见色素缺失，他们还在部分患者皮损周边发现折光明亮的炎细胞。Xiang 和 Lai 在白癜风皮损 RCM 下发现折光明亮细胞，但未进一步研究。

（三）主要特点

1. 患者的舒适度高，检查速度快，一次检查只需十几分钟，减少患者就诊的

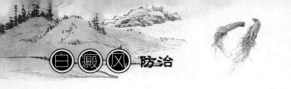

时间。

2. 可实时动态的进行检测，可对同一皮损进行多次成像，已对其发展变化、治疗后的改善状态进行观察，特别是可观察皮肤血流的动态变化。

3. 可重复性好，当常规组织病理学检查难以确定取材部位时，皮肤 CT 可以在一次检查中观察许多可疑病灶，无须取材及组织病理学复杂烦琐的处理过程。成像迅速，数据易于存储和输出。

4. 由于皮肤 CT 对病变部位扫描时无须进行组织活检及其他处理，能够无创伤、迅捷的对皮肤病进行诊断和随访观察，从而成为近年来最具临床应用价值的无创性皮肤影像学诊断技术。

四、Wood 灯检查

Wood 灯，又称伍氏灯或滤波紫外灯，是一种高压水银灯，附有 Wood 滤器（由氯化镍和二氧化硅制成），光波范围发出 340 ～ 400nm，最大峰值 372nm。自 1925 年首次应用于皮肤科临床以来，在白癜风、结节性硬化、黄褐斑等色素改变性疾病，以及感染、卟啉代谢异常性疾病、化学脱皮、药物荧光、局部用药效率的监控等方面得到了广泛的应用。

当目测不能确诊白癜风时，需借助 Wood 灯检查加以辅助诊断，Wood 灯是由高压汞灯作为发射光源，通过含有 9% 镍氧化物的钡硅酸滤片发出 340 ～ 400nm 波长紫外线，而皮肤黑色素可吸收此波段紫外线，检查时要在暗室内打开设备电源，使光源与皮肤距离 5 ～ 10cm，光线对准皮损部位，白癜风患者由于皮肤黑色素减少，光折射较强而使荧光呈现浅色，即阳性特征；非白癜风患者由于皮肤黑色素较多，光折射较弱而使荧光呈暗色，即阴性特征，以此来诊断患者是否患有白癜风。

Wood 灯对判断色素沉着的细微区别有很大帮助，肉眼有时难以发现正常皮肤特别是白皙皮肤上的浅色斑，在 Wood 灯下白癜风的皮损呈纯白色荧光，与周围正常皮肤对比鲜明，界限清楚。尤其当白斑中开始出现毛囊复色时，初期在自然光下并不明显，但可以借助 Wood 灯来观察而得以确认。

Wood 灯还可用于检查皮肤中黑色素的深度，检查表皮的色素损害，如雀斑，照射时可使色素变深，而真皮内黑色素，则无此反应，据此可确定黑色素所在位置。在 Wood 灯下，白癜风表皮黑色素的变化比在可见光下明显得多，而真皮黑色素的变化在 Wood 灯下则不明显。

进行 Wood 灯诊断操作时，应清楚患者皮损处的药物、化妆品、敷料、肥皂残留物等，以免影响检查结论。Wood 灯检查相对其他检查方法，具有简单、快捷、经济、无创伤、无交叉感染等优点，具有较大的临床诊断和应用价值。但 Wood 灯毕竟只是一种辅助诊断的仪器，若其他检查结论为阴性且结合临床症状仍不能确诊时，应当进行病理等进一步检查。

五、微量元素检查

除黑素细胞外，任何影响黑素合成的因素，如酪氨酸、酪氨酸酶、多巴胺、锌、钴等都可能导致黑素的改变，所以在就诊时有必要做一些微量元素方面的检测。

实验室检查证实，白癜风患者血清铜和发铜均明显低于正常人。

六、摩擦和拍打

用手摩擦或拍打白斑及周围正常皮肤，当周围皮肤变红时，观察白斑处是否有变化。如果周围皮肤发红而白斑处更白，则提示为贫血痣；白癜风白斑在皮肤摩擦或拍打后和周围皮肤一样会发红。

七、皮肤感觉检查

包括温、痛、触觉等检查。白癜风皮肤感觉正常，而麻风性白斑区常有浅感觉损害，包括上述感觉的消退甚至消失。

八、同形反应检查

在患者右肩三角肌区正常肤色处，先用 75% 酒精棉球消毒，再用消毒种痘针划痕呈"#"字形，大小为 1cm×1cm，1 个月后检查划痕处，有色素脱失为阳性（+），无色素脱失为阴性（－）。

Gauthier 根据 VKT 结果将其分为：皮损稳定型 VKT（－），对光化学疗法效果较好；皮损扩展型 VKT（+），对光化学疗法效果较差，而应用糖皮质激素治疗较佳。

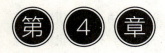

第 4 章

白癜风诊断

诊断是依据主诉、病史、体征及其他检查手段来判断疾病的本质和确定疾病名称的过程，是取得预期治疗效果的前提。正确的早期诊断可使疾病得到及时、合理的治疗，缩短或终止自然病程，早期治愈康复；反之模糊或错误的诊断，可能造成盲目或错误的治疗，延误或加重病情。因此，必须重视诊断，应用基本的诊断方法，综合分析判断，得出正确的结论。

白癜风因其病因、病理机制、白斑分布、面积、病程等不同，治疗方法也不尽相同，治疗效果的差异较大。所以临床治疗需要先明确诊断，进一步区分不同类型作为制订治疗方案、选择治疗方法及药物的依据。

第一节　皮肤病的诊断方法

诊，诊察了解；断，分析判断。"诊断"就是通过对患者的询问、检查，以掌握病情资料，从而对患者的健康状态和病变的本质进行辨识，并对所患病、证做出概括性判断。

皮肤病多位于体表，有些疾病通过望诊就能确诊，有些诊断则颇为不易，甚至经多年观察也不能确诊。因此，在皮肤病的接诊中，诊断是一个大问题，否则病急乱投医，将适得其反。因此，必须询问病史，详细进行体格检查，周密进行辅助检查，认真"审症求因"，才能做出正确或比较正确的诊断，以利于妥善地制订治疗措施。

一、皮肤病的中医诊断

中医诊断是根据中医学的理论，研究诊察病情、判断病种、辨别证候的基础理论、基本知识和基本技能的一门学科。

（一）中医四诊

辨证是中医独特的诊断疾病的手段，其手段归纳为"四诊"，即问诊、望诊、闻诊、切（脉）诊。"四诊"相辅相成，才能达到辨证的目的。

1. 问诊　问一般情况、生活习惯、七情平和、起病等。

2. 望诊　望神、望形、望舌（舌神、舌色、舌形、舌态）及分部望诊（头面、颈、四肢、肌肉）。

3. 闻诊　听声音、闻呼吸、闻气味。

4. 切诊（脉诊）　包括通诊法、三部诊法和寸口诊法。

5. 按诊　医生用手对患者体表某些部位进行触摸按压，以获得诊断印象的诊察方法。又称触诊，为"四诊"的辅助之法。

（二）中医辨证方法

一般而言，凡急性、泛发型、瘙痒性、变化迅速的皮肤病，常伴有发热、口干、口渴、溲赤、便结、烦躁等，脉见浮、洪、滑、数，舌质红或舌尖红，苔黄或白腻者多为阳证、实证、表证、热证。

凡慢性、湿润性、肥厚性、自觉症状较轻的皮肤病，伴口淡黏、食欲缺乏、腹胀、便溏、脉沉缓或沉细或沉迟，舌质淡，舌体胖或有齿痕，苔白滑或白腻，则多为阴证、虚证、里证、寒症。

中医辨证有阴阳辨证、表里辨证、寒热辨证、虚实辨证、脏腑辨证、六淫辨证、卫气营血辨证、六经辨证、自觉症状辨证（疼痛辨证、瘙痒辨证、麻木辨证）等。

二、皮肤病西医诊断

西医诊断是运用西医学的基本理论、基本知识和基本技能对疾病进行诊断的一门学科，包括问诊、体格检查、实验室检查和辅助检查等。

（一）病史

详细询问患者病史，有利于全面了解病情、探索病因、明确诊断和制订治疗方案。除应问清患者的姓名、性别、年龄、职业、种族、籍贯、婚姻状况外，还需详细填写主诉、现病史、既往史、个人史，以及家族史（包括过敏性皮炎、白

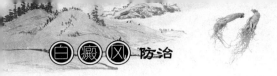

癜风、荨麻疹、鱼鳞病、银屑病等）各项。

（二）体格检查

1. 系统及全身检查。

2. 皮肤黏膜检查。

（1）皮损检查。

（2）视诊。

（3）触诊：损害的大小、深浅、软硬、弹性、波动感、粘连情况、压痛、感觉（触觉、痛觉）、淋巴结肿大及压痛与否、皮肤温度、皮肤发汗情况。

（4）同一皮损发生多种皮肤病：①白斑，白癜风、白化病、白色糠疹、假梅毒性白斑、斑状白皮病、结节性硬化病、对称性进行性白斑病、贫血痣、晕痣、麻风、花斑癣、慢性射线皮炎、对称性四肢色素异常症、特发性滴状色素减退症、梅毒、无色性色素失禁症等共见。②白毛，白癜风、白发、早年白发、遗传性早年白发、白化病等共见。③黑斑，包括神经纤维病、着色性干皮病、进行色素性紫癜性皮病、类银屑病、Riehl 黑病变、维生素 C 缺乏病、甲状腺功能亢进病、肢端肥大病、结核病、面中部雀斑样痣病、Brocq 色素性口周红皮病、面颈部毛囊红色黑变病、Albright 综合征、溢性角化症、汗管角化症、日光性角化症、血管萎缩性皮肤异色病、多发性斑状色素沉着症、色素失禁症、黑色棘皮症、对称性四肢色素异常症、先天性角化不良症、Werner 综合征、大疱性营养不良症、泛发性色素异常症、肢端色素沉着症、药疹、湿疹、圆形糠疹、色素性荨麻疹、红斑狼疮、麻风、接触性皮炎、异位性皮炎、慢性射线皮炎、皮肌炎、雀斑样痣、黑素细胞痣、巨大毛痣、色素性毛性表皮痣、恶性黑素瘤、基底细胞瘤、体癣、股癣、花斑癣、雀斑等共见。

（三）实验室检查及特殊检查

很多皮肤病根据病史和体格检查已可做出诊断，但有的皮肤病需加上某些实验室资料才能确诊，有些化验项目可作为指导治疗和预测病情发展的参考。

1. 病原体检查

（1）显微镜检查：如对皮肤真菌病可取患部鳞屑或病灶，置于玻片上，滴一滴 5%～10% 氢氧化钠或氢氧化钾溶液，稍加热加压，在显微镜下观察真菌菌丝和孢子。对淋病患者，可将男患者尿道或女患者宫颈管脓性分泌物涂片，做革兰染色，镜下观察革兰阴性细菌胞内双球菌。

（2）培养：如取脓液做细菌培养和药物敏感试验，取皮肤真菌病患者之鳞屑或病灶做培养以鉴定菌种。

2. 皮肤组织病理学检查 某些皮肤病有其组织学特征，如皮肤肿瘤可根据活检做出诊断。而大多数皮肤病只能提示某种病的可能性，所以只有在现有临床印象的基础上，结合病理检查做出诊断，如有条件可做电子显微镜检查。

3. 免疫学检查 如血清试验、免疫荧光检查、抗核抗体实验、免疫球蛋白测定等。

4. 皮肤试验 最常见的是斑贴试验，可帮助发现或证实变态反应所致接触性皮炎的致敏物，用可疑致敏物质如食物、花粉、药物或细菌性蛋白质做划痕及皮内试验，对慢性荨麻疹、湿疹等疾病的诊断有一定参考意义。

5. 其他 如血、尿、大便常规、生化检查、滤过紫外光检查、红斑狼疮细胞检查等。

第二节 白癜风病史采集

病史采集是医生通过对患者的系统询问而获取临床资料的一种诊断过程。详细真实的病史是正确诊断疾病的基础和前提。白癜风患者病史采集包括以下几个方面。

一、门诊资料

1. 一般资料 包括性别、年龄、职业、民族、婚姻状况等。一些白癜风病症与上述原因有关，因此患者的一般情况不可忽视。

2. 发病情况 白癜风发病的常有诱发因素或明显的原因、首次发病年龄、疾病的首发季节、缓解季节、加重季节、发病持续时间（即病程）、伴发疾病等资料。这些有助于对病因的判断，进而帮助诊断。

3. 临床特征 主要包括白癜风色素脱失斑的发生部位、皮损面积、临床分型、临床分期等资料。

4. 病程 白癜风病程长短不一，数月至数年不等，可快速扩散，也可缓慢发展或长期稳定不变以致终身存在。了解起病急缓和病程长短，与治疗方法的选择密切相关。

5. 既往史、个人史和家族史 既往史主要包括药物过敏史、长期用药及本

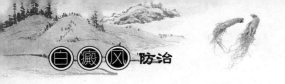

次发病有关的诊治史等。了解这些不但为尽早做出正确诊断提供依据，而且是安全有效治疗的前提。另外还应询问、了解患者生活习惯及家族成员的遗传史等。

二、相关定义

1. 白癜风病程　是指白癜风患者从发病当天算起，至本次就诊为止的一段时间。如果有自愈后复发者，也是从首次白癜风发病当天算起，至本次就诊为止的一段时间。

2. 用药史　主要包括干扰素、噻嗪类、磺酰脲类、磺胺、避孕药、砷剂等。

3. 发病年龄和发病季节　发病年龄是指白癜风患者或者其家属首次发现该病时的年龄，按周岁计算；发病季节是指患者或者其家属首次发现该病时的季节；发病前经历是指首次发病或再次加重之前 1 个月内的经历。

4. 皮损面积　以患者本人手掌并指大小作为体表面积的 1% 计算。

5. 家族史　白癜风家族史是将家族中在我院就诊的第一个被明确诊断为白癜风的患者作为先证者，先证者的遗传物质与Ⅰ级亲属的遗传物质只经历了一次减数分裂，即有 50% 的可能性遗传物质是相同的，其余Ⅱ、Ⅲ级亲属遗传物质依次递减。先证者的Ⅰ级、Ⅱ级、Ⅲ级亲属中只要有一位患有白癜风的患者，则认为其家族史阳性。

6. 三级亲属　Ⅰ级亲属是指先证者的子女、父母及同胞的兄弟姐妹；Ⅱ级亲属是指先证者的舅、姨、叔、伯、姑、外祖父母、外甥（女）、侄子（女）、外孙（女）、孙子（女）；Ⅲ级亲属是指先证者的堂兄弟姐妹、表兄弟姐妹、重孙子（女）和（外）曾祖父母。

7. 发病诱因　是指患者发生白癜风之前的 3 个月内的经历，主要包括精神因素、饮食、环境污染、物理性因素（日光、外伤、机械性刺激等）、化学性因素、炎症性因素、季节因素、年龄因素等。

（1）精神因素主要是指超过 1 个月以上的长期精神抑郁、精神紧张、失眠或极度悲伤等。精神抑郁指的是心情低落、情绪低沉、对生活失去兴趣等；精神紧张是指人体适应周围环境或应对挑战需要尽全力去动用脑力或者体力；失眠是患者在无系统性疾病、神经系统疾病及用药等情况下，出现了睡眠障碍、入睡困难或睡眠质量差，每周至少 3 次并持续 1 个月；极度悲伤主要指夫妻离异、亲人离世等。

（2）外伤是指皮肤局部损伤或身体的创伤（如烧伤、骨折）等损伤；暴晒是指以从事户外工作为主，或是在无防光措施的情况下皮肤长时间暴露在很强的日光下，每天连续 3h 并连续 3d 以上；接触化学物质是指从事的特殊行业、接触特殊环境或在生活中经常接触燃料、涂料、染发剂、油漆、农药、沥青等一些含苯或酚系物的化学物质。

第三节　诊　断

白癜风的诊断较为容易，很少需要进行皮肤活检来证实诊断。欧洲白癜风特别工作组（VETF）制订的白癜风评估表对收集病史和制订治疗计划有一定的指导作用。

一般认为由于非节段型白癜风与自身免疫性甲状腺疾病有关，应每年检测促甲状腺素水平，尤其是初次筛查甲状腺过氧化物酶抗体阳性的患者。但是 Liu 和 Alkhateeb 等学者认为，白癜风患者中的相关自身免疫疾病发生率，似乎因皮肤类型或种族不同。Betterle 等认为对患者出现的器官特异性自身免疫性疾病的任何症状和体征，都应立即进行检查；对于有自身免疫性疾病家族史或个人史的患者，应高度怀疑白癜风的可能性。

一、白癜风的早期诊断

典型的白癜风易于诊断，对于早期脱色不完全、边缘模糊的损害需要与贫血痣、无色素性疾病进行鉴别。

在临床工作中，医生一般先询问患者的病史，其中最重要的是患者或其家族是否有白癜风史，在白斑处 2～3 个月前是否有发疹、晒伤或其他皮肤损伤，是否有躯体的疾病或心理压力等。除此之外医生还需要了解患者和其家庭成员是否有自身免疫功能紊乱、对阳光过于敏感等情况。

在以上问诊的基础上，医生还会根据情况做一些医疗检查，如活组织检查、血液检查、Wood 灯等检查，这些检查可以帮助医生排除一些其他情况。

1. 早期白斑　早期白斑脱色程度轻，而且与周围正常皮肤的分界线模糊不清，如发生在肤色较白的人身上易被忽略，但要从细微处观察到其"特殊"之处，即多无痒感，即使有也极轻微；脱色斑数目少，一般 1～2 片，而且大多出现在暴露部位的皮肤上；除黑色素脱失，脱色斑处的皮肤与周围皮肤一样，没有炎症、脱屑或萎缩等变化；在无其他皮肤病时应首先考虑早期白癜风。

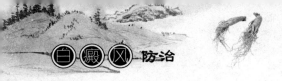

2. **边缘隆起性白斑**　临床上见到一些患者新发白斑，在脱色不明显的白斑的边缘有一环状或半环状稍稍隆起的暗红色晕轮。这种所谓边缘隆起性的白斑是早期的白癜风的一种特殊表现。因为它的这种晕轮是炎症性的，可持续数周，一旦晕轮消失，脱色将更为明显，因此应提高对这种白斑的认识，争取早诊断，及时治疗。

3. **晕痣性白斑**　晕痣又称离心性后天性白斑，也是指围绕色素痣的局限性色素减退，以后痣本身也可褪色而皮损继续发展。常见到晕痣中央痣消失后，其白晕扩大，随之身体其他部位陆续发出新的白斑，大多学者认为晕痣是白癜风的一种类型，应予足够重视。

二、诊断依据

典型的白癜风根据其临床表现一般即可确诊，其余的白癜风根据以下几点也可以做出明确诊断。

1. **皮损特征**　皮损颜色变白，呈乳白色，典型的白斑多为指甲和钱币大，呈圆形、椭圆形或不规则形，可扩大或相互融合呈不规则的大片，形状不一，白斑边缘境界清楚，周围着色加深的色素带和白斑中央有岛屿状的色素点，毛发可正常，也可变白或脱落。另一种典型的白斑是沿神经分布的带状或条索状脱色斑，其边缘如刀切样整齐。

2. **病变部位**　全身任何皮肤均可发生，但以头、面、手、足等暴露部位为多。其他如颈、胸、腰腹部、尾骶部、会阴等处也不乏常见。

3. **好发人群**　本病好发于青少年，男女两性患病的概率没有明显的差异，多以工厂工人、户外工作者及学生为主。

4. **发病季节**　本病四季均可发病，但春夏两季较多。

5. **病程**　病程长短不一，病程最短者有资料记载为7天，最长者50年，平均36±8.4个月。可缓慢进展或长期稳定不变以至于终身存在。

6. **组织病理**　表皮明显缺少黑素细胞及黑素颗粒，基底层往往缺乏多巴染色阳性的黑素细胞。

三、诊断要点

白癜风的诊断一般不是很困难，只是早期或非节段性白癜风诊断有时较为困难，临床诊断时要考虑患者是否合并有自身免疫性疾病、有无化学药品接触史，排除其他色素减退性疾病，结合临床症状，即可明确做出诊断。为了便于研究治疗白癜风，有学者结合临床提出以下 5 项诊断要点。

1. 后天发生的色素脱失斑或色素减退斑。

2. 色素脱失斑或色素减退斑与周围正常皮肤界限清楚且形状不规则。

3. 色素脱失斑或色素减退斑边缘色素加深。

4. 色素脱失斑或色素减退斑内的毛发变白或有毛囊口复色现象。

5. Wood 灯光照射下色素脱失斑或色素减退斑呈瓷白色。

其中第一项必须具备，若 5 项中有 3 项成立即可确诊白癜风，若 5 项中有 2 项成立则为可疑白癜风，需排除其他色素减退性皮肤病后方可确诊为白癜风。

第四节　鉴别诊断

白癜风属于色素脱失性疾病，典型白癜风易于诊断，但应掌握对于早期色素脱失不完全、临床表现模糊的皮损与以下几大类疾病的鉴别。

一、先天性局限性皮肤色素减退性疾病

1. 贫血痣　贫血痣为一种先天局限性色素减退斑，一般单侧分布或局限在某一部位出生后或不久发生，以后本身很少继续扩大，形状不变，色泽为色素减退而不是色素脱失，用力摩擦或加热后，局部不发红，而周围正常皮肤变红，用玻片压诊后，皮损边缘更加模糊不清。

（1）特点：局限性皮肤浅色斑，该处血管组织发育缺陷，但不是结构而是功能异常。

（2）病因：血管对儿茶酚胺敏感性增高，而局部的血管始终处于收缩状态，使局部皮肤缺血而发生白色斑片。

（3）临床症状：在出生后或儿童时期发生，也可晚发，两性发病率大致相等。好发于面部、颈部或臀部等处。单侧发生，皮损为境界不清、形态很不规则的浅白色斑片，皮肤质地无改变。为单个或多个圆形、卵圆形或不规则形状的浅色斑。以玻片压之，则与周围变白的皮肤不易区分；或以手掌擦局部，则周围的皮肤发红，而浅色斑不红。本病可发生在任何部位，但以躯干为多见，终身不消退。贫血痣冬季重、明显，夏季轻、不明显。

（4）病理变化：组织变化无异常，而是局部血管对儿茶酚胺的反应性增强，

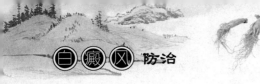

血管处于收缩状态，为功能性的异常。

2. **无色素痣** 无色素痣是一种少见的，先天性、局限性白斑，又称脱色素痣。

（1）特点：往往出生时或出生后不久即发病，损害往往沿神经节段分布。

（2）临床表现：任何种族、男女均可发生。白斑可随身体发育而按比例扩大，脱色区内色素不会再生，所以不能自然消失。皮损好发于躯干、下腹、四肢近端，面部和颈部亦可受累。往往沿神经节段分布，四肢多呈条状或带状，躯干可呈方形。脱色斑可散在分布，彼此之间距离很远。损害为大小不一的苍白色局限性色素减退斑，脱色不完全，境界模糊不规则，有时边缘呈锯齿状，周围几乎无色素增殖晕，其中有时可混有淡褐色粟粒至扁豆大雀斑样斑点，但无过度的色素沉着现象。脱色区内毛发色素可减退，特别是阴毛和眉毛。若损害发生于三叉神经区域，可伴发神经症状及癫痫。

（3）病理改变：皮损局部多巴染色阳性的黑素细胞数目减少。

3. **晕痣** 晕痣是指痣细胞周围出现脱色素晕，以后中央色素痣消退。多在20岁前发生，白癜风患者晕痣的发生率为18%～26%。

（1）特点：好发于青年人背部，常为单个，也可多发，可持续数月或数年，最后大多可消退，但可复发。

（2）临床表现：皮损为在黑素细胞痣周围绕以圈状脱色区或晕，偶见炎症现象，如红斑或结痂，经数月后可自行消退。但也有即使显示炎症征象的中央痣并不消退，而脱色晕处的色素已经恢复的病例。

（3）组织病理：部分患者中有循环抗恶性黑素瘤细胞胞质抗体，此抗体随晕痣消退而消失。

4. **无色素性色素失禁症** 又称为伊藤色素减少症、脱色性色素失禁症、黑素过少症、Ito色素减退症等。

（1）特点：女性发病多于男性，12岁之前发病，50%以上的病例在出生时或婴幼儿期发病，常为散发。

（2）临床症状：临床上多发生于躯干或四肢，可见线状或带状色素脱失斑，境界清楚，形态各异，单侧或双侧发生。其临床表现酷似色素失禁症之泼墨状斑，但为无色素性。常伴有其他发育异常，如斜视、牙齿异常、痉挛等。

（3）病理病因：病因不清，可能是常染色体显性遗传性疾病。本病的发生与角质形成细胞的功能有关，即在黑色素代谢的降解过程中黑素体复合物停留在角质形成细胞中未被降解。

5. Alezzandrini 综合征（眼 - 皮肤 - 耳综合征）　1964 年，由 Alezzandrini 首先报道，多发病于青壮年，其特点为先发生一侧性视网膜炎，其早期症状以单眼视力减退为主。数月后在同侧面部出现白斑或额部白发，可伴有双侧耳聋。

6. Chediak-Higashi 综合征（白细胞异常色素减退综合征）　为常染色体隐性遗传，常有近亲结婚史。可能与各种类型膜旁的遗传缺陷有关。本病自幼年发病，呈进行性发展，主要特征为皮肤白化病，易感染和白细胞异常。疾病晚期可有肝、脾、淋巴结肿大，常死于恶性淋巴瘤。本病的治疗主要为支持疗法和对症处理，及时控制感染并注意恶性肿瘤的发生。

二、先天性泛发性皮肤色素减退性疾病

1. 白化病　白化病是一种较常见的皮肤及其附属器官黑色素缺乏所引起的疾病，由于先天性缺乏酪氨酸酶，或酪氨酸酶功能减退，黑色素合成发生障碍所导致的遗传性白斑病。白化病属于家族遗传性疾病，为常染色体隐性遗传，常发生于近亲结婚的人群中。

（1）特点：根据先天性发病和临床表现可诊断。出生即有纯白或粉红色斑，日晒后易发生皮炎，局部境界明显。

（2）症状体征：白化病全身皮肤缺乏黑色素而呈乳白或粉红色，柔嫩发干。毛发变为淡白或淡黄。由于缺乏黑色素的保护，患者皮肤对光线高度敏感，日晒后易发生晒斑和各种光感性皮炎而皮肤晒后不变黑。也常发生光照性唇炎、毛细血管扩张，有的发生日光性角化，并可发生基底细胞癌或鳞状细胞癌。眼部由于色素缺乏，虹膜为粉红或淡蓝色，常有畏光、流泪、眼球震颤及散光等症状。大多数白化病患者体力及智力发育较差。

（3）病理病因：病变大多为全身性，局限性很少；全身性为常染色体隐性遗传，局限性为显性遗传，其父母多有近亲结婚史。由于患者体内缺乏酪氨酸酶，不能将酪氨酸氧化为多巴，使得黑色素形成障碍。基底层有透明细胞，数量及外观正常。银染色证明表皮内黑色素缺乏。

2. 斑驳病　斑驳病，又称斑状白化病、白点病、图案状白皮病、部分白化病等。中医学认为本病属于白驳风类。仅发于额部者称额白斑病，临床上较少见。

（1）特点：出生后即在前囟部出现筛状白斑，与黑发交错存在，患部毛发色白，眉毛、睫毛亦可呈白色。白斑的大小和形状一般不会随年龄的增长而发生变化。

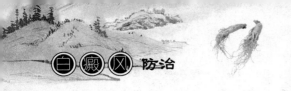
（2）症状体征：该病的典型特征是额部白斑，80% ～ 90% 可伴有额部白发，呈三角形或菱形对称，位于额部中央或稍偏于一侧，可向下延至鼻根部。亦可见于下颏前，胸腹部，上肢可见不对称性的白斑；偶见面颊部有白斑，皮损处毛发亦变白，极少数患者仅于枕部有一撮白发，而无皮肤白斑，可能是斑驳病的变异型。部分患者手足背有色素沉着斑。弥漫性白斑中央可见岛状正常皮肤，而白斑周围色素较浓。个别人可伴有单侧虹膜色素缺失、眼底白化、黄斑发育不良、斜视及弱视等。有的伴有共济失调、耳聋及智力障碍等，无自觉症状。

（3）病理病因：本病是一种无黑素细胞的先天性白斑病，为常染色体遗传，呈完全外显性。病变处皮肤无黑色素，或有少数黑素细胞，其形态变异。电镜下可见黑素细胞内含有色素前体及异常的色素前体。

3.Tietze 综合征　其特点为皮肤发白，如白化病，但伴有眉毛发育不全及聋哑等症状。

4. 苯丙酮尿症　苯丙酮尿症（PKU），又称苯丙氨酸羟化酶缺乏症。PKU 是氨基酸代谢性疾病最常见的类型，全球发病率约 1/1.5 万，随民族和地区而不同。为常染色体隐性遗传。由于患者肝内缺乏苯丙氨酸氧化酶，以致苯丙氨酸不能氧化为酪氨酸而形成苯丙酮，使大量苯丙氨酸及丙酮沉积于血液和脑脊液内，然后出现皮肤及神经精神症状，苯丙酮通过尿液排出体外。

本病发生于婴幼儿时期，患者皮肤白皙，头发浅黄，全身症状主要表现为智力低下、反复惊厥、肌张力高、躯干前后摇动，行走时步伐短，似猿猴，有时不安。

三、获得性皮肤色素减退性疾病

1. 原发性点状白斑　病因不明，多见于中年人及老年人，好发于胸、背及四肢，呈 0.1 ～ 1cm 直径大小的瓷白色色素减退斑，界限清楚，圆形或不规则形，表面光滑，周围无色素增深现象，无自觉症状。

在青年人四肢对称性发生，诊断为对称性进行性白斑，其形态大小与老年性白斑类似，只是不凹陷，可能为同一类疾病。

2. 日光性白斑　夏季多次日光照射后，在胸部出现境界清楚的色素减淡斑，直径 0.2 ～ 2cm 大小，有时可融合成片，无自觉症状，通常至深秋后可自行消退。海水浴后斑为本病的一种类型。

3. 梅毒性白斑　白斑一般与二期复发梅毒的其他表现（皮肤黏膜的玫瑰疹、丘疹、扁平湿疣、脱发等）同时发生，梅毒血清反应阳性。其病理变化可能与梅毒感染波及神经系统或其毒素有关。脱色斑常出现在颈部，也可在躯干、上肢、肩和腋下，经抗梅毒治疗后白斑可以消退。

一般发于感染后 4～5 个月或 1 年，好发于颈项两侧，亦可见于胸、背、乳房、四肢、腋窝、外阴、肛周等部。患病部位黑色素完全脱失，周围黑色素增加，类似白癜风，大小不等，可相互融合成大片，中间呈网眼状，网眼内色素脱失。梅毒性白斑常与梅毒性脱发伴发。存在时间较长，顽固不易消失，可延至三期梅毒时，常伴有神经系统梅毒或在神经梅毒发生前出现。脑脊髓液有异常改变。梅毒血清反应阳性。

4. 职业性白斑　职业性白斑是指长期接触苯基酚、烷基酚类等化学物质而引起的皮肤色素脱失斑。

（1）特点：职业性白斑患者发病前可有早期炎症改变，也可直接发生色素脱失，表现为大小数目不一、形态各异、不规则的点状、片状色素脱失斑。有的周围有色素沉着。

（2）临床表现：皮损好发于接触部位，如手、腕部及前臂等直接接触部位，亦可发生于颈部、前胸、后背、腰腹等非暴露部位，少数患者皮损可泛发全身。当脱离接触上述物质后，皮肤色素一般可逐渐恢复正常。

（3）病因：某些化学品包括作为橡胶防护手套原料的抗氧化剂氢醌衍生物、清洁消毒剂、杀虫剂和除臭剂中的对叔丁酚，以及儿茶酚、对苯二酚和丁基酚等化学物质经外界给予均能诱发白斑。其机制是这些化学物质对黑素细胞有损伤作用，从而影响黑色素的合成。

（4）病理：本病发病机制比较复杂，文献中报道，有不少学者通过动物喂饲、皮下或肌内注射、吸入与涂皮实验，证实对叔丁酚的确具有使黑色小鼠、豚鼠、猫或兔的皮毛与毛发脱色的能力，表明皮肤色素脱失不单是由于局部接触所致。现多认为酚类化学物质在黑素体被酪氨酸酶氧化成醌类，其中可能形成半醌游离基，弥散进入黑素细胞胞质，通过脂类过氧化的链反应，使胞质内细胞器的脂蛋白膜遭受破坏，造成细胞的损伤。半醌游离基对黑素细胞具有选择性破坏作用，引起色素脱失；致病物质作为抗代谢剂，可改变呼吸与产能反应而选择性地作用于黑素细胞，使之变性或死亡。

5. 炎症后白斑　可由多种炎症性皮肤病引起，如银屑病、扁平苔藓、玫瑰糠疹等，在其原发性疾病消退后可遗留有色素减退斑，经过数周或数月后逐渐恢复。

6. 黑热病性白斑　皮损呈大小不一的色素减退斑，直径 1～8mm，偶可见

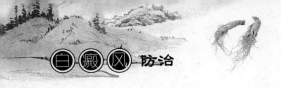

融合成斑片，常先见于面、颈、前臂伸侧等部位，最后可扩及全身，局部无自觉症状。

四、伴有其他皮损的皮肤色素减退性疾病

1. 麻风性白斑　麻风可伴发有皮肤感觉改变的脱色斑，但在早期感觉改变可能不明显，应注意与白癜风区别。结核样型的浅色斑界线较为清楚，瘤型的不清楚。

麻风性白斑主要见于儿童麻风。麻风的色素减退可能是由于黑素细胞的活性降低，与麻风杆菌侵入黑素细胞有关；麻风杆菌具有氧化多巴的活性，造成对黑素细胞合成黑素的竞争性抑制，改变了局部微循环、供血减少，导致黑素细胞萎缩。治愈麻风可使色素再生。

2. 白色糠疹　白色糠疹又称桃花癣、单纯糠疹、链球菌红斑、链球菌糠疹、单纯面部糠疹、寄生性色素缺乏、面部干糠疹，中医称为吹花癣。

（1）特点：主要是面部，在额部，肩及上臂也可出现。病灶有糠秕状鳞屑，其特点为细碎且较薄。本病多发生于儿童、少年，偶见成人。多在春秋季节发病。一般无自觉症状或有轻度痒症感。

（2）临床表现：主要表现为皮肤上有白色斑片，开始为少数孤立的圆形或椭圆形的斑片，呈淡白色或淡红色，边界清楚，斑片逐渐扩大增多，表面较干燥，多有少量灰白色鳞屑。斑片多见于颜面部，尤以面颊部、额部多见，偶见于颈部、四肢及躯干。患儿一般没有自觉症状，部分患儿可有轻度瘙痒。经过数月至一年后，斑片可自行消退，仅留轻度的色素减退斑。

（3）组织病理：棘层肥厚，轻度水肿，中度角化过度及斑片状角化不全，黑色素减少。

3. 花斑癣　花斑癣又称汗斑，为轻微的、通常无症状的慢性皮肤角质层真菌感染。皮损有糠秕样鳞屑，色素减退或增加。皮损直接镜检见典型花斑癣菌丝即可确诊。

（1）特点：患者多为成人，男性多于女性。由直接或间接接触传染。患者一般无自觉症状，少数略有发红和瘙痒。病程慢性，一般冬天消退，夏天复发。儿童花斑癣的皮损好发于面部，以色素减退为主。

（2）症状体征：皮损最常见于胸、背、臂和颈部。其他有面部、腹部、臀部、腋窝、腹股沟、头皮、枕部等。常夏秋加重，冬季减轻或消退。开始为细小斑点，患者常不自觉，渐成粟米、黄豆至蚕豆大小圆形或类圆形斑疹。边缘清楚，与皮

肤持平或微微高起。表面覆以极薄糠秕样鳞屑，有光泽，尤其是对光侧看时，皮损表面反光性强。新皮损色深，呈灰色、黄色、棕色、淡褐色或褐色。老皮损色淡发白。新老皮损同时存在时，黑白间杂呈花斑状，颇具特征性，为花斑癣的典型表现。

部分患者损害沿毛囊分布，类似毛囊丘疹，扁平，微微高出皮面，上覆鳞屑，反光性强。少数患者皮损呈斑片状，数目较少，仅一至数片，但面积较大。表面鳞屑较厚，多呈深棕或棕褐色，少数为淡色斑。有时会误将皮损视为正常皮肤。

（3）病理病因：病原菌为糠秕马拉色菌，又称花斑癣菌。花斑癣菌为人体皮肤的正常菌群。带菌部位有背、躯干、四肢、面部等。带菌率与年龄有关，年龄越大，带菌率越高。花斑癣菌平时腐生于角质层的表层，为孢子形态。在某些条件下，会从孢子相转变为菌丝相，具有感染力，侵犯周围组织产生损害。诱发因素包括全身或局部使用皮质激素，皮肤使用油脂类制剂、慢性感染、营养不良、细胞外糖原沉着、家族遗传等。但临床上最常见的因素是高温和多汗。

花斑癣菌具嗜脂性，所以皮损多分布于皮脂腺丰富的部位。花斑癣菌能产生对黑素细胞有抑制作用和细胞毒作用的二羟酸，从而使花斑癣损害呈现色素减退。亦有人认为是因为花斑癣菌及其代谢产物能阻止阳光透入局部皮肤而干扰了局部皮肤黑素形成所致。

4. 白色萎缩　白色萎缩，又名节段性透明性血管炎、青斑样血管炎。1929 年，Milian 首先描述本病，临床上以小腿和踝部出现紫癜、坏死，愈后留有象牙白色萎缩斑为特征。

多见于中青年女性。皮损初起为淡红或鲜红色斑，疼痛显著，进一步发展为紫癜，呈环状分布，或融合成指盖大小暗紫红色斑片。皮损中央可出现水疱，疱破后形成溃疡，上覆黑色厚痂。溃疡大小不等，小者如黄豆大小，大者可有分币大小，甚至更大。溃疡愈合较慢，愈后留有典型象牙白色瘢痕，其上有毛细血管扩张，周边有紫癜及色素沉着。多发于小腿下部、内外踝及其周围，也有少数病例累及膝上及上肢。皮损反复发生，病程慢性，无全身症状。经免疫荧光检查发现毛细血管壁内有免疫复合物及补体 C3 沉积，因此，可能是免疫反应引起的毛细血管炎。

5. 星形自发性假性瘢痕　往往发生于长久在日光下暴晒的人，如运动员、农民或其他户外工作人员。主要表现为手背、手臂伸侧发生的多数瘢痕状色素脱失斑，实际上并非瘢痕，患者常伴有老年性紫癜。

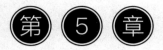

白癜风病因病机

人们对于白癜风并不陌生，但是对白癜风详细了解的人却很少，鉴于白癜风的特殊性，只有对白癜风有一个清楚的认识，才有利于患者的康复，有助于我们做好白癜风的防治。

第一节　概　述

在人类历史的早期，医学是以哲学形式出现的。人类在对自身身体理解的基础上，提出了各种各样的医学理论。西方医学起源于古希腊，它强调心与身、人体与自然的相互联系；它非常重视保持健康，认为健康主要取决于生活方式、心理和情绪状态、环境、饮食、锻炼、心态平和及意志力等因素。要求医生应当特别重视研究每个患者个体健康的特殊性和独特性，所以，它关注的是患者而不是疾病，强调的是患者和医生之间的主动合作。首先，古希腊医学认为"疾病是由机体内部的紊乱引起的，而不是由病原微生物入侵引起的"。其次，古希腊医学认为"机体的各个部分是相互联系的，身体中充满了各种液体。这些液体的平衡是机体赖以生存的基本条件，它们的平衡与否反映在气色、气质和性情上"。这与中国的中医学有很多相同之处。到17世纪时，"体液"学说遭到了猛烈抨击，因为它被认为是没有任何物质基础的空洞理论。从此以后，西医就走上了和自己源头截然不同的道路，将自己的发展建立在科学和实验的基础上。

科学的进步使近代西方人认识到，大自然有着自己的运动规律，不能按人们的意愿或者猜想来解释，而是只能用机械理论并以几何和数学语言来表述清楚。这种机械论的观点大大推动了医学的发展，人们开始认为机体的不适并不随个体的不同而不同，实际上任何疾病都是由于机体内受到某种伤害而引起的，药物和外科手术可以治愈或者缓解疾病。20 世纪后期，"社会 - 心理 - 生物"综合医学模式的现代西方医学兴起，随着系统生物学与系统生物技术的发展，21 世纪伊始，开始走向后基因组时代的系统医学与个性化医疗卫生时代。

西医学认为白癜风与遗传有关，并将中国汉族人白癜风的易感基因定位于 4 号染色体长臂上，这是世界上第一次确定的第一个中国汉族人白癜风易感基因位点。这一成果对确定中国汉族人白癜风的病因、发病机制及明确不同种族之间疾病遗传背景差异具有重要科学价值和参考意义，同时也为最终控制本病奠定了坚实的理论基础。

中医学认为人体的脏腑、经络、组织、器官等都有各自不同的生理功能。各自不同的生理功能均是整体活动中不可缺少的组成部分，它们既有分工又有合作，既有对立又有统一，在生理上形成一个以五脏为中心的统一整体。

整体与局部在生理上关系密切，当然在病理上可以相互影响。白癜风病其临床表现是反映在皮毛层的白斑，它的病因病理虽然可以来自于风热之邪，由皮毛而入与正气相搏于皮络而发病，但在经络空虚、正气不足等一定条件下，外邪也可以由皮毛这一局部按自己所属的生理系统直入于肺，使肺也发生病理变化。通过肺与其他脏腑五个生理系统之间的关系，使其最适合与外邪留驻的脏腑、组织或器官等部位也发生病理变化。肺腑在体合皮，其华在毛，对于人的皮肤来说，肺的调节失调可直接影响到皮毛的正常生理活动，导致毫毛不生、毛囊闭塞、色素脱失。

第二节　古代医籍对病因病机的认识

中医学对白癜风的认识历史悠久，内容非常丰富。现存最早对白癜风病因病机及病情有专门论述的著作是隋朝巢元方主编的《诸病源候论》。该书首次正式提出了白癜风的命名，称之为"白癜"，并详细阐述了本病的病因病机及症状。宋代《太平圣惠方》称白癜风为"白驳风"，对白癜风的发病机制也有新的见解。明清两代的许多外科专著对白癜风的病因病机、症状、治疗等方面进行了详细的论述。当代医家更积累了丰富的经验，临床报道也相当多。

白癜风病因大多认为由风邪侵于肌肤，气血失和所致。《诸病源候论》《证治准绳》、清代《外科真诠》有"风邪搏于肌肤，气血不和而成"的论述；《圣济总录》云："风邪搏于肌腠，脾肺经不利也"；《太平圣惠方》曰："肺风流注皮肤之间，久而不去也"；明代《普济方》中有："肺风流注皮肤之间，久而不去也……皆有风热搏于肌腠，脾肺经不利也"的记载；明代《寿世保元》中指出白癜风"因心火之汗出，与醉饱后，毛窍开时，受风侵逆皮腠所致，而生食后即睡者常有之"；清代《疡科大全》有"脾经积热……肺虚受风……气血运行失常，风邪所壅之处，渐变为白矣。然四肢为脾之本，皮毛乃肺之合，故起于手足者居多"的说法，清代《文堂集验方》中病因为"脾滞而生，食后即睡者常有之"。古代论述白癜风的发病原因多与风邪相关。

1. 肺脏壅热，风邪外袭 《太平圣惠方》："夫肺有壅热，又风气外伤于肌肉。热与风交并，邪毒之气，伏留于腠理，与卫气相搏，不能消散，令皮肤皱起生白斑点，故名白癜风也。""治肺脏久积风毒，皮肤生白癜不止。"这说明白癜风的发病既有内因，也有外因。其外邪主要为风，内因是热，风热合为病，其病伏留于腠理，与卫气相搏，发于皮肤。

《圣济总录》也认为本病与外风侵袭、肺脏壅热有关，但却提出了风热壅滞肌肉发病，即"白癜风之状，皮肤皱起，生白斑点是也，由肺藏壅热，风邪乘之，风热相并，传流荣卫，壅滞肌肉，久不消散故成此也。""白驳之病，其状斑驳如癣，过于疬疡，但不成疮尔，皆由风热搏于肤腠，脾肺二经不利也。"脾主肌肉四肢，肺主皮毛，而白癜风累及皮肤与四肢，故言脾肺二经不利。

其后，《普济方》《证治准绳》中有关白癜风病因病机的描述，多与宋代相同。

2. 心火内盛，汗出受风 《寿世保元》认为其内热为心火，"紫癜风、白癜风乃因心火汗出及醉饱并浴后毛窍开时。乘风挥扇得之，扇风侵逆皮腠所致，宜服胡麻散或追风丸，外以洗擦药涤之。"根据其描述，本病与汗斑的发病原因类似。

3. 脾弱肺虚，风邪为患 《疡医大全》："白癜风，此病因脾积热，不能生金，肺虚受风，燥其津液，夫血赖脾摄而行，今脾为邪热所困，不能统血而行，肺受风邪，壅滞于皮毛，气血不和，运行失节，风邪所壅之处，渐变为白矣。然四肢为脾之本，皮毛乃肺之合，古起于手足者居多。"

4. 热体风湿，凝滞毛孔 《外科正宗》曰："紫、白癜风乃一体二种，紫因血滞，白因气滞，总有热体风湿所致，凝滞毛孔，气血不行所致，此皆从外来矣。"强调本病以外邪为主，导致气血循行不畅。

5. 风邪袭表，气血不和 气为血之帅，血为气之母。气行则血行，气滞则血瘀。气能生血，气能摄血；同时，血能生气，血能载气。血为阴，气为阳。气血失和是白癜风发病的重要病因病机。《诸病源候论》："白癜者，面及颈项，身体皮肉色变白，与肉色不同，亦不痒痛，谓之白癜，此亦风邪搏于皮肤，血气不和所生也。"《简明医彀》："白癜风者，身、面、颈项、皮肤生紫白癜，并不痛痒。此亦风邪搏于肤腠之间，气血不和而成。"而清朝王清任在《医林改错》中所言白癜风是"血瘀于皮里"，其根本也是气血不和所致。

6. 肝火风盛，血气不和　《医学入门》："赤白癜风属肝火，面皮、颈项、身体皮肉变色。赤者，谓之赤癜；白者，谓之白癜，乃肝火搏于皮肤，血气不和所生。"明代李梴对白癜风的病因病机有独到的见解，主要是强调本病的发病是内因所致，肝火旺盛，热极生风，风自内生，导致气血不和，发于皮肤。

由此可见，古代医家认为白癜风的病因涉及肺、肝、心三脏，与风、热、湿、气、血等相关，病机是气血不和或气滞血淤，病位在皮肤腠理。现代各医家治疗白癜风也采用和血祛风、疏肝解郁、活血化瘀、清热利湿等方法，说明古代医家的理论对于本病的治疗有一定的指导意义，并指出了注意饮食起居的重要性。

第三节　近现代中医对白癜风的认识

古代诸多医家认为本病为风邪致病，将本病归于"诸风门"。但随着对白癜风认识的发展，慢慢地也有医家看到心火、肺热、瘀血等在本病发生发展过程中起到了不可忽视的作用，从而提出了自己的观点。

近现代中医对白癜风的认识及研究是基于古代医家的基本理论论述发展而来的。近几十年来，我国中医皮肤学科界的广大医务工作者在大量的临床实践中，对本病进行了较为深入的研究和探讨，进一步阐述了白癜风发病的相关病因病机。

一、近代中医学病因病机的研究

近代医家多认为白癜风因七情内伤，肝气郁结，气机不畅，复感风邪，搏于肌肤，致气通不和令机失，或损害日久，气血失调、瘀血阻滞，经脉不通，所谓久病入络，气滞血瘀或因肝肾阴虚，风邪侵袭，气血失和所致。归纳起来有以下几种观点。

1. 气血失和说　七情内伤，肝气郁结，气机不畅，复感风邪，搏于肌肤，致令气血失和而发白癜风。

2. 气滞血瘀说　外因为跌仆损伤；内因为情志内伤，使局部气血瘀滞，导致

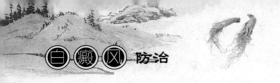

气血失和、瘀血阻络而成本病。

七情内伤、五志不遂、劳倦、惊恐等因素有关，造成气血运行不畅，气滞血瘀，肌肤不得濡养而发白癜风。

3. 风湿外侵说　感受风邪，夹湿搏于肌肤，致令气血失和，肌肤失于濡养而成。

4. 肝肾阴虚说　郁怒伤肝、惊恐伤肾，日久耗伤阴血，肝肾精血亏虚，风邪乘虚而入，阻滞经脉，导致腠理气血失和，肌肤不得濡养而发白癜风。其标见于皮肤，而本当责之肝肾。

5. 脾胃不足说　脾胃为后天之本，脾胃之气虚弱，气血生化不足，不能濡养皮肤而发白癜风。

二、现代研究进展

风邪之风虽为春季所主之气，但风性主动善行，故四季均可有风。风邪为六淫之首、百病之长，故春夏两季除春湿夏热之外，更重要的是风邪乃是六淫中其他外在病因的先导与依附，其他外在病因依附风邪而导入人体并引发病症。

白斑的发生和发展有时在一夜之间、一天之内甚至一时之瞬即可形成。在全身各处均可发生和发展。根据中医理论，五脏与五行之间也是一个统一协调的整体关系，其中五脏、五行与五色的统一协调关系是，肺属金主白色，肾属水主黑色，按五行相生规律，肺金为肾水之母，肾肺为母子相生关系。肺肾的生理关系密切，病理变化则相互影响。也就是说，如果肺肾两脏的生理功能正常，则人体的白、黑两色表现正常，即白黑两色柔润含蓄，隐而不露。反之，如肺肾中某脏的生理功能失调，甚至发生病理变化，则其母子相关的另一脏也会发生病理变化，其所主的白黑两色也就表现异常。故而推断白癜风的病理变化与肺肾两脏的病理变化密切相关。根据五脏不同的生理功能，肺主宣发精微物质、津液及卫气到皮毛，以其滋养，温煦，开合。从而供皮毛保持正常的生理现象及功能。而肾的功能主藏精，精微物质储藏于肾，肾为人体阴阳之根，除藏精外还能把精微物质供给全身各脏腑组织器官等各处。因此，肾既是人体精微物质——阴的根本，又是人体动力——阳的根本。所以皮毛的生理功能及生理表现除与肺直接相关外，也与肾密切相关。肾的生理功能失调或发生病理变化与白癜风发生、发展有着密切关系。

根据中医五行学说理论，五脏与肌体各部组织、器官也相对应的保持统一协调的整体关系，在五脏与机体的五华密切关系中，肺之体与外华为皮毛，因肺能输精于皮毛，故说肺与皮毛的关系非常密切，即内经所说的"肺之合皮也，其荣毛也。"如果肺的生理功能正常，则其外华皮毛也应该是正常的；倘若肺的生理功能失调或发生病理变化，则皮毛的表现即发生异常。因此，皮毛上出现白斑的异常现象，即称为白癜风病。

（一）外感风热湿病邪

在六淫之邪中，与白癜风发病最紧密的是风、湿、热 3 种邪气，外邪自皮毛而入，侵袭人体，首先伤及肌肤腠理，内不得疏泄，外不得透达，导致经络受阻，使局部皮肤气血不和失养而变生白斑。春夏季节人体最易感受风、热、湿邪，这也就是白癜风易在春秋两季发病与加重的原因。风邪为六淫之首，其性开泄，风邪乃是其他五淫的先导与依附，其他邪气可依附风邪而侵入人体发病。六淫既可单独发病，也可相兼为患，比如风热相兼、湿热相兼、风湿相兼、风夹湿热为病等，亦有少数医家认为也可在秋冬季感受燥邪、寒邪发病。

（二）肝气郁滞

肝为刚脏，将军之官也，其生理特性喜欢条达，而厌恶抑郁，对人的情志活动起到重要的调节作用。反之，长期不良的负面情绪，比如心烦易怒、思虑过度、郁郁寡欢等，当超过肝主疏泄的自身调节能力时，就会影响肝功能的发挥，导致肝失疏泄，气的升降出入等有序运动将受到破坏，形成肝郁气滞的病理状态。气的运动受到阻碍，气为血帅，血液的运行需要气的推动，气滞状态进一步发展可引起血液运行的异常，致气血不和，不能营养肌肤而使其出现白斑。

（三）瘀血阻滞

清代医家王清任很早就已经提出有关白癜风"血瘀皮里"的发病机制。瘀血是人体的一种病理产物，而它也可以反作用于人体，成为发病因素。瘀血包括两种，即积存体内的离经之血与血供不畅，凝滞于经脉之中的瘀血。白癜风瘀血的形成主要可以总结为以下 3 种方式，即各种外伤所致离经之瘀血，肝气受侮，气机不畅，气滞发展所形成的瘀血，以及久病大病失治因虚成瘀。瘀血阻滞经脉，导致新血不生，肤失所养而生白斑。此外，有人认为痰湿病理产物也可引起白癜风。

（四）气血不足

"气血足则肌充皮致"，反之"气血虚则肉减皮丛"，人体气血津液精等营养

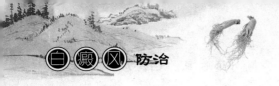

物质不足，皮表失荣而生白斑。气血不足一方面是由于生成不足。人体气血主要来源与饮食，依靠后天之本脾胃的运化功能而成，因此各种原因导致的脾胃虚弱可以引起气血生化乏源而致生成不足。饮食过饱过饥，嗜食辛辣刺激、过冷过热、肥甘厚腻等，思虑过度伤脾，肝郁肝怒克脾，外界湿邪、寒邪伤及脾阳，先天禀赋不足、肾精亏乏影响后天，这些均可以损伤脾胃，导致脾胃虚弱。气血不足的另一方面是由于消耗太过，突然的亡血失精或者久病大病耗伤等都可以使气血不足。此外血虚生内风，同气相求，易感受外风，内外风合邪而发病。

（五）脏腑虚损

人体皮毛的功能与脏腑之间关系密切，其中与肺的关系最为直接与紧密。肺在五体中合皮，在五脏外华中为毛，肺气的宣发及肺朝百脉的功能可以将人体内卫气、水谷精微及津液布达于体表，润泽滋养皮毛。倘若肺的生理功能失调，则会直接引起皮毛的病理变化，肺风流注则肤生白斑，所谓肺虚则本色外现。

脾胃为后天之本，仓廪之官也，中州气旺，脾阳健运，胃阴充足，人体的消化吸收功能才能旺盛，各种精微物质才能得到后天不断的补充，人体各部位包括皮毛也才能获得充分的滋养，否则肌肤始于濡润而化生白斑。

肾主藏人体精微物质，为阴阳之根，具有推动人体功能的原动力。先天禀赋不足，年老体衰，久病大病耗伤元气，房劳过度等，以及五脏的阴阳虚损最终都会逐渐累及脏，导致肾气不足，肾精亏乏。气血津液精等物质依赖肾中精气所化生，肾的虚损，也将会使肌肤失于濡润而化生白斑。

中医讲求整体观念，一方面是天人合一，人与自然界的互感互应，另一方面是人体自身是一个有机的整体，各脏腑在生理上相互联系，在病理上相互影响。在白驳风的发病过程中，也应重视脏腑之间的影响。

1.肺肾之间　根据五脏、五色及五行生克关系理论，肺属金主白色，肾属水主黑色，金生水，肺为肾之母，肺肾之间的母子相生关系必然会在病理状态时互相影响。白癜风皮损处发白，周围会有色素沉着，这种白黑两色的异常表现也很好地说明了肺肾之间的病理联系，同时对辨证论治具有重要的指导意义。

2.肝肾之间　两者共居下焦，肾为癸水，肝为乙木，水生木，肾为肝之母，肾主藏精，肝主藏血，肝之清血乃为肾中精气所化生，此所谓母子相生，乙癸同源，精血互化。因此厥阴风木必待少阴之精充足才能够血充气畅，疏泄条达。两者在血液等精微物质的生成与运动代谢方面发挥着重要作用，因此，肝肾不足会导致血不荣肤，皮毛失养，化生白斑。

3. 脾肾之间　脾为后天之本，肾为先天之本，在生理方面脾气健运需要肾阳的温煦作用，同时肾中封藏精气也需赖脾运化生成的水谷精微的补充，此所谓先天生后天，后天养先天。在疾病过程中，两者也相互影响，脾阳虚弱久则及肾，引起肾阳不足。内经中认为"多白则寒""黑白为阴色"，故白癜风当属阴证、寒症。这也就是临证中有些医家会辨为脾肾阳虚型白驳风的原因。

（六）气血失和

凡七情内伤，饮食失宜，劳倦过度，外感邪气，或者跌仆、虫积等，多种因素相互作用均可使气血失和，风邪入袭，蕴生白斑。

从中医角度看，白癜风的发病外与风湿热邪相关，尤以风邪为主导，内因责之肺、脾、肝、肾脏腑功能的失调。病机总的来说，一方面是肌肤经络受邪阻滞，气血不能够畅达毛发而变白，属实证；另一方面是脏腑虚弱，气血不足，肌肤失养而发白，属虚证；或者两者兼而有之，虚实夹杂。

三、中医辨证

中医学认为，人体各脏腑组织之间，以及人体与外界环境之间，相互作用，维持着相对的动态平衡，从而保持着人体正常的生理活动。当这种动态平衡因某种原因而遭到破坏，又不能立即自行调节得以恢复时，人体就会发生疾病。

辨证分型就是运用中医理论对疾病进行分析判断后，按证候类型加以区分的过程。

（一）中医辨证思路

中医学对白癜风诊治已有数千年的历史，历代中医学家和医学文献积累了丰富的经验，但是病机认识和辨证尚不统一，故临床上易诊、难辨、难治。又有部分白癜风患者以局部症状为主，全身症状轻微或缺如，这对辨证治疗带来很大的困难。为此广大的医务工作者对本病的中医辨证规律进行了广泛深入的研究。

1. 根据病因的辨证　白癜风总的发病机制是由于局部气血不和及气血淤滞，导致皮肤失于濡养而发病。中医学认为人体是有机的整体，人体的各个部分是有机联系的，这种联系是以五脏为中心，通过经络的沟通和联络，将人体各脏腑、孔窍，以及皮毛、筋肉、骨骼等组织紧密地组成一个统一的整体，所以，皮肤的

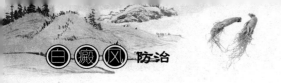

生理活动及功能是通过经络与脏腑联系。故内外多种因素皆可导致局部气血不和或者气血瘀滞，继而皮肤失养，出现白斑。

（1）外因：外因最常指的是六淫邪气，即风、寒、暑、湿、燥、火6种致病因素，与白癜风发病关系最密切的是风、湿、热3种，外邪从体表而入，首先伤及营卫肌肤，直接导致皮肤气血不和，经络阻滞而生白斑。风邪为病，多发于春季，起初可有恶寒、发热、身痛、汗出，苔薄，脉浮等；湿邪为病，多发于长夏，肢体困倦、头晕纳呆，苔腻，脉濡滑等；热邪为病，多发于夏季，恶热、心烦、口渴饮冷、小便黄赤短少，舌红苔黄，脉洪数等。如临床上白癜风患者有白斑发展迅速，颜色淡红，边界不清，瘙痒等。根据以上相关症状，我们可以分别辨证为风血相搏证、风湿外侵证和湿热风燥证等。另外有明显的外伤史的患者大多对应淤血阻络证。

（2）内因：内因包括七情内伤、饮食失宜、劳倦内伤等，白癜风患者往往有这些发病原因，通过询问了解患者的这些发病的内因，可以考虑相应的辨证类型。七情指喜、怒、忧、思、悲、恐、惊七种情志活动，人的情志活动与相应内脏有密切联系，如郁怒伤肝，忧思伤脾，惊恐伤肾等与白癜风发病较为密切。临床观察也提示神经精神因素与白癜风发病密切相关，2/3的病例起病或皮损发展阶段与精神创伤、过度劳累、焦虑过度有关，白癜风是一种典型的皮肤科身心疾病。舒友廉等研究提示心理因素与白癜风具有相关性，并提出加强对白癜风患者心理状态的重视与疏导，中医治疗方面重视补益之法、疏理气机、清热凉血、活血化瘀的运用；饮食失宜主要是损伤脾胃，或过食辛辣刺激和肥甘厚味而生湿助热，或过食生冷损伤脾阳，气血生化不足，这些都在临床上有据可证；劳倦可损伤肝脾肾，从而导致气血失调，局部皮肤失养而发白癜风，有学者对2008例白癜风患者进行临床总结分析，发现有劳累诱因的有59例（3.0%），说明劳倦内伤也是不容忽视的原因。这些内因为大多病程较长，相应的全身症状比较明显，对应的证型有肝郁气滞、气滞血淤、肝肾不足、气血亏虚等，通过可以问诊的内伤病因和相应的临床表现便不难辨证。

2. 根据白癜风分期的辨证

（1）进展期白癜风的中医辨证：进展期白癜风白斑发展较快，颜色淡白或粉红，边界欠清，分布于头面等暴露部位，多伴有瘙痒或伴有脾气急躁，胸闷，喜叹息等，与风邪善行而数变，风性轻扬，风为阳邪，易袭阳位，春季主风的特点及郁怒伤肝后白斑突发或加重的特点相符合。刘佳等研究提出把风与情志不遂作为进展期主要的辨证依据。卢良军等分析了 789 份临床白癜风中医辨证资料，其中进展期 309 例，以风湿郁热证为主，占 22.01%，肝郁气滞证比例也显著高于稳定期。故临床上的进展期白癜风患者可以首先考虑风血相搏证、风湿外侵证、湿热风燥证和肝郁气滞证。

（2）稳定期白癜风的中医辨证：稳定期白癜风白斑颜色乳白或瓷白，边界清楚，边缘色深，面积较大，病程较长，可伴有毛发变白，可伴有色素岛，妇女月经不调，舌紫暗，有瘀斑、瘀点等，与久病必虚，久病必瘀，肝肾亏虚不能藏血生髓以荣发，血瘀易致妇女月经不调等相符。刘佳等把肝肾不足作为稳定期主要的辨证依据，把肝肾不足及瘀血阻络证作为此期证型。马绍尧教授认为白癜风肝肾不足证，相当于稳定期，属肝肾不足，血不养肤，治宜补益肝肾，养血活血祛风，方用二仙汤合四物汤加减。综上看出虚和瘀符合稳定期的特点，可以作为稳定期的辨证依据。临床上的稳定期白癜风患者可以首先考虑肝肾不足证、气血亏虚证和瘀血阻络证。

3. 根据白癜风分型的中医辨证　临床观察得知大量泛发型白癜风患者有病程较长，白斑颜色瓷白，毛发变白，腰膝酸软，唇舌爪甲淡白等，与肝肾不足相符。节段型患者发病前通常有外伤或者局部疼痛麻木的病史，与瘀血阻络相符等。说明白癜风的临床分型可能也与中医辨证相关，一些研究者也作了这方面的探索，陈量等通过对 233 例白癜风患者舌象分析发现，泛发型患者淡胖舌占多数，而淡胖舌主要与肾阳虚衰肝血不足所致有关。节段型大多为瘀紫舌，瘀紫舌主要是肝郁气滞，血行不畅所致。卢良君等通过对 789 例白癜风患者研究发现，泛发型白癜风中，肝肾不足、风湿蕴热与肝气郁滞型比例明显高于局限型，局限型白癜风脾胃虚弱型比例明显高于泛发型白癜风，肢端型白癜风风湿蕴热型比例明显高于局限型，节段型白癜风肝郁气滞型的比例也显著高于局限性白癜风。

白癜风的中医病因病机和辨证思路还处于探索之中，众医家对病机分析及辨证论治极不统一，使学习者无所适从，所以有必要进行归纳总结，理清辨证论治思路，为优化白癜风中医治疗方案提供依据。

（二）辨证分型

1. 气血不合型　白斑为乳白色，多为圆或椭圆形，或为不规则大片斑，分布多散在，无痛痒。舌质淡红、脉细滑。病程多在 6 个月至 3 年。

2. 湿热风燥型　白斑粉红、境界截然、皮肤变白。之前可有痒感，可有过敏

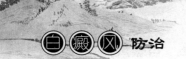

史。白斑多分布于面部与五官的周围。肢体困倦、头晕纳呆、苔腻、脉濡滑。起病急，扩展迅速。

3. 肝郁气滞型　主要表现为白斑无固定好发部位，色泽时暗时明，皮损发展较慢，常随情绪变化而加剧，多见于女性，常伴有胸胁胀满、性急易怒、月经不调、乳中结块、苔薄润、脉多弦细。

4. 肝肾不足型　主要表现为白斑边界截然，脱色明显，脱色斑内毛发多变白，局限或泛发。病程长或有遗传倾向，疗效差，兼可见头晕耳鸣、腰膝酸软、舌淡或红、苔少、脉细弱。

5. 经络阻滞型　主要表现为白斑多局限而不对称，边界截然，斑内毛发变白，发展缓慢，而疗效较差，舌紫暗、瘀点、舌脉怒胀、苔薄。

第四节　西医病因及发病机制

近年来，越来越多的研究认为，白癜风是一种获得性黑素细胞选择性破坏的色素脱失性皮肤病。对于其被毁损的直接原因，虽然目前尚无明确的定论，但以下假说至少阐明了与白癜风发病具有一定的相关性，是发现该病致病因素的研究方向。

一、遗传学说

20 世纪 30 年代，人们就注意到白癜风的家族聚集现象，之后的许多临床观察及流行病学调查都证实白癜风与遗传有一定的关系，并逐步形成了白癜风病因学的遗传学说，即遗传因素可致黑素细胞功能先天性缺陷或对外界抵御因素与修复能力不足，在此遗传背景下环境因素的作用可诱导局部 / 系统免疫异常及局部微环境改变，从而造成黑素细胞结构或功能损伤而发病。但黑素细胞破坏的机制迄今为止尚未完全阐明，多数学者认为白癜风是一种多基因遗传病。

许多临床资料说明白癜风与遗传因素有关。国外统计阳性家族史 18.7% ～ 40%，国内不同资料报道了白癜风患者亲属中的患病率有较大差异，杨国亮、王侠生等的调查资料显示白癜风患者亲属中的患病率为 3.0% ～ 12.0%，朱铁君等报道为 17.23%。孙越等分析了 150 例白癜风患者的家族发病情况，有家族阳性史者占 26.0%，一级、二级、三级亲属共患率分别为 14.6%、16.0%、4.67%，寻常型白癜风的遗传率为 28.24%（37/131），节段型为 10.53%（2/19），何世全报道 253 例中有家族史 28 例，占 11.08%。徐定安报道，家系谱中 4 代有 5 例白癜风患者，代与代之间有明显的连续性，5 例均为女性，发病年龄较早，皮疹分布广泛，先证者祖代与亲代中女性患者并非全部传给子代，故均为杂合子，先证者父亲无临床表现，推测为基因携带者而外显不全，但可传递给女儿，这种有男女均可传递的遗传方式，符合常染色体显性遗传规律（图 5-1）。

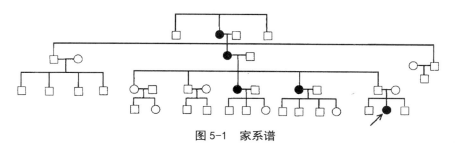

图 5-1　家系谱

许多流行病学调查提示白癜风的发生具有明显的家族聚集性，遗传模式并不遵守孟德尔遗传规律，而是一种多基因或多因素遗传疾病，因此其免疫学遗传背景也呈现出多样化。多基因遗传病是指一类复杂的疾病，疾病的发生除受若干微效基因的影响外，也受环境因素影响。随着人类基因组全序列的测出和由此提供的基因组数据及方法学的不断改进，已使常见的、复杂的、多基因遗传性皮肤病基因定位和克隆开始取得明显的进展。对国内外大量的白癜风家系结果分析认为，白癜风是多基因隐性遗传病，与常染色体或性染色体遗传模式明显不符，一级亲属是白癜风发病的高危人群。患者家属患病概率是一般人群的 18 倍，同卵双生的双胞胎共患率是 23.0%。但也有特殊的遗传模式，朱必才等报道了 1 例常染色体显性遗传的家系，认为它符合常染色体显性遗传的特点，即患者的双亲之一必定有此病；连续几代都有此病；如果双亲无病，子女一般不发病；遗传风险预测，这类患者多为杂合子，如果夫妻一方患病，子女的发病概率为 50%；如果双方都是杂合子患者，子女的发病概率为 75%；如果夫妻双方都是纯合子患者，子女全都发病。Alkhateeb 等的研究显示：22 对同卵双生子中有 5 例患病，患病率为 23.0%。

二、自身免疫学说

随着免疫学向临床医学的渗透，免疫与白癜风的关系日益引起人们的重视。20 世纪 70 年代，临床发现白癜风患者有免疫功能的异常，如部分白癜风患者合并有自身免疫性疾病，白癜风患者血清中检测到抗黑素细胞自身抗体，临床上常用 PUVA、局部或系统使用类固醇激素，甚至外用细胞毒性药物等治疗白癜风有

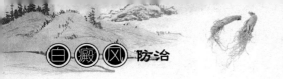

效，均提示白癜风的发生与机体自身免疫密切相关。有学者甚至认为本病可能是一种自身免疫性疾病，并且涉及细胞免疫和体液免疫的改变。

（一）白癜风伴发自身免疫性疾病

临床观察表明，多数泛发型白癜风常常与其他自身免疫性疾病并发，直观的支持该病的免疫学基础。

白癜风患者易伴发甲状腺疾病、系统性红斑狼疮、恶性贫血、自身免疫性内分泌综合征、重症肌无力、斑秃、糖尿病、风湿性关节炎、银屑病等自身免疫性疾病。大量研究证实白癜风患者血清中存在抗黑素细胞表面抗原的自身抗体。皮肤病理显示，在皮损边缘的表皮可见淋巴细胞和巨噬细胞浸润。此外，对黑素瘤患者免疫治疗的同时可以损伤黑素细胞并继发白癜风。

（二）体液免疫

1. 白癜风相关的自身免疫抗体　1977 年，Hertz 等通过免疫荧光补体结合实验证实患者血清中存在可以结合皮肤切片中黑素细胞的 IgG 抗体，首次提出白癜风自身免疫的概念。随后，人们通过免疫沉淀法、间接免疫荧光、蛋白质印迹法、免疫组化、酶联免疫吸附试验等方法进行了大量研究，进一步证实了白癜风患者血清中抗黑素细胞自身抗体的存在，并且抗体滴度与疾病的面积和活动性相关。白癜风患者血清中还存在组织特异性的抗体，如抗胃壁细胞抗体、抗甲状腺抗体和抗肾上腺抗体。此外，抗角质形成细胞的抗体，如抗核抗体和 IgM 类风湿因子在白癜风患者血清中也有较高的阳性率。目前多数学者认为，自身抗体与黑素细胞膜抗原结合后，通过补体溶解作用和抗体依赖性细胞毒性作用两条途径实现对黑素细胞的破坏。

此外，Ruiz 等在白癜风患者皮肤活检中残存的黑素细胞发现有凋亡分子 apaf-1 和 caspase-9，提示白癜风患者血清中的 IgG 在体外能诱导黑素细胞的凋亡。近年来，Ali 等检测白癜风患者血清 IgG、IgA 和 IgM 的水平，其中 IgG 和 IgA 水平显著低于正常人，IgM 没有明显差异，且患者的体重指数与 IgG 和 IgA 滴度相关，白斑数目与 IgG 滴度有关，提示血清免疫球蛋白的水平可能与白癜风的发病有关。

2. 白癜风相关的自身免疫抗原

（1）胞膜抗原：1992 年，Cui 等发现白癜风患者的自身抗体可以针对黑素细胞表面的一个或多个抗原，其分子量为 35kDa、40 ～ 45kDa、75kDa、90kDa 或 150kDa，其中分子量为 40 ～ 45kDa、75kDa 和 150kDa 是共同抗原，而分子量为 35kDa 和 90kDa 的抗原则主要在黑素细胞上呈优势表达。随后通过蛋白质免疫印迹法证实了分子量为 45kDa、65kDa、70kDa、88kDa 和 110kDa 也是黑素细胞抗原。近来证实白癜风的自身抗体可以识别分子量为 68kDa、90kDa、165kDa 的黑素瘤细胞抗原。

（2）酪氨酸酶抗原：酪氨酸酶抗原（TRY）是黑色素合成的关键酶，为分子量 75KB 的含铜蛋白，来自胚胎神经嵴分化的细胞。黑素细胞内存在两种 TRY，在氨基酸序列上具有同源性。61% 的白癜风患者血清抗 TRY 抗体呈阳性，且抗 TRY 抗体滴度与该病活动性和严重程度密切相关，抗原抗体间具有较高的亲和力，然而两者不直接结合于酶的催化位点，不抑制酶的催化活性。Jacobs 等发现抗黑素瘤疫苗诱导的 T 细胞可以识别白癜风皮损处的 TRY 抗原，继发出现白癜风。近来，有学者通过阻断实验证实 3 种表达肽 TYR240 ～ 300，TYR240 ～ 479 和 TYR 均能被天然的黑素细胞抗原所阻断，随后用 3 种表达肽检测进展期白癜风患者血清抗 TRY 的 IgG 抗体，比较总体阳性检出率及抗体滴度，结果表明 TYR240 ～ 479 表位肽作为抗原明显优于 TYR240 ～ 300，略优于 TYR 抗原，提示 TYR240 ～ 479 是用于白癜风患者酪氨酸酶抗体检测的优势抗原。

（3）酪氨酸酶相关蛋白（TRP）：酪氨酸酶相关蛋白 1（TRP-1）和酪氨酸酶相关蛋白 2（TRP-2）是酪氨酸酶相关蛋白家族中重要的一员，与黑色素的合成代谢密切相关。TRP-1 是黑素细胞和恶性黑素瘤细胞中含量最丰富的糖蛋白。与正常人相比，TRP-1 基因在白癜风患者皮损区表达减少，而在非皮损区表达增多。最近，Rausch 等报道 TRP-1 蛋白含内源性的二硫键，可以由 MHC-Ⅱ类分子递呈；IFN-γ 诱导溶酶体巯基还原酶（GILT）可以刺激 MHC-Ⅱ类分子增多，对体外 MHC-Ⅱ类分子递呈 TRP-1 抗原表位和促进 TRP-1 特异性 T 细胞受体转基因鼠的白癜风发作起重要作用；此外，GILT 可使具有记忆表型效应的自身反应性 T 细胞的百分数略微增加，而白癜风的发作与记忆性 T 细胞大量增多有关，表明 GILT 可以促进针对黑素细胞自身抗原 TRY-1 的免疫反应。TRP-2 是多巴色素互变异构酶，为黑素细胞胞质抗原，与酪氨酸酶存在抗原交叉作用。Boasberg 等对 49 例转移性黑素瘤患者进行皮下注射 IL-2 和 GM-CSF 的免疫治疗，有 21 例患者（43%）继发白癜风，并且其中 6 例患者的血清抗 TRP-2 的 IgG 抗体呈阳性，进一步证实了 TRP-2 在白癜风发病中具有重要作用。

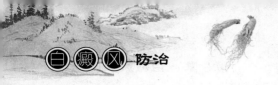

（4）SOX 蛋白：目前研究发现 SOX5、SOX9、SOX10 和 SOX18 均可以影响黑素细胞的增殖和功能，对伴有自体免疫内分泌综合征的白癜风患者血清进行研究，证实 SOX9 和 SOX10 具有共同的抗原表位。Verastegui 等研究发现，SOX10 基因是小眼畸形转录因子（MITF）启动子的激活基因，其突变会破坏其蛋白的转录激活活性，并使得突变的 SOX10 蛋白靠近 MITF 启动子区域，从而导致患者黑色素发育缺陷，引起 Waardenburg 综合征。此外，SOX10 和 SOX9 还可以诱导多巴色素互变异构酶和 TRP 的表达，促进黑素细胞产生黑素颗粒；新生儿和成人照射 UVB 后黑素细胞的表达 SOX9 增多，证实 SOX9 通过 cAMP 和 PKA 途径调节 UVB 照射后黑素细胞的分化和色素沉着的过程。

（5）糖蛋白 -100：糖蛋白 -100（gp100），又称 Pmel17，为黑素小体内膜的 I 型跨膜糖蛋白，由 661 个氨基酸构成，仅在黑素瘤细胞、黑素细胞及视网膜色素细胞表达。

黑素瘤的患者临床应用针对 HLA-A*2402gp100 表位的疫苗治疗继发出现白癜风，针对 gp100 的抗体（如 HMB45）被广泛用于黑素瘤的诊断。进一步研究证实 gp100 在体内外均可以通过 ADCC 途径杀伤黑素瘤细胞。HR-gp100 是去除 gp100 蛋白 N 端的信号肽和 C 端的跨膜序列两个疏水区片段后重组的蛋白质，可以经皮肤给药浸入表皮，经树突状细胞处理后递呈给 CD8[+]T 淋巴细胞，刺激淋巴细胞大量增殖，产生特异性的抗体和 IFN-γ 等细胞因子，诱导免疫反应，为经皮免疫治疗黑素瘤提供新的思路。

（6）人黑素浓集素受体 -1：人黑素浓集素受体 -1（MCHR-1）为 B 淋巴细胞抗原，白癜风患者中抗体阳性率为 16.4%。MCHR-1 不仅在黑素细胞表达，也存在于其他细胞中，黑素细胞的特异性损伤可能与其敏感性较其他细胞高有关。现已证实 MCHR-1 存在多个抗原表位，包括氨基酸 1 ～ 138 和氨基酸 139 ～ 298，Gavalas 等通过噬菌体展示和酶联免疫吸附试验研究 12 例白癜风患者 MCHR-1 抗原表位，分别为氨基酸 51 ～ 80、8 ～ 98、154 ～ 158 和 254 ～ 260，证明氨基酸 85 ～ 98 和 254 ～ 260 是自身抗体 IgG 主要的结合位点，同时氨基酸 254 ～ 260 是与 IgG 结合以阻断 MCHR 功能的首要位点。Gottumukkala 等研究发现白癜风患者的血清 IgG 可以抑制中国仓鼠卵巢细胞系 MCHR 的功能，证实了抗 MCHR 的 IgG 抗体在体内外均可以通过 ADCC 作用破坏黑素细胞。此外，MCH/MCHR-1 信号途径在调节黑素细胞的黑素合成中也起到重要作用，MCH 为 MCHR-1 的配体，也是 α- 促黑素（α-MSH）的拮抗药，它与 MCHR 结合可以抑

制 α -MSH 引起的黑素合成。

（三）白癜风相关的细胞免疫

1. 淋巴细胞　早在 1986 年，Grimes 等通过免疫荧光和补体介导的细胞毒性含量测定的方法研究白癜风患者血液，发现 CD4$^+$/CD8$^+$T 细胞的比率显著减少，提出细胞免疫在白癜风的发病中可能起重要作用。随后，人们对此进行了大量研究，Basak 等报道白癜风患者 CD8$^+$ 和 CD45$^+$RO 细胞增多，而 CD4$^+$ 细胞数量则无明显差异。然而，Pichler 等对通过流动细胞计数的方法分析 40 例白癜风患者外周血淋巴细胞亚型，发现其绝对数和相对数均在正常范围，CD4$^+$/CD8$^+$T 淋巴细胞的比值的中值为 2.6，其中 61% 的患者 CD4$^+$/CD8$^+$T 淋巴细胞比值高于正常对照组的上限 2.4。白癜风皮损处的 CD8$^+$T 淋巴细胞表达皮肤淋巴细胞相关抗原（CLA）增多，它是皮肤的淋巴细胞归巢受体，可使 T 归巢到皮肤病表达 I 型细胞因子，随后通过端粒酶 / 穿孔素途径杀伤黑素细胞。此外，CD8$^+$T 细胞还可以分泌 IL-17、IFN-γ、TNF-α 和颗粒蛋白酶 B，并通过上述途径诱导黑素细胞的凋亡。黑素细胞具有吞噬能力，可以将与 MHC-II 类分子结合的抗原递呈给 CD4$^+$T 细胞，参与 T 细胞介导的细胞毒作用。活动性白癜风患者皮损边缘黑素细胞表达 ICAM-1 和 HLA-DR 增加，ICAM-1 可促进白细胞与黑素细胞黏附，在抗原的递呈和 T 细胞的活化过程中起重要作用。最近，Jacobs 等报道黑素瘤免疫治疗继发白癜风的患者皮损区的 T 细胞可以识别 gp100 和酪氨酸酶等黑素细胞抗原，分泌 γ- 干扰素（IFN-γ）及白介素 -2（IL-2），进一步证实了细胞免疫在白癜风发病中的作用。

2. 细胞因子　目前，已经证实大量的细胞因子与白癜风的发病有关，主要包括白介素（IL）、肿瘤坏死因子（TNF）、粒细胞巨噬细胞集落刺激因子（GM-CSF）、生长因子 -β（GF-β）、干细胞因子（SCF）、内皮素（ET）、碱性成纤维细胞生长因子（bFGF）、肝细胞生长因子（HGF）等，在黑素细胞的增殖、分化、迁移中起重要作用。目前已证实 GM-CSF、SCF、bFGF、ET-1 可以刺激黑素细胞的增殖，而 IL-1a、IL-6、TNF-α、TGF-β 抑制黑素细胞增殖和黑素合成。此外，Basak 等通过酶联免疫吸附试验测试白癜风患者血清发现 IL-17 的水平与疾病面积呈正相关，GF-β 显著降低，提出细胞因子可以通过降低调节性 T 细胞的作用抑制免疫反应，促进疾病的发作。Moretti 等报道白癜风患者皮损处表达 TNF-α 增多，它可以诱导角质形成细胞凋亡，导致促黑素合成的细胞因子释放减少，引起黑素细

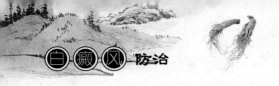

胞的凋亡。临床应用抗 TNF-α 的英夫利昔单抗治疗伴有强直性脊柱炎（AS）的白癜风患者，AS 症状改善的同时白癜风皮损也逐渐消退，进一步验证了 TNF-α 在白癜风的发病中具有重要作用，提出 TNF-α 通过不同的凋亡途径破坏黑素细胞，为临床治疗白癜风提出了新的思路。此外，白癜风患者经 PUVA 照射后血清 bFGF、SCF、HGF 的水平增高，UVB 照射后 bFGF 和 ET-1 等细胞生长因子多，刺激黑素细胞增殖，间接证实了细胞因子在白癜风的发病中具有重要作用。

3. 朗格汉斯细胞　朗格汉斯细胞为皮肤内的抗原递呈细胞。皮肤白斑处朗格汉斯细胞的密度增加、减少、无变化均有报道，可能与白癜风的类型、技术方法和皮肤活检的部位有关。皮肤的朗格汉斯细胞可以通过吞噬、抗原加工和抗原递呈等方式作用于树突细胞和嗜黑素细胞。白癜风患者皮损处朗格汉斯细胞表达的 $\beta_{1,6}$-N- 聚糖增多，可以作为疾病进展中朗格汉斯细胞活动性的标志。白癜风患者激光治疗和局部应用激素后，复色的皮肤可见朗格汉斯细胞数目减少，朗格汉斯细胞的抗原递呈作用和抗体依赖的细胞毒作用减弱。此外，通过地乐酚氯苯过敏反应表明白癜风患者白斑处的朗格汉斯细胞功能受损。在患者局部脱色处注射干扰素 IFN-γ，表皮中朗格汉斯细胞的迁移能力显著下降。

三、精神神经学说

精神因素一般指能引起抑郁、焦虑等负性情绪的外界刺激，或称生活事件，如配偶死亡、离婚、参加考试、失业、手术等在精神紧张时发展或皮损加重。许多白癜风患者承认在发病或疾病进展时有不同程度的精神创伤、过度劳累、寐则梦忧等精神紧张的情况。文献报道这个比例占 20%～67% 不等。即使在儿童患者中该比例也可达 6%。有学者曾对 800 例白癜风患者的诱发因素进行调查，其中精神因素占 29.85%。这些患者在发病或病情稳定、好转甚至于愈合时，由于精神受到过度刺激、精神过度紧张或思想过分压抑而使白斑扩大、增多或发展。我国有"愁一愁，白了头"的说法。精神因素之所以能诱发白癜风，有人解释是中枢神经系统（主要是松果体）中存在着抑制黑素形成的物质——褪黑素。在正常情况下，它与垂体分泌的促黑素（MSH）处于动态平衡，当褪黑素过多时，则可抑制黑素形成。显然，当人的精神受到恶性刺激、情绪高度紧张、过分压抑时，褪黑素就会增多，从而导致白癜风。

许多人得了白癜风不能正确认识，往往出现悲观情绪，抑郁、沮丧或恐惧，羞于社会交往或与他人交谈，甚至有轻生念头，其本身就不利于疾病的康复。而且这些消极因素将通过内分泌作用使胸腺退化，免疫淋巴细胞的成熟受到障碍，影响到整个抗体的免疫防御功能，白斑更易于发展、扩散，给治疗带来更大的困难。此外心情过度紧张，还会使机体分泌过量的肾上腺素。肾上腺素对黑素代谢起着阻抑作用。

关于精神神经因素引发白癜风目前有神经节段论等以下几个观点支持。

1. 神经节段论　白癜风皮损有按神经节段分布的现象，即按神经走向沿节段发病，有的沿口角至下颌，有的从眼角至下颊，有的从下颌至颈部。

2. 外周神经论　有实验证明褪黑素、乙酰胆碱、去甲肾上腺素、肾上腺素在体外能使两栖类和鱼类的色素细胞变白。据此有人推论黑素能力减退，是由于其周围神经化学物质增多的缘故，从而干扰了酪氨酸酶的活性。在正常情况下，外周神经的抑制因素（褪黑素）与脑垂体的黑素刺激因素处在平衡状态，故皮肤色素无改变。由于白癜风患者皮肤外周神经末梢功能活跃，从而增加释放褪黑素等物质，导致黑素细胞合成的能力降低，从而发生白癜风。

3. 局部神经论　人们常见到因外伤而引起外伤皮肤白变或远处皮肤变白，甚至于全身皮肤广泛性变白，使原来白斑扩大、增多，病情迅速发展。因此，有人认为白癜风继发于局部外伤处的神经纤维受损，故各种局部刺激直接损伤神经而致病。

4. 机械刺激论　白斑可发于颜面及易受摩擦部位，如腰骶、乳罩、皮带、疝托等直接受压部位，这可能与这些部位的皮肤神经受到长时间的机械刺激有关。

5. 自主神经论　少数白癜风患者白斑处有出汗的异常现象，可能与自主神经功能紊乱有关。白癜风伴发斑秃及皮肤划痕症的比率比较高。

四、内分泌学说

内分泌系统是由内分泌腺和某些器官中的内分泌细胞组成的一个体内信息传递系统，它与神经、免疫系统关系密切，相互协调，共同调节机体的生理活动，维持内环境的相对稳定。由内分泌或内分泌细胞所分泌的高效能生物活性物质 - 激素，经组织液、血液传递而发挥作用。

实验研究表明，黑素细胞刺激素、皮促素、性激素能促进黑素的合成代谢。而糖皮质激素、肾上腺素与去甲肾上腺素、甲状腺素与褪黑素可抑制黑素的合成代谢，这些都表明白癜风与内分泌的关系非常密切。

1. 黑素细胞刺激素　有研究表明，人类的黑素细胞刺激素可能由垂体前叶分

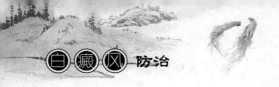

泌皮促素的细胞所分泌，黑素细胞刺激素分α和β两种，α促黑素激素与正常黑素细胞上的α促黑素激素受体结合，具有提高血液中铜离子水平、促进酪氨酸酶活性、直接参与黑素代谢的作用，并能刺激黑素细胞合成并分泌黑素。可见，α促黑素激素对表皮激素单位的功能调控有重要作用，同时促黑素激素还具有促进毛囊外根鞘黑素细胞储库中无黑素功能的黑素细胞分化、增殖的作用。

实验证明，当患者接受大量黑素细胞刺激素治疗时，局部短期内会发生色素沉着现象。

2. 皮促素　由垂体前叶分泌，临床上系统使用皮促素后，许多患者出现原有色素痣色泽加深，并产生新的色素痣。局部应用后皮肤颜色加深，这可能是由于皮促素含有黑素刺激素之故。临床上常见到使用皮促素治疗白癜风的报道。

3. 性激素　性激素主要由生殖腺分泌，包括男、女性激素。尤其是雌激素、孕激素能将被巯基抑制的酪氨酸酶活化，促进黑素细胞合成黑素，使皮肤颜色加深，如孕妇常伴有面部黄褐斑及乳头、乳晕处等着色加深。这是由于妊娠期女性雌性激素增多的缘故。

4. 皮质类固醇激素　由肾上腺皮脂分泌，人工合成的皮质激素常用的有泼尼松（强的松）、地塞米松及氢化可的松等，其对黑素代谢的作用主要与黑素细胞刺激素有关。在正常情况下，血中黑素刺激素与糖皮质激素水平相对平衡，一旦失调，则肤色受到影响。

有学者曾发现白癜风患者因关节炎服用可的松治疗后，白斑有扩大、增多倾向，皮肤专家由此推测皮质类固醇激素能使皮肤变白的机制，主要在于抑制垂体分泌黑素细胞刺激素，而对黑素细胞的直接作用则是轻微的。外用皮质类固醇激素治疗白癜风主要与抑制局部异常免疫反应和清除表皮自由基有关。

5. 甲状腺素　由甲状腺分泌，有四碘甲腺原氨酸和三碘甲腺原氨酸两种，都是酪氨酸的碘化物。甲状腺素分泌增多，消耗了黑素合成原料酪氨酸，可使皮肤颜色变淡。

此外，伴发白癜风的甲状腺功能亢进病例并不少见，当他们切除甲状腺后，部分白癜风患者病情会有所好转。

6. 褪黑素　主要由松果体分泌。光照刺激可抑制松果体分泌褪黑素，褪黑素是黑素合成的生理性抑制药，通过与黑素细胞膜上的特异性受体结合发挥作用，使皮肤褪色。因此，延长光照能抑制褪黑素的分泌。

7. 肾上腺素和去甲肾上腺素　是由肾上腺髓质分泌的激素，其合成原料为酪氨酸。它们在一般状态下分泌很少，机体呈紧张状态时（如疼痛、寒冷、情绪激动等），交感神经兴奋，肾上腺髓质分泌肾上腺素和去甲肾上腺素，动物实验显示，微量肾上腺素或去甲肾上腺素即能抑制黑素刺激素对离体蛙皮黑素细胞的作用。

8. 前列腺素　前列腺素是人体内一种重要的激素，分 A、B、D、E、F、G、H、I 等型。其中前列腺素 E2 可刺激黑素细胞的增殖和促进黑素合成。

五、黑素细胞自毁学说

黑素细胞广泛存在于人的皮肤、黏膜、视网膜、软脑膜、胆囊、卵巢等处，人的表皮约有 20 亿个黑素细胞，重约 1g，平均每平方毫米约 1560 个，对称分布于全身。黑素细胞是一种腺细胞，能合成并分泌黑素。黑素的生成、转移与降解过程中，任何一个环节发生障碍，均可影响其代谢，导致皮肤颜色的改变。

黑素细胞在合成黑素过程中产生一些中间产物。这些中间产物多是酚化合物或高活性基团（如正醌），这些物质对黑素细胞有毒害作用，正常情况这些物质位于黑素小体内，如果大量蓄积或黑素小体膜损害，会损害或杀死黑素细胞。黑素的生物合成是一个复杂的过程，酪氨酸酶是目前已知的唯一的限速酶，任何能影响酪氨酸酶的因素都能影响黑素的合成。解毒酶的异常也可以影响黑素的代谢。有报道这类酶的活性发生改变，如硫氧还蛋白还原酶、过氧化氢酶、超氧化物歧化酶及谷胱甘肽还原酶，从而引起毒性中间产物的蓄积和自由基的增多，导致黑素细胞的损伤。

黑素的产生是一种代谢过程，其目的是产生一种光吸收物质——黑素小体，用以防护紫外线对人体的伤害，值得注意的是黑素产生的开始和结束，都伴随着相对稳定的复合物，即酪氨酸和黑素，而在这个过程中产生的中间产物多数是不稳定的物质。黑素产生有几个关键步骤为酪氨酸的摄取和分布，区域化的酪氨酶的活性，黑素体有足够的能量用以贮存黑素及将这些颗粒转移到角质形成细胞的能力。

研究中发现，当黑素代谢过程或表皮黑素沉着出现紊乱即可产生色素性疾病。

1. 酪氨酸酶合成缺陷　如果黑素小体的黑素化不正常，即使有黑素细胞，且黑素小体的形成和黑素向角质形成细胞的输送都正常，仍可发生色素减退，这可能正是皮肤白化病的发病原因。

2. 黑素小体基质合成的缺陷　转移性黑素瘤的患者常有色素减退斑，白斑内的黑素细胞体积大、数量少，目前认为这类白斑的发生可能与黑素细胞的免疫性

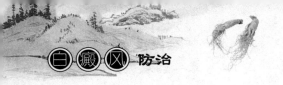

细胞毒作用有关，白斑内体积增大，黑素细胞含有酪氨酸酶，其中几乎没有黑素小体，可能是不能合成黑素小体基质所致。

3. 黑素小体形成缺陷　在皮肤神经纤维瘤等严重的常染色体显性遗传病时，黑素小体如球形，其 K 轴、短轴均较正常黑素小体大 10 倍以上。

4. 黑素小体黑素化的缺陷　黑素在黑素小体上沉积障碍，可由酪氨酸酶的减少或缺陷引起，也可由酪氨酸黑素代谢途径受阻引起。酪氨酸酶代谢障碍，黑素的合成减少，导致皮肤、毛发、虹膜的颜色变淡，脑内苔斑与黑质也变淡。

5. 黑素小体转运的缺陷　色素沉着不只需要产生黑素小体，还需将它转送到角质形成细胞。转送黑素小体必须具备两个条件：转送黑素小体的树突和接受黑素小体的正常角质形成细胞在慢性日光损伤的皮肤，常有角质形成细胞水肿或黑素细胞树突粗短，其毛发皮肤色素减退原因是黑素小体转送受阻，黑素小体滞留于黑素细胞内，角质形成细胞内的黑素减少。

6. 黑素小体的降解　正常情况下，黑素细胞内黑素小体多以单个、分散形式存在，极少形成多聚体，在某些疾病时，可见到黑素小体聚集成团，外包溶酶体膜并发生降解，此现象称为自身吞噬作用，可见于恶性的黑素细胞。

在研究中发现，黑素细胞为各种细胞的生长和分化过程提供了极好的模型，也充分说明基础科学能帮助我们理解疾病，可以预料随着基础研究工作的深入，对人类色素性疾病的治疗有新的进展。

六、微循环学说

微循环的基本功能是向组织细胞运送氧气和营养物质，带走代谢的产物。微循环的研究已从显微镜下直接观察血流，深入到细胞分子水平，微循环对人体的生命活动有着重要的作用。

大量的实验研究表明，白癜风的发病部位都存在着循环障碍，使得营养成分不能输送到肌肤各个部位，黑素细胞不能够得到正常滋养而影响了其正常发育、新陈代谢，日久黑素脱失，从而使皮肤脱色变白，出现白癜风皮损，对白斑部位进行微循环检测也会发现，相同面积的皮肤上患白癜风部位的毛细血管数目远较正常皮肤部位要少，这也从一个侧面证明了白癜风和微循环障碍之间存在着某种必然的联系。

七、微量元素学说

人体中除了碳、氢、氧、氮、钠、镁、磷、硅、氯、钙、钾 11 种元素外，还有很多含量极少的元素称为微量元素，人体必需的微量元素有铁（Fe）、铜（Cu）、锌（Zn）、锰（Mn）、钴（Go）、钼（Mo）、硒（Se）、铬（Cr）、锡（Sn）等。

某些微量元素是参与机体新陈代谢中间环节的活性物质，如铜、锌、硒等。它们直接参与黑素细胞的合成，有保护黑素细胞免受毒物损伤的作用。研究证实微量元素缺乏或比例失调都能导致色素细胞合成障碍。

1. 铜因素　铜是人体的必需微量元素，分别储存于肝、网状内皮系统及细胞内部，对机体代谢、酶的激活等方面发挥重要作用。

酪氨酸酶以铜离子作为辅基，其活性与铜离子密切相关。研究发现白癜风患者血液和皮肤中铜或铜蓝蛋白低于健康对照组。至于铜、铜蓝蛋白值降低的原因可能与营养紊乱，或是铜的体内代谢失调及造血缺陷等因素有关。

另外，人体表皮内巯基化合物中的谷胱甘肽能通过结合铜离子而抑制酪氨酸酶活性。有人测定皮肤巯基含量发现白癜风患者受损皮肤中巯基含量比正常人高，而且血中铜 / 谷胱甘肽比例较低，酪氨酸吡咯酶活性的增加使酪氨酸酶活性同样会被受到抑制。目前，有外伤、精神、劳累、日晒、妊娠、分娩、遗传等，有一部分白癜风患者合并自身免疫性疾病，其中，儿童白癜风的病因以外伤和遗传为主，多数白癜风的发病年龄在 5 — 10 岁。通过对皮肤黑素细胞及真皮末梢神经细胞的超微结构观察提示，神经末梢变性、变质和死亡，可能是黑素细胞减少和消失的主要原因。

酪氨酸酶是黑素合成的关键酶，它启动了酪氨酸酶转化为黑素生物聚合体的级联反应。另外还有两种相关蛋白 DHLCA 氧化酶和多巴素异构酶，也参加了该反应途径。据有关资料报道用胎盘中提取的黑素生成素治疗白癜风有确切疗效，特别是对儿童白癜风及头皮部位的白癜风疗效更好，这可能与黑素生成素含内皮素有关。内皮素通过受体介导的信号传递途径来刺激黑素细胞的增殖和黑素的合成。

此外，黑素生成素中含有神经节苷脂，或能促进白癜风患者角质形成细胞与黑素细胞间的识别和联系，加快黑素的运输和成熟，从而使皮肤色素恢复正常。

2. 锌因素　锌在人体内分布广泛，通过转运系统调节和亲合力作用的强弱而使各器官脏器的锌含量非均匀分布，锌在体内主要的存在方式是作为酶的成分，

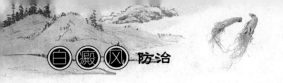

是多种酶发挥生物活性必需元素。通过大量实验，专家推断白癜风患者体内锌元素不足或缺乏是继发的临床表现，而不是白癜风的可能病因。

3. 硒因素　硒是人体的必需微量元素之一，机体重要的抗氧化酶——谷胱甘肽过氧化物酶的重要组成部分，该酶能防止细胞膜脂质的过氧化破坏，消除过剩自由基从而起到保护细胞膜免遭损害的作用，推测氧化应激可能是导致黑素细胞死亡、白癜风发生的原因之一。Agrawal 等对不同年龄组白癜风患者机体抗氧化能力进行检测发现，患者血 SOD 和脂质过氧化反应水平增高，谷胱甘肽和红细胞 GSH-Px 显著降低，且各年龄组差异无统计学意义。当缺硒时 GSH-Px 活性降低，引起细胞膜脂质过氧化加强，自由基和半醌游离基、毒性黑素前身物质增多作用于靶细胞，同时缺硒后人体免疫功能降低使自身免疫反应加重，最终使黑素细胞破坏而发病。

4. 铁因素　铁是人类研究最多和了解最深的人体必需的微量元素之一，它参与体内多种生理活动，是血红蛋白的重要组成成分，铁是许多酶的组成成分和氧化还原反应酶的激活剂。长期铁缺乏会使血红蛋白合成减少，重要的含铁酶（如细胞色素类、过氧化物酶等）功能下降。有学者认为铁的主要作用是参与血红蛋白的生成，肌体缺铁时常引起血液的改变，长期缺铁易引起白癜风，所以要检验白癜风患者的血铁量。

5. 其他元素的因素　钴是人体必需的微量元素之一，主要参与核酸蛋白质的合成和解毒及促进其他元素的吸收，它常以维生素 B_{12} 的形式发挥作用，当缺钴后核酸蛋白质的合成过程亦受到影响，这样直接或间接地促使白癜风的发生。

镧铈是镧系元素之一，其解毒需与硒结合形成巯蛋白而排泄，白癜风患者体内硒含量降低可导致镧铈水平升高，另有研究报道，镧铈能在皮肤表面形成一层防护膜而起保护作用。

有学者通过对白癜风患者采用驱虫斑鸠菊治疗毛发内微量元素测定，发现试验组毛发中微量元素与对照组比较，微量元素锶、钙水平显著降低。从注射含锶和钙量高的驱虫斑鸠菊，可以有效地医治白癜风的事实看来，锶和钙的缺乏，可能是引发白癜风多种因素中的一种因素。

有试验得出白癜风患者锰、镁水平均低于正常水平，机制尚不清楚，还有待进一步研究开发。

大量的研究表明，微量元素和白癜风的发生有很大的相关性，但微量元素在白癜风的发生发展中所起到的作用也仅处于探讨阶段，对其确切的作用机制并没有统一的认识，随着元素科学的不断发展，这一问题将最终被阐明，并为微量元素治疗白癜风提供有效的方法，有利于指导临床用药。

八、氧化压力学说

氧化压力理论是一种最新的、关于白癜风发病的理论，认为其是在皮肤上的过氧化氢的一种过度积累。作为一种生物体自然的过程，每个人的皮肤都会有一定过氧化氢的积累，过氧化氢酶会将其转化成水和氧。白癜风患者体内缺乏过氧化氢酶或者是其传输到皮肤中出现问题，很多专家认为这种过氧化氢的增加是导致白癜风的一个根源。临床上一些调查也表明，很多白癜风患者都表现出这种氧化物超量的情况，甚至有理论认为它和自体免疫系统的反应也是相关的。病毒和细菌产生过氧化氢，它在皮肤上的存在就会使免疫细胞错误的攻击黑素细胞，导致白癜风的发生。

很多人诉说他们的白癜风是在创伤、承受压力期间或者严重的晒伤之后发病，而特殊仪器测量出经过这些事件后，人皮肤上的氧化物量是明显升高的。

第五节　发病机制相关细胞因子

研究显示，细胞因子在白癜风的发生和发展过程中起重要作用。细胞因子作为细胞间信号传递分子，是一类具有广泛生物学活性的小分子蛋白质，主要参与调节免疫应答、免疫细胞分化发育及介导炎性反应等。

一、白介素（IL）

（一）IL-1 家族成员（IL-1、IL-18 和 IL-33）

IL-1 又名淋巴细胞刺激因子，主要由活化的单核巨噬细胞产生，局部低浓度的 IL-1 主要发挥免疫调节作用。体外试验表明，IL-1α、IL-6 及 TNF-α 呈剂量依赖性的抑制黑素细胞酪氨酸酶活性并抑制其增殖。Laddha 等发现，白癜风患者血浆中 IL-1B mRNA 水平明显高于对照组，且进展期高于稳定期。IL-1B 可通过延长 T 细胞存活、增加 B 细胞增殖、促使 Th1 及 Th17 细胞的分化等诱发针对黑

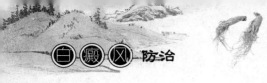

素细胞的免疫反应。

IL-18，原名 IFN-γ 诱导因子，主要来源于单核巨噬细胞，其能诱导 Th1 细胞、NK 细胞产生 IFN-γ、IL-2 等细胞因子，促进 T 细胞增殖，增强其细胞毒作用，与自身免疫性和炎症性疾病密切相关。研究发现，寻常型白癜风患者血清 IL-18 水平明显高于对照组，且与病情活动性相关；患者白斑区负压吸引疱液 IL-18 水平显著高于非白斑区。推测 IL-18 作用于 Th1 细胞诱导其产生 IFN-γ，进而加强黑素细胞表面细胞间黏附分子 -1（ICAM-1）的表达或诱导产生大量 NO 而引起黑素细胞损伤。血清中 IL-18 的高表达可能在针对黑素细胞的免疫攻击早期阶段起触发效应，通过表皮微环境异常表达参与白癜风发病。

IL-33 在成纤维细胞及角质形成细胞中呈诱导性表达，其释放可激活人体固有免疫应答，亦被认为是警报素。在白癜风患者皮损中可检测到 IL-33 过度表达，血清 IL-33 亦显著增加；角质形成细胞中的 IL-33 由胞核移至胞质，其可抑制初始角质细胞中干细胞因子（SCF）和碱性成纤维细胞生长因子（bFGF）的表达，同时增加了 IL-6 和 TNF-α 的分泌。角质形成细胞经诱导后表达的 IL-33，可影响局部细胞因子而调控邻近黑素细胞的增殖与损伤。

（二）IL-2 家族成员（IL-2、IL-4）

IL-2 又名 T 细胞生长因子，主要由活化的 CD4[+] Th1 细胞产生，有广泛生物活性。其可促进 Th0 和细胞毒性 T 细胞（CTL）的增殖，是调控免疫应答的重要因子。白癜风患者血清 IL-2 显著升高，且活动期显著高于稳定期；未经治疗的活动期患者 IL-2 水平与病程呈负相关；提示白癜风患者存在自身免疫调节异常，IL-2 或许在白癜风诱导期发挥一定作用。

IL-4 主要由 Th2 分泌，可促进 Th2 细胞的分化，并交叉性抑制 Th1 细胞合成和分泌 IFN-γ、IL-2、TNF-α 等细胞因子，降低机体的免疫功能。Imran 等发现，IL-4 内含子 3 VNTR 及 -590CT 基因多态性使 IL-4 mRNA、血清 IL-4 及 IgE 的表达均显著增加，增加的 IL-4 使体内 Th1、Th2 细胞间平衡紊乱，Th2 细胞功能处于优势，增加了白癜风的易感性。

（三）IL-6 家族成员（IL-6 和 IL-23）

IL-6 是一种多功能细胞因子，在自身免疫性疾病中起重要作用。白癜风患者血清及皮损中 IL-6 水平升高已被反复验证。Yao 等的研究则提示 H_2O_2 可刺激表皮黑素细胞产生和分泌 IL-6，且呈浓度依赖性，这可能是氧化应激、炎症及自身免疫反应的共同分子机制，并参与白癜风发病。Passeron 等也发现，由不饱和聚酯树脂激发的氧化应激诱导黑素细胞过度表达 IL-6 而下调 Treg 细胞的调节作用，进而活化抗黑素细胞的免疫应答。

IL-23 属 IL-6 家族成员，IL-23 受体（R）主要表达于巨噬细胞，后者激活后又分泌 IL-1、TNF-α 和 IL-23。IL-23 在自身免疫反应中发挥重要作用，主要作用于记忆 CD4T 细胞，诱导 Th1 型细胞的分化及 IFN 产生，其还可作用于记忆 Th17 细胞亚群诱导产生 IL-17，对于 Th17 细胞的生存和活性有重要辅助作用。白癜风患者血清 IL-23 显著升高，且与病程、疾病活动性及皮损面积均呈正相关。IL-23 可能通过调控 Th17 细胞及相关细胞因子而参与白癜风发病。

（四）IL-8

IL-8 是体内重要的炎症趋化因子，主要由单核巨噬细胞产生。其对中性粒细胞、T 细胞及角质形成细胞等均有趋化作用，既可促进中性粒细胞、淋巴细胞附壁游出，又可通过细胞表面特异性位点趋化它们在病变局部聚集。Miniati 等发现，TNF 和 IL-1B 可刺激黑素细胞释放 IL-8；白癜风患者 IL-8 的基因表达显著增加。IL-8 可诱导氧化应激反应，可能间接导致角质形成细胞和黑素细胞凋亡。

（五）IL-10 家族成员 （IL-10 和 IL-22）

IL-10 为体内主要的抗炎因子，几乎所有单核巨噬细胞都是 IL-10 抑制性作用的靶细胞。白癜风患者 NB-UVB 治疗前后血清 IL-10 均较对照组高，且治疗后高于治疗前。Taher 等也发现白癜风患者经色素再生的免疫抑制治疗后血清 IL-10 水平升高。血清 IL-10 水平的失衡提示体内免疫功能的异常，这既可能是微环境紊乱的结果也可能是起因，各因子相互作用进而影响白癜风的发生和发展。

IL-22 又称 IL-10 相关 T 细胞衍生诱导因子，其可来源于 Th17 细胞、Th22 细胞及单核细胞等。研究发现，IL-22-RA2 是一种可溶性单体蛋白，可拮抗 IL-22 的受体复合物（IL-22RA1、IL-10RB）并抑制 IL-22 的活性。进展期白癜风患者受累皮损中 IL-22RA2 mRNA 水平低于未受累皮损及对照组，而外周血单个核细胞（PBMCs）及血清中 IL-22 水平显著升高。IL-22RA2 的水平与 IL-22 的增加密切相关，IL-22RA2 的缺乏可致 IL-22 蓄积而诱发炎症反应及黑素细胞的破坏。

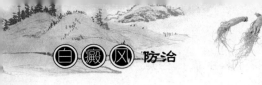

（六）IL-17

IL-17 是一种由活化的 T 细胞产生的炎症性细胞因子。在多种炎性反应及自身免疫性疾病过程中发挥关键作用。Bassiouny 等发现，白癜风患者血清及皮损区域 IL-17 水平显著升高，且与皮损面积、病程正相关。除 IL-17，Th17 细胞尚可分泌 IL-6 和 TNF-α，同时刺激角质形成细胞分泌 IL-1α、IL-6 和 TNF-α。IL-17 协同加强这些局部炎症介质的活动而抑制黑素细胞增殖，或通过细胞因子间相互作用而诱发黑素细胞凋亡。研究显示，非节段型白癜风患者皮损的网状真皮上除了 CD8$^+$T 细胞浸润，还有 Th17 细胞；IL-17A 可抑制黑素细胞的关键转录因子小眼畸形相关转录因子 M 的表达，引起黑素细胞形态学上的收缩及数目的减少。IL-17A 还可直接抑制黑素细胞活性。

二、细胞间黏附分子 -1（ICAM-1）

ICAM-1 是一种单链糖蛋白，存在于炎症部位的多种细胞表面，介导免疫反应中各类细胞间的相互作用。已知许多自身免疫病患者血清中 ICAM-1 水平有明显增高，如甲状腺功能亢进症、银屑病等。Dwivedi 等发现寻常型白癜风患者 ICAM-1 转录水平约是正常对照组的 0.369 倍；且活动期较稳定期显著增高，提示 ICAM-1 参与疾病进展。局部 ICAM-1 的高水平可能诱导大量淋巴细胞聚集，促使其与黑素细胞黏附从而破坏黑素细胞。稳定期患者白斑处的皮肤微环境仍处于免疫异常状态可能是移植治疗失败的原因之一。

三、干扰素 -γ（IFN-γ）

IFN-γ 为Ⅱ型干扰素，主要来源于活化 T 细胞及 NK 细胞，除具有抗病毒、抗增殖活性外，其主要生物学活性为免疫调节作用。IFN-γ 是黑素细胞的旁分泌抑制药。研究发现，活动性、泛发性白癜风患者 IFN 基因（G）的转录显著高于稳定期；1 — 20 岁发病年龄组显著高于其他年龄组；患者血清 IFN-γ 水平亦显著高于对照组；提示 IFN-γ 参与白癜风的进展且在早期发病中发挥一定作用。IFN-γ 尚可诱导黑素细胞表面 ICAM-1 的表达，引发黑素细胞的破坏和凋亡。

四、肿瘤坏死因子 -α（TNF-α）

TNF-α 是一种促炎症细胞因子，主要由单核巨噬细胞、NK 细胞、T 细胞产生，能够促进组织修复及调节炎症反应，增强 NK 细胞的活性。Laddha 等发现，白癜风患者 TNF-α 的转录及蛋白水平均显著高于对照组；女性和活动期血清 TNF-α 水平较男性及稳定期更高；泛发性高于局限性。TNF-α 可诱导黑素细胞表面 ICAM-1 的表达，并可协同 IFN-γ 启动细胞凋亡而导致黑素细胞死亡，显著抑制黑素细胞增殖及降低酪氨酸酶活性。

五、粒细胞 - 巨噬细胞集落刺激因子（GM-CSF）

GM-CSF 由活化的 T 细胞、B 细胞、单核巨噬细胞等产生，参与细胞生长、成熟及免疫系统的调控。GM-CSF 是黑素细胞生长的内源性促进因子。有学者发现，非节段型白癜风患者血清 GM-CSF 水平较正常对照组显著降低，但与发病年龄、性别、家族史、病程、活动性等的相关性不明显。血清 GM-CSF 水平可能通过影响免疫功能及黑素细胞的生长而参与白癜风的发病。

六、转化生长因子 -β（TGF-β）

TGF-β 是一组调节细胞生长和分化的超家族分子，由成纤维细胞、Treg 细胞、单核细胞和许多组织产生，其受体分布广泛。Khan 等发现，白癜风患者血清 TGF-β 水平显著降低，其减少可导致 Treg 细胞成熟受阻、削弱了病损处炎症的抑制作用，促成疾病发生。非节段型进展期白癜风患者血清和 Treg 细胞培养上清液中的 TGF-β 水平与稳定期患者及对照组相比均明显下降，且与皮损面积负相关。TGF-β 可能通过调控 Treg 细胞而参与白癜风发病，血清 TGF-β 水平或可作为一项判断白癜风病情活动的临床指标。

七、干扰素诱导蛋白 10（CXCL-10）

CXCL-10 属于 CXC 趋化因子超家族的非 ELR（谷氨酸 - 亮氨酸 - 精氨酸序列）类，在淋巴细胞、单核巨噬细胞和多种组织上皮细胞中由 IFN-γ 诱导而合成，其受体 CXCR3 主要由活化的 T 细胞表达。研究显示，白癜风患者皮损及血清中 CXCL-10 水平均升高。进一步的小鼠实验亦证实，CXCL-10 对该病模型小鼠的自体反应性 T 细胞在表皮的定位和功效发挥至关重要；T 细胞表面 CXCR3 的表达对白癜风的发展不可或缺。针对 CXCL-10 的靶向治疗不仅控制了疾病发展且使泛发脱色小鼠的病情逆转，出现复色。CXCL-10 在白癜风的发生、发展中或起关键作用，针对 CXCL-10 的靶向治疗有望成为白癜风行之有效的治疗方法之一。

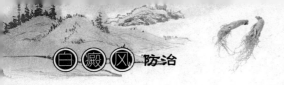

八、巨噬细胞移动抑制因子（MIF）

MIF 是一种免疫调节细胞因子，主要来源于巨噬细胞及 T 细胞并参与它们的活化。MIF 在许多自身免疫性疾病中起关键作用，如 SLE、特应性皮炎等。白癜风患者血清 MIF 水平、外周血单个核细胞及皮损中 MIF mRNA 水平均显著升高，且活动期高于稳定期。MIF 可抑制巨噬细胞迁移，将其聚集至炎症灶，并促使巨噬细胞活化，加强其黏附、吞噬及杀肿瘤效应。巨噬细胞又可分泌 MIF，这种循环效应或可促进白癜风发病。在体内免疫应答中 MIF 尚可上调 IL-1、IFN-γ、TNF-α 和 IL-6 的表达。

白癜风的发病机制较为复杂，目前众多研究都支持白癜风是一种自身免疫性疾病，外周血和皮损中细胞因子表达水平的变化及其相互作用促进了免疫反应及炎症反应的进展，进而诱导或加重白癜风的发生、发展。从细胞因子这一角度深入研究白癜风的发病机制，寻找特异性的客观指标，将有利于判断疾病的活动性和严重度，为临床诊疗带来新希望。

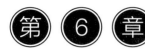

第 ⑥ 章

白癜风动物模型

白癜风作为皮肤病领域的疑难病，日益引起临床医师和医学科研工作者的关注。近十几年来，生物技术的飞速发展极大地促进了人们对白癜风发病机制的认识，并推动了白癜风治疗措施的改进和更新，其中白癜风动物模型的应用对此起到了十分重要的作用。

白癜风动物模型的不断发展也反映了人们对白癜风本质的认识正逐渐深入，总结现有动物模型，对于如何建立更贴近临床情形的白癜风动物模型、合理设计实验及准确解释动物实验数据具有重要的意义。

第一节　动物模型的优点及作用

近代生命科学的每一项重大成果的取得都要应用实验动物。在动物实验研究中，动物模型以其证实性的研究方法广泛应用于基础和临床医学的研究中。白癜风是一种多因素、高发病率疾病，其发病机制目前并不明确，治疗尚无特效的方法。建立适宜的动物模型可为研究白癜风发病机制和治疗方法奠定可靠的基础。

在过去的几年中，人们对白癜风发病机制的研究已经取得较大的进展，其中大部分是利用体外观察的方法对细胞生理学研究而取得的成果。应该明确的是，尽管体外实验的手段先进且方便，但要更好地了解白斑的发生、发展过程及其他病理生理变化，还需采用临床相关的白癜风模型进行深入的探讨。

一、动物模型的优点

一般认为，利用动物模型进行白癜风研究具有以下优点。

1. 在研究白癜风的病理、生理变化时通常要采集组织标本，而这些标本不宜

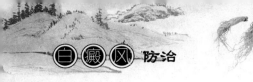

从临床获得。只有利用动物模型才能方便地采取白癜风各个阶段的组织标本。

2. 白癜风病因复杂，难以判断其确切的发病时间，很多患者还伴有其他相关疾病。此外，临床的白癜风患者通常都接受过各种治疗方法。这些情况不可避免地影响了对白癜风自然病程的观察。

因此，直接研究人类白癜风的病理生理、机制比较困难，而采用白癜风动物模型进行实验则可避免受上述因素的干扰。

3. 由于临床白癜风患者的遗传学背景非常复杂，加上患者年龄、性别、伴发疾病及治疗方法等多种因素均会导致临床资料的高度变异性，而要控制这种变异只有加大样本量，这无疑会耗费更多的时间并给临床白癜风试验带来很大的经济压力。由于动物模型的生物学差异较人类要小，因此，所需的样本量也明显少于临床研究。

4. 在探讨白癜风的病理生理、机制时经常要使用一些药物或试剂（如某些细胞因子的抗体或拮抗药等），这些制剂中许多具有毒性或未经过临床的安全性检验不能用于人体。

因此，只有采用动物模型才能方便地利用这些制剂来研究白癜风发病的分子机制。除此之外，应用白癜风的动物模型还可对药物进行临床试验前药物筛选。

由此可见，在探索白癜风的发生、发展机制的过程中，选择适宜的白癜风动物模型进行体内研究仍具有不可替代的地位。

二、白癜风动物模型的作用

白癜风动物模型实验研究中，动物模型为研究白癜风发病机制和治疗方法上提供了重要实验依据。白癜风患者的自身免疫、遗传免疫和感染免疫反应可以在SmythIine（SL）鸡模型上很好地体现。C57BL/6JLer-vit/vit 小鼠可以用于研究皮肤黑素细胞增殖能力和皮肤酪氨酸酶活性变化，为阐明黑素细胞自身破坏学说、黑素细胞生长因子缺乏学说、自由基损伤学说及开创恢复休眠期黑素细胞功能法治疗白癜风学说等提供一种有效工具。豚鼠模型广泛应用于白癜风临床医学、病理学、遗传学、生物化学和免疫学等方面的研究，3% 氢醌霜外用局部皮肤化学脱色法建立的白癜风豚鼠模型为白癜风的药理学实验提供了重要途径。

第二节　常用动物模型

动物疾病模型主要用于实验生理学、实验病理学和实验治疗学（包括新药筛选）研究。人类疾病的发展十分复杂，以人本身作为实验对象来深入探讨疾病发生机制，推动医药学的发展来之缓慢，临床积累的经验不仅在时间和空间上都存在局限性，而且许多临床试验在伦理上和方法上也受到限制。而借助于动物模型的间接研究，可以有意识地改变那些在自然条件下不可能或不易排除的因素，以便更准确地观察模型的实验结果，并与人类疾病进行比较研究，有助于更方便、更有效地认识人类疾病的发生发展规律，研究防治措施。

白癜风作为皮肤科的常见病、多发病，以局限性或泛发性色素脱失为特征的一种碍容性皮肤黏膜疾病，引起病情复杂，且不具致命性，研究进展缓慢，尚无特别有效的治疗手段。

因此，建立简便、可靠的发病模型对于研究白癜风的发病机制及治疗靶点具有重要的理论意义及实际意义。

一、Smythline（SL）鸡

SL 鸡是人类自身免疫性白癜风的动物模型，由美国马萨诸塞州大学 Smyth 教授在 20 世纪 70 年代创立。

SL 鸡白癜风的发生是由两个相互影响的因素造成，即黑素细胞固有的缺陷和针对黑素细胞的自身免疫，最终导致黑素细胞缺失。这一模型在疾病病理的许多方面特别是在免疫学方面与人类的白癜风极为相似。

1. 免疫遗传　SL 鸡最早是在一笼褐色鸡（brown line，BL）中被偶然发现的一只白色母鸡，从它翅膀上的标记看，它在孵化出壳时为褐色。经过反复遗传选择实验，Smyth 发现，其色素的脱失并不遵循孟德尔法则。经过多次异型杂交和血清学分型发现，SL 与它的双亲（BL）有各自不同的主要组织相容性复合物（MHC）抗原。SL 的 3 个亚系（SL101、SL102、SL103）各拥有这 3 种亲代 MHC 中的一个基因型。SL 一般在孵化后 6 ～ 12 周其羽毛发生色素脱失。SL101 和 SL102 色素脱失的发生率为 70% ～ 90%，但 SL101 发生色素脱失的时间显著早于 SL102。SL 可伴有不同程度的与鸟类换毛不同的斑秃样或普秃样外观改变，酷似人类的斑秃。用免疫抑制药治疗后的 SL 可降低色素脱失的发生率和程度。人类 MHC 和其他组织相容性基因在自身免疫缺陷的表达方面起重要作用，人类

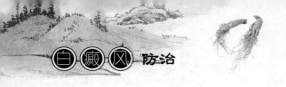

白癜风的部分患者可合并其他自身免疫性疾病，斑秃的发生率是正常人的 4 倍。白癜风与 HLA 密切相关。

2. 自身免疫　人类许多白癜风患者体内有循环抗黑素细胞抗原的自身抗体，抗体的存在与疾病的活动性和皮损面积相关。这些自身抗体能通过补体介导途径和抗体依赖的细胞毒作用破坏黑素细胞。在 SL 模型中，SL 鸡在发生色素脱失的前几周，血清中可检测到抗黑素细胞抗体，这种自身抗体可与人和鼠黑素细胞发生交叉反应。经免疫印迹法测定，这一循环自身抗体能与黑素细胞中 $65 \sim 80kDa$ 中的多种蛋白结合，而正常色素的 Smyht 鸡却没有这种抗体。已知哺乳动物的 3 种黑素细胞蛋白亚型，即酪氨酸酶、TRP-1 和 TRP-2 的分子量均为 $65 \sim 80kDa$。经 RNA 印迹证实哺乳动物 TRP-1 是 SL 自身抗体的主要靶抗原。

细胞介导的免疫反应在这一模型中也能很好的体现。SL 在发生色素脱失前和色素脱失的整个过程中，其新生羽毛毛囊中的 T 细胞浸润大量增加，αT 细胞受体与 βT 细胞受体之比（α/β）增加。在淋巴细胞浸润的早期，浸润细胞主要为 $CD4^+T$ 细胞，在色素脱失发生后，$CD4^+/CD8^+$ 比值下降，浸润细胞主要为 $CD8^+T$ 细胞。血液中淋巴细胞无改变，但中性粒细胞在色素脱失前增加。人类白癜风细胞免疫主要表现为外周血 $CD4^+/CD8^+$ 比值的改变。皮损局部浸润的 T 细胞是激活的，且大多为 $CD8^+$。利用 MHC 的肽类复合物在白癜风患者体内检测到针对黑素细胞分化抗原的特异性细胞毒性 $CD8^+T$ 细胞和高频率的黑素细胞特异的循环 $CD8^+T$ 细胞。

3. 感染免疫　1996 年，Sreekumar 等发现，SL 的父系（BL）暴露于 5- 氮胞苷后，其去色素的发生率可增至 70% 以上。5- 氮胞苷可抑制 DNA 的甲基化，诱导自身免疫性疾病；增加 $CD4^+/CD8^+$ 的比例，使浸润的 T 细胞表达 TCR2，而不是 TCR1 或 TCR3。黑素细胞具有吞噬功能，参与抗原提呈和清除进入皮肤的传染性因子的过程。黑素细胞有可能在这一过程中去色素，如临床上常见的结核样麻风。

最近，马萨诸塞州的 SL 鸡在阿肯色州生活后，白癜风的发生率由原来的 70% ～ 95% 降至 10%，发生时间也由原来的孵化后 6 ～ 12 周增加至 20 周，主要原因是居住的环境不同；马萨诸塞州的 SL101 鸡感染过滑膜支原体，阿肯色州的 SL101 鸡没有感染过；马萨诸塞州的 SL101 鸡在孵化过程中接种过活的土耳其疱疹病毒疫苗，而阿肯色州的 SL101 鸡没有接种过疱疹疫苗。由此，白癜风对环境因素的敏感性在 SL 鸡的白癜风模型中被发现。

二、C57BL 小鼠

C57BL 小鼠由 Little 从 Abby Lathrop 小鼠近交培育而得，其亚系有 C57BL/6，C57BL/6J，C57BL/10 等，毛色为黑色。较易诱发免疫耐受性，干扰素产量较低，细胞免疫力随增龄较前降低。鼠 B16 黑素瘤细胞系起源于 C57BL/6 小鼠。

C57BL 小鼠毛囊黑素细胞仅合成优黑素，成年小鼠躯干部黑素细胞均被限于毛囊之中。大多啮齿类动物的毛发生长是同步的，C57BL 小鼠也不例外，并可从皮肤颜色的变化区分其毛发的生长期（灰色至黑色）和休止期（粉色）。

C57BL/6JLer-vit/vit 小鼠是 C57BL/6J 的同源突变系，是白癜风的鼠模型。C57BL 小鼠的应用范围较广，与白癜风相关的研究主要有毛囊黑素细胞增殖与分化的调节与白癜风复色的研究，抗肿瘤免疫和抗肿瘤生物治疗与黑素瘤相关性白癜风的研究及鼠白癜风的遗传等。

1. 白癜风与黑素瘤的相关性　白癜风与黑素瘤之间的关系早已被广泛关注。恶性黑素瘤患者自发出现白癜风样白斑这一现象时被认为可预示病情好转。

临床上接受 IL-2 治疗的部分黑素瘤患者，在病情得到控制的同时出现白癜风样皮损，而接受同样治疗的肾癌患者没有出现这一现象。白癜风患者和黑素瘤相关性白癜风患者的血清中存在抗酪氨酸酶、抗 TRP-1 和抗 TRP-2 的抗体，这些黑素生成酶在黑素瘤细胞和正常黑素细胞均高度表达。黑素瘤患者白斑处浸润淋巴细胞几乎全是 CD8[+]T 细胞，并可特异性的识别正常黑素细胞和黑素瘤细胞共有的分化抗原。

1999 年，Van Elsas 等在 C57BL/6 小鼠肿瘤模型中用抗细胞毒性 T 淋巴细胞相关抗原 4（CTLA-4）的抗体和表达粒细胞 / 巨噬细胞集落刺激因子（GM-CSF）的肿瘤细胞疫苗（B16-BL6、B16-F10）联合治疗，诱导小鼠的抗肿瘤免疫，结果为 80%（68/85）的小鼠对肿瘤产生了排斥反应。在治疗存活的黑素瘤小鼠中，5% 的小鼠发生了皮肤和毛发去色素的现象，即白癜风样毛色改变。在治疗存活的肺转移癌小鼠中也出现了类似的去色素现象，另一些对这种肿瘤治疗方法不敏感的小鼠也有少数部位发生色素脱失。单用肿瘤细胞疫苗治疗的小鼠却不发生色素脱失。这一研究首次展示了有效治疗鼠肿瘤后的 T 细胞依赖的去色素现象，为研究肿瘤免疫与自身免疫在癌症治疗中的相关性提供了一种动物模型。随后，Nagai 等在 IL-12 基因治疗 C57BL/6 小鼠的黑素瘤模型中发现，清除小鼠体内 CD4[+]T 细胞可使 60% 的小鼠完全抵抗 B16/IL-12 黑素瘤细胞在体内生长，其

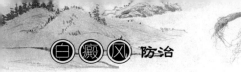

中，83% 的小鼠发生白癜风样的毛色改变。CD8⁺T 细胞在去色素毛囊球部周围堆积。证实了 T 细胞介导的黑素细胞损伤是黑素瘤相关性白癜风的另一发生机制，CD8⁺T 细胞毒性 T 细胞是其中的效应细胞。认为 C57BL/6 小鼠的黑素瘤模型也是研究白癜风与黑素瘤相关性的模型。

2. 白癜风与毛囊黑素细胞的相关性　毛囊黑素细胞增殖分化的调节与白癜风复色，在毛发生长循环周期的生长期严格地伴随着色素生成。C57BL 小鼠特别适合研究毛发色素形成，以及在毛发生长过程中角质形成细胞、黑素细胞和成纤维细胞之间的相互作用。如果在这一模型中加入某些选择性的干扰因子对黑素细胞或角质形成细胞的功能发挥作用，通过用组织学、生物化学、分子生物学、免疫学等手段或技术对毛发生长状况的研究，可直接了解皮肤黑素细胞黑素形成的能力和皮肤色素的变化，C57BL 小鼠就成为一种有用的药理工具。

PePters 等通过对 C57BL/6 小鼠毛囊色素单位循环再生过程的研究发现，毛囊外根鞘黑素母细胞表达 C-kit 受体是其向分泌干细胞因子的毛囊上皮细胞中迁移的必要条件。Pal 等用石蜡 / 松香的混合物将处于毛发休止期延长期的 C57BL/6J 小鼠的部分毛发机械拔除，刺激局部的毛囊从休止期进入毛发生长期。同时，在局部应用胎盘提取物，通过对毛发生长过程的观察了解胎盘提取物对黑素细胞增殖和分化的作用。他认为这一模型可用于白癜风复色的研究，因为白癜风皮损区表皮中有功能的黑素细胞消失，但局部毛囊外根鞘存在多巴阴性的黑素母细胞，刺激或调节这些细胞的生长、迁移和黑素生成是白癜风复色的必要条件。

三、豚鼠

远交群豚鼠，按其毛色分可有白色、黄褐色、黑色等，其中黄褐色豚鼠表皮中有适量的对 UVB 和 PUVA 敏感的功能性黑素细胞，经紫外线照射后的皮肤可产生清晰可见的色素沉着过度，表皮中多巴阳性黑素细胞数量较未照射部位增加 3～4 倍，黑素细胞树突增加。这一现象和过程类似于人类紫外线诱导的色素沉着，特别是黄种人的晒黑现象。因此，这一模型常用于研究紫外线诱导的色素沉着和白癜风治疗中的补骨脂素光化学疗法，以及用于酪氨酸酶抑制药和防晒剂的药效学研究。

四、其他

1. 其他模型　在应用于白癜风相关研究领域的动物模型中，在自身免疫性白癜风方面，除了 SL 鸡以外，还有白癜风狗、猫和马等动物的体内有抗黑素细胞的抗体，这些抗体识别的黑素细胞抗原与人类白癜风自身抗体所识别的黑素细胞抗原相似，说明动物白癜风与人类白癜风有相似的免疫反应。其中，SL 鸡的发病机制在遗传、免疫等方面均与人类相似，是研究人类白癜风较好的动物模型。在与黑素细胞相关的研究和治疗学方面，除了 C57BL 小鼠和豚鼠外，还有无毛小鼠、无毛狗和无毛豚鼠等动物，它们的表皮中均有活性黑素细胞，对环境因素的刺激敏感，在与白癜风相关的研究领域也是可选择的动物模型。

2. 体外试验模型 有研究利用小鼠黑素瘤细胞或环切术后患者包皮制备单细胞悬液，培养传代，经 DOPA 染色为阳性的，证明为黑素细胞，经体外系统给药，观察药物对黑素细胞的细胞毒作用及药物对黑素细胞增殖的影响。并观察药物对黑素细胞中酪氨酸酶活性、黑素含量的影响，以及对黑素细胞中酪氨酸酶和酪氨酸酶相关蛋白基因表达的影响等。

第三节 常用模型的制造方法

通过物理、生物、化学等致病因素的作用，可以人为诱发出的具有类似人类疾病特征的动物模型。诱发性动物模型制作方法简便，实验条件容易控制，重复性好，在短时间内可诱导出大量疾病模型，广泛用于药物筛选、毒理、传染病、肿瘤、病理机制的研究。

一、化学脱色法

（一）过氧化氢模型

白癜风动物模型的制备国内较早期就已有报道。根据黑色素不稳定、易受强氧化剂（过氧化氢）破坏的特性，采用 5% 过氧化氢外用（每次 0.5ml，每天 2 次，脱毛区涂抹 20 ～ 40d），使豚鼠黑色皮肤脱色，建立动物模型。测定了模型动物血液中胆碱酯酶（ChE）活性及 Ig 含量，并取用药部位皮肤进行黑色素染色，观察黑色素毛囊数及皮肤黑素分布情况。发现用过氧化氢后，单胺氧化酶（MAO）明显增加，ChE 活性下降，Ig 明显增加，豚鼠皮肤表皮基底细胞、棘层黑素及毛囊黑素明显减少，用药时间越长，效果越显著，说明用过氧化氢后有模拟白癜风的作用。

因皮肤发生局部病变后可生成过量的自由基，使生物膜脂质双层中的不饱和

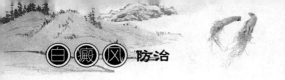

脂肪酸过氧化，形成脂质过氧化产物，从而使膜结构及其功能发生障碍。因此，测定过氧化脂质的代谢产物丙二醛（MDA）的含量可反映其结构和功能的变化。

因酪氨酸酶是生物体合成黑色素的关键酶，该酶催化黑素在黑素细胞中合成。在合成中首先由酪氨酸转变成多巴，多巴在酪氨酸酶作用下氧化成多巴醌，多巴醌经环化成某些中间产物，最后生成黑色素。如果酪氨酸酶活性减弱，将影响黑色素的生成。据报道，白癜风患者的酪氨酸酶活性降低，血液黏稠度明显增加。因此，有人利用上述化学脱色法复制的白癜风动物模型，观察了动物血液中酪氨酸酶含量及血液流变性指标的变化，发现连续50天外涂过氧化氢后，动物血中酪氨酸酶含量减少，血液流变性指标明显升高。说明用化学脱色法复制的白癜风动物模型与临床证型相一致，有代表性。另有学者利用该模型评价内服或外用中药对酪氨酸酶含量和血液流变学的影响，发现用药后不但可使模型动物黑色素毛囊数明显增多，而且可使胆碱酯酶活性恢复接近正常，使血液中酪氨酸酶含量明显增加，使血液流变性改善，提示该模型可作为评价药物治疗白癜风的模型。

（二）氢醌模型

氢醌，又名对苯二酚，它由苯胺氧化成苯醌，再经还原而成。有人选用性质更为稳定的氢醌建立了豚鼠皮肤涂抹脱色模型。氢醌对皮肤具有脱色素作用，其机制可能是通过阻断了酪氨酸酶，使酪氨酸不转化为多巴和多巴醌，从而抑制黑色素合成，造成在形态上黑色素的表现与白癜风相似。但也有人认为，氢醌脱色实质上是一酪氨酸酶介导的细胞毒作用，氢醌分子易扩散进入黑素细胞的黑素小体，阻断黑色素生成途径的一个或多个步骤，同时氢醌在酪氨酸酶作用下被氧化生成有毒性的半醌基物质，后者使细胞膜发生脂质过氧化，破坏细胞膜性结构，最终导致细胞死亡。氢醌临床上主要用于黄褐斑和炎症后色素沉着的治疗。一般低浓度时，不良反应少，但其效果稍差，起效时间也长，浓度高时，则结果相反。氢醌应用的局部不良反应有局部刺激性、接触性皮炎、色素减退斑。色素减退一般可以复色，但有时会持久存在，特别在高浓度时更易发生。

有研究结果表明不同浓度的氢醌其脱色作用的机制可能不同，低浓度时以抑制酪氨酸酶活性为主，高浓度时主要是细胞毒作用。有研究利用上述模型比较评价了8-甲氧基补骨脂素（8-MOP，甲氧沙林）脂质体凝胶与其等浓度的其他剂型（酊剂、凝胶剂）对白癜风模型豚鼠的疗效，考察了各种药物对动物表皮毛囊黑色素生成、血清胆碱酯酶及皮肤MDA含量等指标的变化。结果发现8-MOP

各种剂型均对造模动物毛囊黑色素生成、血清胆碱酯酶及 MDA 含量等有明显影响，其中尤以 8-MOP 脂质体凝胶效果更好。本模型制作中应注意脱毛要及时，3～4d 脱毛 1 次；在涂药时要反复擦，尽量使之渗透，增强脱色效果。

二、其他常用脱色剂

1. 壬二酸　又名杜鹃花酸，是天然的直链饱和二羧酸 -C9 二羧酸。1978 年，它从糠秕马拉色菌培养液中分离出，并认为花斑癣患者的脱色斑是由它引起的。它可选择作用于功能活跃的黑素细胞，对正常的黑素细胞影响较小。体外试验表明它能抑制酪氨酸酶活性，减少黑色素的形成，并对黑素细胞的超微结构有损伤。

2. 曲酸　又名麹酸，使用浓度为 1%～3%，其脱色机制是酪氨酸酶含有金属铜离子，曲酸能与铜离子螯合，影响酪氨酸酶活性，从而减少黑色素的合成。曲酸的脱色效果比 2% 氢醌差。

3. 油溶性甘草提取物 P-T（LPT）及甘草根亭　油溶性甘草提取物 P-T 和甘草根亭均为甘草提取物，具有去氧皮质酮样作用，但没有皮质类固醇的不良反应，该药脱色原理是甘草根亭的黄酮原子团可离解黑素分子的吡喃环，我们的体外实验研究表明，中药单体甘草酸单胺盐和 18a- 甘草酸双胺盐能够抑制酪氨酸酶的活性；抑制黑色素的转运功能。LPT 在抑制酪氨酸酶活性上比氢醌强 16 倍。

4. 熊果苷　1988 年，日本学者 Akiu 等从杜鹃花科植物熊果的叶中分离到的具有脱色作用的单体。它是氢醌的一种天然存在形式，分子结构为氢醌 -B-D- 葡萄吡喃糖苷，因它含有氢醌基团，其脱色作用可能与此有关。研究发现熊果苷能明显抑制人黑素细胞和 B16 鼠黑素瘤细胞酪氨酸酶活性和黑素产生。

5. 皮质类固醇　皮质类固醇可影响细胞因子和炎症介质的产生，也可能直接作用于黑素细胞影响黑素合成。

6. 维生素 A 酸　1975 年，Kligam 发现痤疮患者用维 A 酸治疗数月后局部皮肤颜色减退，以后应用维生素 A 酸与氢醌联合应用治疗色素增多性皮肤病取得较好的效果。维生素 A 酸脱色作用的机制可能包括以下几点。

（1）在体外培养 B16 和 S91 恶性黑素瘤细胞加入维生素 A 酸，会抑制细胞黑色素的形成。

（2）加速表皮的更替时间，促进含有较多黑素颗粒的表皮，特别是角质层的剥脱，同时角质层的剥脱更利于脱色药物的渗透。

（3）可使黑素细胞和角质形成细胞的接触减少，黑素细胞中黑素颗粒不能及

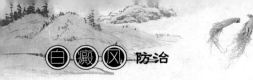

时地输送到角质形成细胞中。

7. 维生素 C 衍生物　维生素 C 通过黑色素形成的多个环节抑制黑素的产生，如还原黑素中间体和黑素的聚合物，减少多巴和多巴醌类物质形成。但是维生素 C 在水溶液中和在热与碱性环境中能被快速氧化而失去活性，因此很难用于外用。

8. 其他可以产生脱色作用的物质　N- 乙酰基 -4-S- 半胱氨基酚、不饱和脂肪酸、桂皮酸、没食子酸、纤维蛋白溶酶抑制药、SOD、胎盘蛋白、蛋白多糖、蛋白激酶抑制药、紫芝、半胱氨酸、蔷薇科植物（如樱花、大叶桂樱）的提取物、山茱萸及西洋甘菊的提取物等均有脱色之效。国外有学者还发现氟尿嘧啶与某些增白剂合用，能增强其脱色效果。汞剂原来一直作为常用的脱色剂，但因汞剂能引起外源性褐黄病及对肾及神经系统有较大毒性，目前已弃用。

以上物质虽然有脱色的作用，但是并没有报道将其用于白癜风模型的制备，目前在临床用于治疗色斑、黄褐斑等。

第四节　动物模型的评价

大量的临床及基础研究资料表明，尽管在过去十几年中有关白癜风的发病机制研究已经取得较大进展，但对于白癜风的治疗和新药开发方面的研究却不容乐观。许多新的治疗白癜风的制剂，虽然在动物实验中表现出很好的应用前景，但其在临床Ⅱ期和Ⅲ期试验中均未得到较好的临床疗效，甚至，反而加重疾病的程度，造成这一现象的重要原因之一是在药物应用于临床前的动物实验观察中多选择的动物模型不当。

应当指出的是，许多白癜风动物模型虽然不适于药物的临床前研究，但是它们在探索疾病的发病机制和机体的病理生理反应方面发挥了重要作用。因此，在白癜风的研究中如何选择适宜的动物模型具有十分重要的意义。

由于物种间存在的固有差异，在白癜风的实验中除了动物模型种类的选择外，对动物模型物种的选择也是一个值得注意的问题。动物实验有可能得出与临床观察相矛盾或意料之外的结果，这些都促进研究者对动物模型进行严格的分析再评价。

一、模型存在的问题

综观已经研制出的白癜风动物模型，存在的关键问题是难以确切反应白癜风病因、病理、病机及临床表现，白癜风动物模型成功与否的判别尚无统一的公认的标准。医学临床对疾病的诊断与治疗，都必须以患者的病因、病理、病机、临床症状和体征为依据，对白癜风动物模型的实验研究同样也可遵守这一基本规则，即白癜风动物模型的临床表现应符合白癜风患者的临床症状和体征。然而，综观这方面的现状，我们不难发现有的研究者恰恰忽略了这一点，或者说至少没有把动物模型表现的症状与体征作为判定白癜风动物模型成功与否的重要依据，而是以某些相关性的指标改变，作为认定动物模型成功与否的标准。尽管这些指标通过临床研究表明与白癜风的临床症状和体征有一定的（或者说密切的）相关性，但因其并不具有特异性，因此，即便是模型动物这些指标的改变与白癜风临床检测结果完全相似，也不能仅以此作为对动物模型成功与否的标准认定，因为这些指标本身就不具备对白癜风患者的诊断有确定性意义。

二、动物模型研究的思考

规范化是科学的重要特征之一，只有规范化才有明确的标准，规范化的动物模型才具有高度的可靠性和重复性。白癜风动物模型实质的研究可以以临床表现的规范化为基础，依据中医学"同病异治，异病同治"和白癜风是一个多因素高发病率疾病的原则，先由中西医结合等联合因素出发复制出具有色素脱失斑临床表现的白癜风动物模型，再从病因、病机、病理的相关性入手，研究白癜风动物模型。因为白癜风病因本身尚不明确，若依据现有的假说复制白癜风动物模型，其结果可能事倍功半。

当前采用单病因因素或化学药品造模法虽仍较多，但多因素复合造模方式已逐渐引起重视。为了能更好地反映临床，白癜风动物模型可采用复合因素的病证结合造模。深化病证结合研究白癜风动物模型，可用现代医学方法结合中医基础理论知识造模，亦可通过现代医学方法复加中医传统病因塑模，既可病证同塑，亦可先病后证。这样不仅增加了模型变量，为研究提供了丰富信息，而且更符合临床实际。为增加模型的可重复性和实用性，也可在模型复制成功后尽量寻找到特异性的客观或微观指标。不同的病因可出现相同的西医学临床表现或相同的中医学临床症状，即"异病同征或同症"，同征或同症可有同样治则，即不同病因引起的白癜风均可通过活化酪氨酸酶活性这一环节来治疗。故开展中西医结合联合因素造模是白癜风动物模型深化研究的一种方向。应用中西医结合联合因素建立的中医证白癜风动物模型，既与现代医学的疾病较相一致，又与中医理论相联

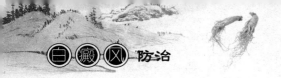

系，有利于白癜风动物模型的理论研究的深入发展。

中医"证"的动物模型一般有两类：一是用某种方法造成中医某种证的模型，如10%葡萄糖生理盐水静脉注射致动物模型产生血瘀临床表现的"血瘀"证模型等；另一种是根据临床某些证候表现，采用相应的手段在动物身上复现，再用临床常用的方剂反证，有效者称之为某证型的模型，如甲状腺素片和利血平致动物模型产生阴虚临床表现的"肾阴虚"型等。血瘀和肾阴虚是中医辨证论治白癜风最常见的两型。至此，我们设想通过某种途径造成模型动物气血失和或肾阴虚而引起模型动物各系统代谢紊乱最终导致皮肤黑素细胞破坏，再复加过氧化氢或氢醌外用动物局部皮肤脱色，建立血瘀和肾阴虚证有白癜风临床表现的动物模型。把色素脱失斑出现的时间长短、接近临床患者白斑的程度、药物治疗缓解的难易作为临床判定标准；把检测模型组血清免疫球蛋白、T淋巴细胞亚群、酪氨酸酶活性、外用药部位皮肤病理及黑素细胞增殖情况作为实验室判定标准；通过临床和实验室综合评价白癜风模型是否成功。

探索最佳的造模方式，也可通过完善和改进已有模型。白癜风动物模型复制时也可考虑将部分西医模型中医化，也可用西医病的模型复制方法，改善或重新建立新的中医"证"的白癜风动物模型。从中西医临床实践中受启发，设计新的动物模型。如病理型模型复制多无明显的病因（学）依据，在复制过程中与中西医理论关系不大。此类模型发展的趋势逐渐向临床靠拢，其最大的优点是重现性能好，可用于白癜风局部皮肤病理、黑素细胞增殖及皮肤酪氨酸活性的临床病理研究。

实验动物的选择是动物模型成功的基础。每种实验动物都有自己最适合的研究范围和不宜选用的方面，如目前作为常用实验动物的小鼠、大鼠、豚鼠、家兔、犬等，以C57BL小鼠，黑、灰、棕、黄色豚鼠比较适合黑素细胞增殖及皮肤酪氨酸酶活性的相关研究。

近年有关药理学与色素代谢障碍性疾病研究较多的是观察药物的乙醇或水提物直接对体外酪氨酸酶活性或黑素细胞增殖的影响，忽视了在机体内直接作用于靶器官或组织细胞的是药物经体内代谢后溶于血清有效成分或效应物，血清学方法更接近临床应用的研究。药物干预动物后的血清是否可作为模型有待商榷，但目前白癜风的药理学研究可选用动物血清学方法替代动物模型。

三、动物模型的展望

对白癜风动物模型应持发展的观点来看待，需丰富、完善和健全白癜风动物模型，同时探讨总结相关理论，逐步形成一门新的学科，即白癜风动物模型学。

白癜风动物模型的研究未能有新突破，存在着多种因素。

1. 白癜风动物模型的研究应从宏观、直观、主观、定量等综合研究出发，对造模方法、诊断标准、实验指标、治疗反应等实现规范化，重视技术细节和科学程序。应集中精力对现有模型进行整理、挖掘、对比研究，努力实现白癜风实验动物模型的规范化（包括实验动物规范化、实验方法规范化、实验条件规范化、检测指标规范化、诊断依据规范化、治疗反证规范化），使白癜风实验动物模型的研制过程实现定性基础上的定量化，最终实现科学化。

2. 白癜风实验动物模型的研究与很多相关学科有密切联系，如与现代医学各学科、中医临床与理论等各学科均有联系，而关系最紧密的是现代医学实验动物学和中医实验动物学。没有这些相关边缘学科的支持是很难单独发展白癜风实验动物模型的。因此，今后的研究工作中要注意捕捉这些学科发展的最新动态，对于这些相关知识的掌握和合理运用，将可促进白癜风实验动物模型的研究工作。

3. 在一个动物模型制成后，进一步的工作应使其完善、定型，然后用于病理和药理研究。而目前白癜风动物模型的研究长期停留于造模阶段，难以进行更深入地研究和实际应用，这就是白癜风动物模型研究所陷入的困境。解决这个难题的关键，是通过对实验动物、造模因素、造模技术的比较，借用现代先进技术和方法，逐步走向规范化，致力发展病证结合的白癜风动物模型的研究。

第7章

白癜风西医治疗

白癜风易诊断，难治疗。病因不清，近年来，对白癜风的发病机制研究逐渐深入，主要有遗传学说、自身免疫学说、精神与神经化学学说、黑素细胞自身破坏学说、微量元素缺乏学说等假说。治疗方法日趋完善，新思路、新方法不断涌现，治疗的目的主要是增加皮损中黑素细胞的数量，使皮肤恢复正常。目前治疗白癜风的方法主要有药物疗法、物理疗法及外科疗法等，应当考虑个体差异尽可能选择最优方案。

第一节　白癜风诊疗共识（2014 版）

《白癜风诊疗共识（2014 版）》以中国中西医结合学会皮肤性病专业委员会色素病学组制订的《白癜风治疗共识（2009 版）》为基础，经色素病学组、中华医学会皮肤科分会白癜风研究中心部分专家及国内相关专家讨论制订。

白癜风治疗目的是控制皮损发展，促进白斑复色。

一、选择治疗方法时主要考虑的因素

（一）病期

分进展期和稳定期。进展期判定参考白癜风疾病活动度评分（VIDA）积分、同形反应、Wood 灯。

1.VIDA 积分　近 6 周内出现新皮损或原皮损扩大（+4 分），近 3 个月出现新皮损或原皮损扩大（+3 分），近 6 个月出现新皮损或原皮损扩大（+2 分）；近 1 年出现新皮损或原皮损扩大（+1 分）；至少稳定 1 年（0 分）；至少稳定 1 年且

有自发色素再生（-1 分）。总分＞ 1 分即为进展期，≥ 4 分为快速进展期。

2.同形反应　皮肤损伤 1 年内局部出现白斑。损伤包括物理性（创伤、切割伤、抓伤）、机械性摩擦、化学性 / 热灼伤、过敏性（接触性皮炎）或刺激性反应（接种疫苗、文身等）、慢性压力、炎症性皮肤病、治疗性（放射治疗、光疗）。白斑发生于持续的压力或摩擦部位，或者是衣物 / 饰品的慢性摩擦部位，形状特殊，明显由损伤诱发。

3.Wood 灯　皮损颜色呈灰白色，边界欠清，Wood 灯下皮损面积＞目测面积，提示是进展期。皮损颜色是白色，边界清，Wood 灯下皮损面积≤目测面积，提示是稳定期。

以上 3 条符合任何一条即可考虑病情进展。

4. 其他　可同时参考激光共聚焦扫描显微镜（简称皮肤 CT）和皮肤镜的图像改变，辅以诊断。

（二）白斑面积（手掌面积约为体表面积的 1%）

1 级为轻度，面积＜ 1%；2 级为中度，面积为 1% ～ 5%；3 级为中重度，面积为 6% ～ 50%；4 级为重度，面积＞ 50%。

白斑面积也可按白癜风面积评分指数（vitiligoareascoringindex，VASI）来判定。VASI=∑（身体各部占手掌单元数）×（该区域色素脱失所占百分比），VASI 值为 0 ～ 100。

（三）型别

根据 2012 年白癜风全球问题共识大会（VGICC）及专家讨论，分为节段型、非节段型、混合型及未定类型白癜风。

1. 节段型白癜风　沿某一皮神经节段分布（完全或部分匹配皮肤节段），单侧的不对称的白癜风。少数可双侧多节段分布。

2. 非节段型白癜风　包括散发型、泛发型、面肢端型和黏膜型。散发型指白斑多 2 片，面积为 1 ～ 3 级；泛发型为白斑面积 4 级（＞ 50%）；面肢端型指白斑主要局限于头面、手足，尤其好发于指（趾）远端及面部口腔周围，可发展为散发型、泛发型；黏膜型指白斑分布于 2 个及以上黏膜部位，可发展为散发型、泛发型。

3. 混合型白癜风　节段型和非节段型并存。

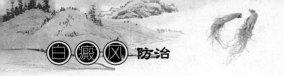

4. 未定类型白癜风　指非节段型分布的单片皮损，面积为 1 级。

（四）疗效

面部复色疗效好，口唇、手足部位复色疗效差。病程越短，疗效越好。儿童疗效优于成人。

二、治疗原则

（一）进展期白癜风

1. 未定类型（原称局限型）　可外用糖皮质激素（简称激素）或钙调神经磷酸酶抑制药（他克莫司软膏、吡美莫司乳膏）等，也可外用低浓度的光敏药，如浓度 < 0.1% 的 8- 甲氧沙林（8-MOP）；维生素 D_3 衍生物；局部光疗可选窄谱中波紫外线（NB-UVB）、308nm 准分子激光及准分子光。对于快速进展期，可系统用激素。

2. 非节段型与混合型　VIDA 积分 > 3 分考虑系统用激素，中医中药、NB-UVB、308nm 准分子激光及准分子光。快速进展期采用光疗可联合系统用激素或抗氧化剂，避免光疗引起的氧化应激而导致皮损扩大。局部外用药治疗参考进展期未定类型。

3. 节段型　参考进展期未定类型治疗。

（二）稳定期白癜风

1. 未定类型（原称局限型）　外用光敏药（如呋喃香豆素类药物、8-MOP 等）、激素、氮芥、钙调神经磷酸酶抑制药、维生素 D_3 衍生物等；自体表皮移植及黑素细胞移植；局部光疗参考进展期未定类型。

2. 非节段型与混合型　光疗（如 NB-UVB，308nm 准分子激光及准分子光等）、中医中药、自体表皮移植或黑素细胞移植（暴露部位或患者要求的部位）。局部外用药参考稳定期未定类型。

3. 节段型　自体表皮移植或黑素细胞移植（稳定 6 个月以上），包括自体表皮片移植、微小皮片移植、刃厚皮片移植、自体非培养表皮细胞悬液移植、自体培养黑素细胞移植等。参考稳定期未定类型治疗。

三、治疗细则

（一）激素治疗

1. 局部外用激素　适用于白斑累及面积 < 3% 体表面积的进展期皮损。超强效或强效激素，可连续外用 1 ～ 3 个月或在皮肤科医师的指导下使用，或予强弱效或弱中效激素交替治疗。

成人推荐外用强效激素。如果连续外用激素治疗 3 ～ 4 个月无复色，则表明激素疗效差，需更换其他治疗方法。

2. 系统用激素　适用于 VIDA > 3 分的白癜风患者。口服或肌内注射激素可以使进展期白癜风尽快趋于稳定。成人进展期白癜风，可小剂量口服泼尼松 0.3mg/（kg·d），连服 1 ～ 3 个月，无效中止。

见效后每 2 ～ 4 周递减 5mg，维持 3 ～ 6 个月。或复方倍他米松针 1ml，肌内注射，每 20 ～ 30 天 1 次，可用 1 ～ 4 次或由医生酌情使用。

（二）光疗

1. 局部光疗　NB-UVB 每周治疗 2 ～ 3 次，根据不同部位选取不同的初始治疗剂量，或者在治疗前测定最小红斑量（MED），起始剂量为最小红斑量的 70%。下次照射剂量视前次照射后出现红斑反应情况而定，如未出现红斑或红斑持续时间 < 24h，治疗剂量增加 10% ～ 20%，直至单次照射剂量达到 3.0J/cm^2（Ⅲ型、Ⅳ型皮肤）。如果红斑超过 72h 或出现水疱，治疗时间应推后至症状消失，下次治疗剂量减少 10% ～ 20%。如果红斑持续 24 ～ 72h，应维持原剂量治疗。

308nm 单频准分子光、308nm 准分子激光为每周治疗 2 ～ 3 次，治疗起始剂量及下一次治疗剂量参考 NB-UVB。

2. 全身 NB-UVB 治疗　适用于皮损散发或泛发的非节段型或混合型白癜风。每周治疗 2 ～ 3 次，初始剂量及下次治疗剂量调整与局部 NB-UVB 相同。

光疗治疗次数、频率、红斑量和累积剂量并非越多越好，累积剂量大易形成皮肤干燥、瘙痒、光老化等不良反应。治疗次数、频率、红斑量和累积剂量与光耐受（平台期）的出现有关。①如出现平台期（连续照射 20 ～ 30 次后，无色素恢复）应停止治疗，休息 3 ～ 6 个月，起始剂量从最小红斑量开始；②如治疗 3 个月无效应停止治疗；③只要有持续复色，光疗可继续；④不建议进行维持性光疗；⑤快速进展期，联合系统用激素治疗，可避免光疗诱发的同形反应，起始剂

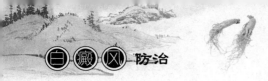

量 <70% 的最小红斑量。病程短、非节段型疗效优于病程长、节段型；面颈、躯干疗效优于肢端。

3. 光疗的联合治疗　光疗联合疗法疗效优于单一疗法。联合治疗主要有光疗＋激素口服或外用；光疗＋钙调神经磷酸酶抑制药外用；光疗＋口服中药制剂；光疗＋维生素 D_3 衍生物外用；光疗＋光敏剂外用；光疗＋移植治疗；光疗＋口服抗氧化剂；光疗＋点阵激光治疗；光疗＋皮肤磨削术等。

4. 局部光化学疗法及口服光化学疗法　由于其疗效并不优于 NB-UVB，不良反应多，已被 NB-UVB 取代。

（三）移植治疗

适用于稳定期白癜风患者（稳定 6 个月以上），尤其适用于稳定期的未定类型和节段型白癜风患者，其他型别白癜风的暴露部位皮损也可以采用。选择移植方法需考虑白斑的部位和面积，进展期白癜风及瘢痕体质患者为移植禁忌证。

常用的移植方法包括：自体表皮片移植、微小皮片移植、刃厚皮片移植、自体非培养表皮细胞悬液移植、自体培养黑素细胞移植、单株毛囊移植等。移植治疗与光疗联合治疗可提高疗效。

（四）钙调神经磷酸酶抑制药

包括他克莫司软膏及吡美莫司乳膏。治疗时间连续应用 3 ～ 6 个月，间歇应用可更长，复色效果最好的部位是面部和颈部。

特殊部位如眶周可首选应用，黏膜部位和生殖器部位也可使用，无激素引起的不良反应，但要注意可引起局部感染，如毛囊炎、痤疮出现或加重等。

（五）维生素 D_3 衍生物

外用卡泊三醇软膏及他卡西醇软膏可治疗白癜风，每日 2 次外涂。维生素 D_3 衍生物可与 NB-UVB、308nm 准分子激光等联合治疗。也可以与外用激素和钙调神经磷酸酶抑制药联合治疗。局部外用卡泊三醇软膏或他卡西醇软膏可增强 NB-UVB 治疗白癜风的疗效。

（六）中医中药

分为进展期和稳定期 2 个阶段,形成与之相对应的 4 个主要证型(风湿郁热证、肝郁气滞证、肝肾不足证、瘀血阻络证)。进展期表现为风湿郁热证、肝郁气滞证,稳定期表现为肝肾不足证、瘀血阻络证。治疗进展期以驱邪为主，疏风清热利湿，疏肝解郁；稳定期以滋补肝肾、活血化瘀为主，根据部位选择相应中药。

（七）脱色治疗

主要适用于白斑累及面积＞95%的患者。已证实对复色治疗的各种方法抵抗，在患者要求下可接受皮肤脱色。脱色后需严格防晒，以避免日光损伤及复色。

1.脱色剂治疗　20%氢醌单苯醚，每日2次外用，连用3～6周；也可用20% 4-甲氧基苯酚乳膏（对苯二酚单甲醚）。开始用10%浓度的脱色剂，以后每1～2个月逐渐增加浓度。每天两次外用，先脱色曝光部位再脱色非曝光部位，1～3个月出现临床疗效。注意减少皮肤对脱色剂的吸收，身体涂药后2～3h禁止接触他人皮肤。

2.激光治疗　可选Q755nm、Q694nm、Q532nm激光。

（八）遮盖疗法

用于暴露部位皮损，用含染料的化妆品涂搽白斑，使颜色接近周围正常皮肤色泽。

（九）儿童白癜风

局限性白斑：＜2岁的儿童，可外用中效激素治疗，间歇外用疗法较为安全；＞2岁的儿童，可外用中强效或强效激素。他克莫司软膏及吡美莫司乳膏可用于局限性儿童白癜风的治疗。

快速进展期的儿童白癜风皮损可采用小剂量激素口服治疗，推荐口服泼尼松5～10mg/d，连用2～3周。如有必要，可以在4～6周后再重复治疗一次。

（十）辅助治疗

应避免诱发因素如外伤、暴晒和精神压力，特别是在进展期；治疗伴发疾病；心理咨询，解除顾虑、树立信心、坚持治疗。

注意：①本共识不能保证所有患者均取得满意疗效；②本共识并不包括白癜风的所有治疗方法；③白癜风治疗应争取确诊后尽早治疗，治疗采取个性化的综合疗法。治疗应长期坚持，一个疗程至少3个月以上；④某些药物（如他克莫司软膏、吡美莫司乳膏、卡泊三醇软膏等）的药物说明书中未包括对白癜风的治疗，但已有文献证明这些药物对白癜风有效；⑤关于快速进展期白癜风患儿使用

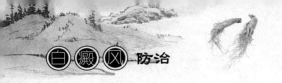

小剂量激素口服的治疗方法，参考 2005 年第 63 届美国皮肤科学会年会上 PearE. Grimes 发表的白癜风治疗共识，结合专家临床经验形成。

第二节　白癜风的治疗原则

截至目前，西方医学对白癜风还没有根治的办法和药物，一般认为，皮肤泛发的进展期患者，可口服皮质激素（如泼尼松等）、光化学疗法；皮损面积小且病情稳定的患者，可选用手术治疗，如黑素细胞自体移植、自体小片移植等。总之，无论采用何种治疗方法，均应参照以下治疗原则。

一、早期治疗原则

诸多实践证明，在白癜风的初发期，治疗是相对比较容易的。

初发 1 ～ 2 个月的白斑，往往在治疗 0.5 ～ 2 个月内可以完全消失。这是因为初发的白斑，皮损内尚存有未完全破坏的黑素细胞，此时治疗，可望使白斑皮肤基底层的黑素细胞修复、分裂增殖，分泌黑素，并经树枝状突起输送到表皮各层，达到最佳的治疗效果。同时初发的白斑面积较小，周围正常皮肤的黑素细胞可向白斑区移行，也有助于白斑迅速消失，缩短疗程。

病程超过 1 年，疗程则相对延长；病程数年，甚至数十年者，由于白斑内表皮基底层的黑素细胞完全破坏，甚至毛囊内的黑素细胞也完全消失，治疗就相对困难。

因此，早期发现、早期诊断、早期治疗，是治疗白癜风的一个重要原则。

二、分期治疗原则

白癜风在病程上可分为静止期和进行期，治疗上应分辨病期，灵活用药。

白癜风的进行期，应以内治为主，调整机体的免疫功能、神经内分泌功能，有其他系统疾病（如甲状腺病、糖尿病、肝病等），应同时予以治疗。进行期切不可选择强烈的日光照射或紫外线，以免加重黑素细胞的自身破坏。同时也不可外涂作用强烈的刺激性药物（如 5- 氟尿嘧啶、氮芥、补骨脂等），以免产生局部刺激反应，损伤黑素细胞，加重免疫紊乱，导致白斑扩大、扩散。

稳定期白斑，尤其是小面积稳定期白斑，方可考虑以外用药为主，同时配合光疗。

三、综合治疗原则

由于白癜风的发病因素是复杂的、多方面的，各种因素又互相影响，互为因果，其具体机制又尚未完全阐明。任何单一的治疗方法或单种药物的作用往往是有限的，且疗程较长，治愈率很低。所以说至少在现阶段，治疗白癜风应坚持综合治疗的原则。

在我国，几千年来的中医药实践积累了丰富的治疗白癜风的经验和方药，如能中西医结合，毫无疑问，要比单纯用西药效果要好。

因此，强调坚持综合治疗，即内服外用相结合，中西医相结合，药物和理疗或其他疗法相结合。

第三节　影响白癜风疗效的因素

白癜风的临床治疗效果，个体差异很大，即使同一个体，在不同时期、不同部位的疗效也有显著的差异。常见的影响疗效的因素有以下几个方面。

一、黑素细胞的数量分布、活跃程度

人的全身表皮基底层有 2 万亿左右个黑素细胞，分布在人体不同部位的数目不同，在阴部、包皮最多，约 2400 个 /cm^2，头皮约 2000 个 /cm^2，躯干部位密度最小，约 900 个 /cm^2，其他皮肤部位约有 1000 个 /cm^2，不同部位活动性表皮黑素细胞数目的显著差异构成人体不同部位的肤色差异，也影响着人体不同部位白癜风的治疗效果。如面部的黑素细胞分布密度大、活性强、代谢旺盛，所以治疗效果好，疗程短，尤其是初发病例，白斑往往在很短的时间内消退，而小腹部皮肤的黑素细胞分布数量少、活性低，治疗效果差，疗程也长。

二、毛囊分布的疏密

正常皮肤（包括毛囊外根鞘上部）的黑素细胞是一种有功能的细胞，能合成黑素。而在毛囊外根鞘中下部还存在一种无活性黑素细胞，不能合成黑素，当受到某些刺激或生理需要时，它能转变为有功能的黑素细胞而产生黑素。有人认为白癜风患者虽然表皮的黑素细胞消失，但却不累及毛囊外根鞘中、下部无活性黑素细胞。实验证明，白癜风皮损区毛囊外根鞘中、下部的无活性黑素细胞依然存

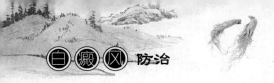
在，其数量和功能与正常皮肤相似。因此，治疗时，药物或紫外线等疗法可能通过刺激这些细胞发生分裂、增殖，称为有功能的黑素细胞，并逐渐向毛囊口和毛孔周围皮肤移行，并以毛囊孔为中心出现"色素岛"，这些色素岛不断增多扩大，互相融合，最后完全覆盖白斑，恢复正常肤色。由此可见白癜风患者，尤其是大面积的白斑损害，恢复时黑素细胞主要来源于毛囊外根鞘中、下部的无功能黑素细胞。

1. 凡是毛囊密布的部位，白斑易恢复，治疗效果好，而毛囊稀疏的部位，白斑恢复慢，治疗效果差。

2. 有些部位虽然有毛发，但都是终毛，色素浅，黑素细胞少，治疗效果也差，甚至常年治疗也无效。而毛囊发达的有毛部位，治疗效果要好一些。

3. 如果白斑区的毛发已经变白，这表明在白癜风进展过程中，毛囊中的黑素细胞储库破坏或被消耗，治疗会相当困难。

4. 无毛皮肤，如口唇、指尖、唇红、乳头、龟头等部位的白斑，一般采用药物治疗是无效的。

三、病程的长短

一般来说，病程短者，容易治疗，病程长者治疗困难。病程短者，白斑区域内黑素细胞尚未完全破坏，毛囊部位尚存有无活性黑色素。而病程长者，白斑部位的黑素细胞完全破坏，仅靠毛囊中、下部的无功能、无活性的黑素细胞增殖，治疗相对困难。如果病情发展到毛发均变白，治疗就非常困难，甚至是无效的。因此，坚持早期诊断、早期治疗是很重要的。

四、白斑面积大小

白斑面积大治疗困难，白斑面积小容易治疗。白斑面积的大小，同样与皮肤内黑素细胞的破坏程度有关，同时也在一定程度上反映出机体内环境失衡的状态。另外，小面积的损害，白斑边缘正常皮肤的黑素细胞可向白斑中心匐行性推移扩展；而大面积的白斑只能依靠损害内毛囊球部的黑素细胞活化、增殖与移行，因此治疗要困难得多。

五、年龄与体质

年龄小，容易治疗；年龄大，治疗困难，这可能与不同的致病原因及机体的代谢状况有关，也与不同年龄黑素细胞与毛发的密度、功能有关。人的头发在15－30 岁期间生长最快。老年人头发生长缓慢，其毛囊的上皮细胞，包括黑素细胞的活性降低。另外，随着年龄的增加，皮肤和毛囊内有活性的黑素细胞也逐渐减少，每十年皮肤中黑素细胞数目减少 8%～10%。到了更年期，由于内分泌失调，可导致白癜风的发生、加重或复发，甚至难以控制。

六、其他因素

患者在治疗过程中的情绪、饮食、作息状态、生活环境的污染等，也直接影响治疗的效果。

1. 精神因素　除了社会因素导致精神情绪变化外，常见的是因白癜风皮肤损害给患者带来的精神压抑，以及对治疗的盲目悲观或过高期待引起的焦虑、急躁等。尽管医生在门诊中常对患者做耐心的心理疏导工作，但多数患者很难摆脱心理上的阴影，这对白癜风的治疗是非常不利的。

2. 饮食因素　一些患者在就诊时，能够明确讲述自己在饮酒或食海鲜后白斑扩大或复发加重。部分患者发病的诱因是饮酒或过食海鲜。但相当一部分患者在治疗过程中，不听医生劝告，仍然间断饮酒或食海鲜，导致白斑不断扩展，病情难以控制。还有许多青少年患者在暑期前治疗效果很好，但经过一个暑假后，即使未中断治疗，白斑却在发展扩大，这种情况常与其在暑期过多进食饮料有关。一些饮料中可能添加有维生素 C 等，而饮料中的附加成分如防腐剂、色素等，在体内经过代谢后，可能会产生对黑素细胞有毒性损害的产物，从而加重了白癜风病情。

3. 作息因素　患者的作息规律紊乱或夜间作业、加班加点，也会导致生物钟紊乱，神经内分泌失调，影响白癜风治疗效果。

4. 化学污染　经常接触汽油、油漆、沥青等会加重白癜风的病情。需要特别说明的是，家庭装修带来的化学污染，不仅是白癜风的诱发因素，也常常造成治疗上的困难。而一直处在一个严重化学污染的环境中，其治疗不仅难以奏效，更连控制病情的发展都是困难的。

影响白癜风治疗效果的因素是非常复杂的、多种多样的。所以患者一定要遵从医嘱，坚持治疗，避免各种诱发因素，才能取得好的治疗效果。

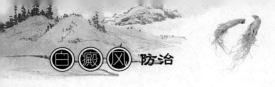

第四节　系统药物治疗

西医系统性药物治疗白癜风是以内服为主的疗法，白癜风病灶面积较大，在 50% ～ 60% 以上的泛发型，特别是进行性发展的患者，白斑面积不断扩大，并且有新的病灶出现，适宜应用该疗法治疗。

一、呋喃香豆素类

呋喃香豆素类已发现存在于 30 种以上的植物中，这类药物通过增强对紫外线的敏感性，增加表皮中黑素细胞的密度和黑素细胞内酪氨酸酶的活性，从而促进黑素的生化合成和转运，使肤色恢复正常。

1. 研究进展及作用机制　外用或内服呋喃香豆素类化合物均有致光敏的作用，其治疗白癜风已有较长历史。1947 年，埃及化学家由大阿美果实中分离出 3 种有效成分都是补骨脂素衍生物，其中，8- 甲氧基补骨脂素（8-MOP）和 5- 甲氧基补骨脂素（5-MOP）对白癜风有效果。1960 年，人工合成了三甲基补骨脂素（TMP），对白癜风也有较好效果，而且不良反应较小，目前这些药物都已广泛应用于临床。

补骨脂素类药物属于光敏性化合物，用药后能加强紫外线的作用，能将还原黑素氧化为黑素，并通过破坏皮肤中的硫氢基化合物，使酪氨酸酶活性增加，刺激那些尚未完全破坏或正常的黑素细胞的功能，从而增加黑素合成。

2. 适应证　适用于泛发型白癜风或对局部治疗无效者。

3. 禁忌证　儿童、年老体弱者及妊娠期女性；光感性疾病，特别是着色干皮病患者；皮肤有水疱或糜烂渗液较严重者；严重器质性疾病，尤其是肝病患者；黑素瘤病患者或有黑素瘤病史者；接受过放射线治疗者；白内障或者其他晶状体疾病患者。

4. 治疗方法

（1）内服：口服 8- 甲氧基补骨脂素 0.5 ～ 0.6mg/kg，1.5h 后照射 UVA，UVA 最初剂量通常是 1 ～ 2J/cm^2，每次增加 0.25 ～ 0.5J/cm^2，直至红斑出现，每周治疗 2 ～ 3 次，不宜连续治疗 2d，治疗后 24h 内需戴吸收紫外线的护目镜，避免日晒。口服 8- 甲氧基补骨脂素每次 0.3mg/kg 或 10mg，服药 2 ～ 4h 后到户外接受日光照射（上午 10 时至下午 3 时），每周 2 ～ 3 次，不宜连续治疗 2d，日照开始为 5min，以后逐渐增加 5min，4 次后根据皮肤红斑和敏感情况慢慢增加，最长可达 2h。

（2）外用：0.1%、0.3%、0.5% 的 8- 甲氧基补骨脂素乙醇或异丙醇溶液或用 8- 甲氧二甲基亚砜乙醇溶液，在照射前数分钟至 1h，于皮损处外涂。

5. 注意事项

（1）有皮肤癌病史、日光敏感史，新近接受放射线和细胞毒治疗及有胃肠道疾病者应慎用。

（2）照射紫外线时及照射后 8h 内应戴墨镜，并用黑布覆盖正常皮肤。

（3）口服片剂时应同食物或牛奶一起服用，以减少其对胃肠道的刺激。

（4）治疗期间应戒酒，不宜吃过于辛辣食物。治疗期间也不能服用呋喃香豆素类食物，如酸橙、无花果、香菜、胡萝卜、芹菜等。

（5）治疗期间不得服用其他光敏性药物。本品与吩噻类药物同用，可加剧对眼脉络膜、视网膜和晶体的光化学损伤。

（6）若本品药物过量时，在 2 ～ 3h 内导致呕吐，将患者移至暗室至少 24h；发生意外的照射过度或暴晒日光，可将患者移至暗室至少 24h；如在 24h 内出现二度烧伤（显著红斑而无水肿），提示开始有潜在的严重烧伤信号，应根据发生范围和严重度，进行烧伤的对症治疗。

6. 不良反应

（1）本疗法的疗效因人而异，与患者的年龄、皮损部位、严重程度、皮肤类型等有关。一般儿童患者、病程短、面颈部皮损效果较好；而病程长、手足背等皮损效果差。

（2）口服补骨脂素的不良反应有胃肠道反应（恶心、呕吐、食欲缺乏等），少数患者可有白细胞减少、贫血及肝功能损害，故在治疗期间应定期检查血、尿常规及肝功能。

（3）对有糖尿病、肝功能异常、皮肤癌、白内障、妊娠妇女、哺乳期女性及有光敏者应禁用。

二、糖皮质激素

肾上腺皮质激素是肾上腺皮脂分泌的激素，按其生理作用可分为糖皮质激素和盐皮质激素两大类。糖皮质激素按照半衰期又可分为短效类，如可的松、氢化可的松；中效类，如泼尼松、泼尼松龙、甲泼尼松、曲安西龙；长效类，如地塞米松、倍他米松、帕拉米松等。

1. 作用机制　激素本身可以作用于黑素细胞，刺激黑素细胞产生黑素；通过抑制黑素细胞的自身抗体抑制黑素细胞破坏；干扰细胞毒T细胞，诱导产生多种细胞因子，从而激活毛囊外根鞘黑素细胞储库中无功能的黑素细胞增殖，并促其分化成熟和向表皮细胞移行。口服与外用皮质类固醇激素均被应用于治疗白癜风，并且取得了一定的疗效。

2. 适应证　活动期泛发型白癜风或少数局限性皮损。

3. 禁忌证　对于肾上腺皮质功能亢进症，活动性消化性溃疡、心力衰竭、重症高血压、糖尿病、精神病、妊娠期和产褥期、骨质疏松、活动性肺结核及抗生素不能控制的细菌或真菌感染等均禁止使用糖皮质激素。

4. 治疗方法

（1）口服：适用于皮损面积较大的泛发型进展期，面部白斑效果显著。

地塞米松：开始 0.75 ～ 6mg/d，分 2 ～ 4 次服用。维持剂量为 0.5 ～ 0.75mg/d。

倍他米松：成人开始 0.5 ～ 2mg/d，分 2 次服用，维持量为 0.5 ～ 1mg/d。

泼尼松龙：成人开始 10 ～ 40mg/d，分 2 ～ 3 次服用，维持量为 5 ～ 10mg/d。

甲基泼尼松龙：开始 16 ～ 24mg/d，分 2 次服用，维持量为 4 ～ 8mg/d。

氢化可的松：每次 1 片，每日 1 ～ 2 次。

（2）局部注射：对少数局限型白癜风皮损可采用局部皮损内注射的方法。

①曲安西龙（去炎松）混悬液、醋酸泼尼松混悬液或醋酸氢化可的松混悬液用 1% 普鲁卡因稀释（1：1 以上）后，做皮损内局部注射，有一定效果，一般每周注射 1 次，每次激素用量不超过 2ml，4 次为 1 个疗程。

② 0.5ml 曲安西龙加 1% 盐酸普鲁卡因 5ml 患处皮内注射，每周 1 次。

③ 1ml 得宝松加 2% 利多卡因 4ml，在白斑处浸润注射，每月 1 次，3 个月为 1 个疗程，同时外涂 0.05% 盐酸氮芥酊，每日 2 次。

5. 不良反应及注意事项　长期应用糖皮质激素可引起以下不良反应，应当引起医护人员及患者的重视。

（1）库欣综合征的表现，如向心性肥胖、满月脸、痤疮、多毛、皮肤变薄、高血压和糖皮质激素性糖尿病，一般停药后可自行消退，但出现糖尿病时，最好停药，如不能停药，可服用降糖药或注射胰岛素，并控制饮食。

（2）诱发和加重感染，包括细菌、病毒、真菌等感染，或使体内潜伏病灶播散全身。

（3）诱发或加重溃疡病，可并发或加重胃、十二指肠溃疡，甚至导致穿孔出血，可加服胃黏膜保护药和 H_2 受体阻滞药，同时注意不要与阿司匹林同服。

（4）诱发肌病，主要为肢体近端肌肉及肩、骨盆肌肉，停药后可缓慢消失。

（5）引起骨质疏松、骨缺血性坏死。

（6）诱发精神异常，如失眠、神经质、情绪异常，甚至抑郁、躁狂或精神分裂等。

（7）引起生长发育受抑制、白内障、脂膜炎等。

三、免疫调节药

针对白癜风可能的自身免疫发病机制，使用免疫调节药也是治疗方法之一，并收到了效果。临床上有报道用转移因子、左旋咪唑、胸腺素、卡介菌素等，都有一定效果。

（一）转移因子

转移因子，全称为正常人白细胞转移因子，属免疫增强剂，主要成分为外周血白细胞或脾细胞中提取的多核苷酸肽，不易被 RNA 酶、DNA 酶及胰蛋白酶破坏，转移因子是细胞免疫反应中的重要因子。

1. 作用机制　具有传递免疫信息、激发免疫细胞活性、调节免疫功能、增强机体非特异性细胞免疫等作用。由于其毒性、抗原性、过敏反应较少见，并且可超越种系界限应用等优点，目前在临床应用广泛。

2. 适应证　白癜风、红斑狼疮、硬皮病、麻风、结节病、念珠菌病、先天性免疫缺陷、病毒性皮肤病、恶性黑素瘤等作为辅助治疗剂。

3. 治疗方法　皮下注射于上臂内侧或大腿内侧腹股沟下端，每次2ml，每 1～2 周注射 1 次，1 个月后改为每 2 周 1 次。

注射剂：1ml（1U）、2ml（3U）；粉针剂：1U、2U、4U。

4. 不良反应　个别患者有皮疹、皮肤瘙痒、痤疮增多、一次性发热反应等。本品应放置在低温下保存。

（二）胸腺素

为动物胸腺提取物，国外应用者主要是由小牛胸腺素纯化而得的胸腺素组分 5（胸腺素 F_5，Thymosin fraction 5，TF_5），相对分子量为 1000～15 000。另一种胸腺素 α_1（$T\alpha_1$）是胸腺素组分 5 的主要活性肽。国内应用者主要为猪胸腺素，是由猪胸腺素提取的含 8～9 种不同等电点的蛋白质混合物，相对分子量为

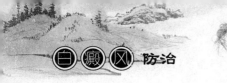

9000 ～ 68000。

1. 作用机制　具有增强免疫的作用，能刺激胸腺内的前 T 细胞分化成熟为各亚群 T 淋巴细胞，并增加胸腺外循环中 T 淋巴细胞的数目及功能状态。能增强成熟 T 淋巴细胞对抗原或其他刺激的反应，因而具有免疫增强作用，对体液免疫影响较小。也具有调节机体免疫平衡的作用。

2. 适应证　主要用于胸腺发育不全综合征、白癜风、系统性红斑狼疮、类风湿关节炎、麻风病、恶性肿瘤等。

3. 治疗方法　2 ～ 10ml，1 次或分次肌内或皮下注射，隔日 1 次，连续治疗3 ～ 5 个月。

4. 不良反应或注意事项　局部可有风团、丘疹等皮疹。约 5% 患者出现头晕、发热等变态反应。注射前应常规做皮肤过敏试验，但皮试结束与临床有无变态反应常无完全一致，应引起高度重视。

（三）左旋咪唑

左旋咪唑由消旋四咪唑与 d- 樟脑 -10- 磺酸环合，再水解成盐而得。或由DL- 四咪唑经拆分，用烧碱中和，得到 L- 四咪唑，最后成盐而得。为广谱驱虫药，同时也具有免疫调节作用。

1. 作用机制　能增强在内外各种条件影响下降低的免疫功能，特别是能使细胞免疫反应，不平衡的 T_H/T_S 比值恢复到正常水平，以及增加 INF 和 IL-2 的活力，从而确立其免疫调节作用。

2. 适应证　白癜风、红斑狼疮、白塞病、单纯疱疹、硬皮病、恶性黑素瘤等。

3. 治疗方法　成人 150mg/d，儿童按 2.5mg/（kg·d）计算，连续服用 3d，停止服用 11d，或每周连续给药 2d，可连续用药 3 ～ 6 个月。

4. 不良反应和注意事项　短期应用有 1% 的患者可出现轻而短暂的不良反应，主要有恶心、呕吐、食欲缺乏、腹部不适、头痛、头晕等。无须特殊处理，停药后可自行消失。

长期应用可出现皮疹、眩晕、失眠、味觉和嗅觉异常、震颤等中枢神经系统反应，也可偶见肝功能损害，粒细胞和血小板减少。肝功能不良或溃疡病者慎用，严重肝病、肾病者禁用。

（四）卡介苗多糖核酸

卡介苗具有增强免疫、抗肿瘤等作用，曾在临床应用多年，近年来国内学者从卡介苗中提取出有效成分卡介苗多糖核酸，经过生化生物监测、动物实验和临床应用，证实该药是一种有效的免疫调节药。

1. 作用机制　能促进单核 - 巨噬细胞系统增生，增强巨噬细胞的吞噬与消化活力，并激活 T 细胞使之释放多种活性因子，增强机体内自然杀伤细胞活力、白细胞介素 -2 和白细胞介素受体的表达、干扰素诱生水平的活性。干扰素诱生水平的升高能使白细胞介素 -4、白细胞介素 -10 趋于正常化，抑制了白介素所诱导的 IgE 合成，稳定了肥大细胞膜，减少了肥大细胞脱颗粒所释放的活性物质，也可直接作用于 IgG，IgG 抗体阻止已和组织细胞、肥大细胞结合的 IgE 与抗原结合。上述作用使卡介苗多糖核酸具有提高机体细胞免疫和体液免疫的功能，从而发挥消炎、抗病毒、抗过敏、抗肿瘤等作用。

2. 适应证　白癜风等。

3. 治疗方法　卡介苗多糖核酸（0.5mg／支），1mg，肌内注射，每 2 天 1 次，12 次为 1 个疗程。

4. 不良反应　偶见注射部位红肿、结节，热敷后一周内自然消退；偶见低热；过敏体质偶见皮疹；罕见过敏反应。

（五）胎盘提取液

胎盘中提取黑素生成素是由古巴学者 Cao 在 1986 年首先报道。1991 年 Suite 等外用于白癜风，并用红外线照射治疗。Rabinra 等认为黑素生成素中含有内皮素和糖脂、磷脂、鞘脂等物质。内皮素被认为对黑素细胞的有丝分裂起关键性作用。外用黑素生成素治疗白癜风有效的机制可能是通过内皮素等生物活性物质作用于黑素细胞，促进黑素细胞增殖和黑素合成，致皮肤色素沉着。在黑素生成素制剂中添加 1mg/ml 氯化钙可提高疗效。国内有报道总有效率为 63.3%，比国外报道的略低。

目前，免疫调节药在临床上多作为辅助治疗，或作为综合疗法的一部分。当然，对这类药物的应用，也要注意和预防其不良反应。

四、微量元素和维生素

微量元素及维生素在人体中的含量尽管极其少，但却对机体的健康起着非常

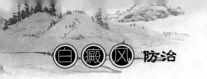

重要的作用，一旦元素之间的平衡被破坏，就会导致各种疾病。人体内的元素平衡包括元素在体内含量要适当，各种元素之间要有一个合适比例。

所以，在补充微量元素和维生素时应合理应用合适剂量，避免过量。

（一）硫酸铜

1. 用法与用量　0.5% 的硫酸铜溶液 10 滴，3 次 /d，将其溶于水或牛奶中，饭后服下，3 个月为 1 个疗程。

2. 注意事项　由于硫酸铜疗法显效慢、疗程长，且高浓度铜离子对人体有毒，故不宜轻易使用，尤其是静脉注射法。

（二）锌制剂

1. 用法与用量

（1）醋酸锌（或醋酸 N- 半胱氨酸锌）：口服，每次 100mg，每日 4 次（或每次 200mg，每日 2 次）。

（2）0.25% 硫酸锌：每次 10ml，加 5% ～ 10% 葡萄糖 20ml，静脉注射，每日 1 次，15 次为 1 个疗程。

（3）0.5% 硫酸锌：口服，每次 20 ～ 30ml，每日 3 次。

（4）4% 硫酸锌：每次 1 ～ 2ml，加生理盐水 1000ml，静脉滴注，每日 1 次，14 日为 1 个疗程。

2. 注意事项　服用锌制剂时需要注意，随着疗程的延长部分患者可出现消化道症状，如恶心、呕吐、食欲缺乏、上腹部不适等，严重者可引起溃疡及胃肠道出血。静脉用药可出现心悸、心动过速、出汗、体温降低、感觉迟钝等不良反应。

（三）硫代硫酸钠

1. 用法与用量　每周在白斑处皮内分点注射 1 次，每次 1ml，10 次为 1 个疗程。

2. 注意事项　药物过量可引起头晕、恶心、乏力。

（四）维生素

维生素是机体维持正常代谢和生理功能所必需的一类低分子有机化合物，也是某些酶（或辅基）的组成部分，除少数可在体内合成外，其余主要是从食物中获得。

1. 用法与用量

（1）维生素 B_{12}：口服，每次 2 片，每日 3 次。

（2）维生素 B$_6$：口服，每次 2 片，每日 3 次。

（3）复合维生素 B：口服，成人每次 1 ～ 3 片，儿童每次 1 ～ 2 片，3 次 /d。

（4）维生素 E 烟酸酯胶囊：口服，每次 1 ～ 2 粒，每日 3 次。

（5）泛酸钙：口服，每次 20ml，每日 3 次。

（6）烟酸胺：口服，每次 0.1g，每日 3 次。

2. 注意事项　B 族维生素、烟酸等内服或肌内注射，可单独或联合用药，也可与其他疗法并用，对节段型患者有一定疗效。虽然适当的补充微量元素和维生素对白癜风的治疗有效，但白癜风发病原因不是由于缺乏微量元素和维生素所致，所以适当补充可能起到辅助治疗作用。

第五节　局部用药

局部用药就是在身体的某一部位用药，其优点是，在用药部位保持较高的药物浓度，产生局部作用。但应注意过敏反应的发生。

一、糖皮质激素

1. 适应证　适用于白斑面积不超过体表面积的 2% 的局限型、散发型和节段型白癜风。

2. 治疗方法　以糖皮质激素做成的软膏、霜剂、涂膜剂、溶液均可。常用的有 0.2% 倍他米松、0.025% 地塞米松膏、0.1% 曲安西龙（去炎松）霜、氟轻松、0.05%Malometason 膏等，每日 2 ～ 3 次。超强效或强效激素，在医生指导下可连续外用 1 ～ 3 个月，或予强弱效或弱中效交替治疗。弱效激素效果相对较差，强效激素效果相对较好。

成人推荐外用强效激素。如果连续外用激素治疗 3 ～ 4 个月无复色，则表明对激素治疗疗效差，需要更换其他方法。

3. 注意事项　四肢要选用强效激素软膏，每日 1 ～ 2 次，使用 1 周应停用2d；几种成分激素软膏应交替使用，面部选用弱效激素类；白癜风进行期要避免使用含有刺激性药物成分的激素软膏（如含有冰片、水杨酸等成分）。

外用糖皮质激素治疗白斑面积应小于体表面积的 10%，应依据皮损部位及年龄选择使用,面部及黏膜部位选用弱效，如 0.05% 布地奈德霜、0.1% 地塞米松霜等；其他部位选中效至中强效，如 0.2% 戊酸氢化可的松、0.05% 卤美他松软膏等；

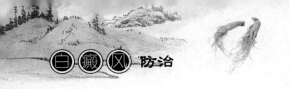

儿童选用弱至中效，青少年及成人可用强效激素。

长期、连续在同一部位涂药易引发痤疮样皮疹、毳毛增多、毛细血管扩张、皮肤萎缩等不良反应。此外，眼周涂药要特别小心，有诱发眼内压增高及青光眼的报道。

二、他克莫司

化学名为他克莫司（Tacrolimus，又名 FK506），商品名为 Protopic，是由日本藤泽公司生产的大环内酯类药物，是从链霉菌产物中提取的一种具有免疫调节活性的钙调神经磷酸酶抑制药，对多种免疫相关疾病有着十分显著的疗效，而且外用的环孢素也具备较强的渗透能力，因此，被广泛应用于各种短期或长期的皮肤病治疗中。

1. 作用机制　他克莫司是一种免疫抑制药，阻止白癜风的发展与其可抑制局部异常免疫反应、刺激角质形成细胞释放干细胞因子、促进黑素细胞的增殖及生长，创造有利于黑素细胞迁移的环境有关。

外用他克莫司后，皮损局部异常免疫反应消失，使得残存的黑素细胞得以继续生长增殖，毛囊中的黑素细胞向表皮内游走、分裂、增殖，然后产生黑素，使白癜风的发展停滞。

2. 适应证　适用于头面部或节段型白癜风，或敏感皮肤及某些特殊部位，如颜面部、眼睑等。

3. 治疗方法　外用 0.1% 软膏，每日 2 次，敏感部位用浓度为 0.03%。

4. 不良反应　常见的不良反应是皮损周围的刺激症状，如皮肤灼烧、瘙痒，或者有痛感，皮肤发红。这些不良反应一般持续时间较短，在治疗几天后反应会逐渐减轻。

偶有报道出现皮肤萎缩、毛细血管扩张、毛囊性丘疹等，减少用药次数或暂停用药后消失。

三、钙泊三醇

钙泊三醇（Calcipotriol，又名 Calcipotriene），中文也翻译为卡泊三醇，是维生素 D_3 活性代谢产物 1，25（OH）$_2D_3$ 的类似物。1987 年，由丹麦利昂（Leo）制药公司合成。国外，0.005%（50μg/g）钙泊三醇软膏的专利商品名为 Dovonex 或 Daivonex，国内商品名为大力士软膏。

1. 作用机制　实验研究表明，白癜风皮损区存在钙平衡失调。黑素细胞上存在 1，25-（OH）$_2$D$_3$ 的受体已经得到证实，1，25-（OH）$_2$D$_3$ 在调节黑素合成方面起到一定作用。另外，钙泊三醇对免疫系统细胞具有免疫抑制作用，可能通过调节角质形成细胞、淋巴细胞产生和释放细胞因子而发挥免疫作用。

2. 适应证　白癜风、寻常性银屑病、脓疱型银屑病、毛发红糠疹、鱼鳞病等。

3. 治疗方法　外用钙泊三醇浓度为 0.005%，外涂，每日 2 次，外用钙泊三醇的安全性高，药物经皮吸收率很低，且在体内快速代谢失活，其对钙的影响仅是维生素 D$_3$ 的 1/200 ～ 1/100。

4. 不良反应　钙泊三醇外用除观察到少数患者有轻度刺激反应外，无其他明显不良反应，可以作为治疗白癜风的二线药物，特别是和皮质类固醇激素并用，可以减少皮质类固醇激素用量和它的不良反应，并增加疗效。

四、氟尿嘧啶

氟尿嘧啶是 5- 氟尿嘧啶溶于注射用水并加氢氧化钠的无菌溶液，溶液的 pH 约为 8.9。氟尿嘧啶是尿嘧啶的同类物，尿嘧啶是核糖核酸的一个组分。氟尿嘧啶属于抗代谢、抗肿瘤药。

1. 作用机制　在细胞内转变为 5- 氟尿嘧啶脱氧核苷酸（5F-dUMP）而抑制脱氧胸苷酸合成酶，阻止脱氧尿苷酸（dUMP）甲基化为脱氧胸苷酸（dTMP），从而影响 DNA 的合成。另外，氟尿嘧啶在体内转化为 5- 氟尿嘧啶核苷（5-FUR）后，也能掺入 RNA 中干扰蛋白质合成，故对其他各期细胞也有作用。

2. 适应证　外用主要适用于白癜风、皮肤疣类、皮肤良性溃疡等。

3. 禁忌证　人类有极少数由于在妊娠初期 3 个月内应用本品而致先天性畸形者，并可能对胎儿产生远期影响。故在女性妊娠初期 3 个月内禁用。由于潜在的致突、致畸及致癌性和可能在婴儿中出现的不良反应，因此在应用期间不允许哺乳。当伴发水痘或带状疱疹时禁用，忌用于神经衰弱患者。

4. 治疗方法　0.5% ～ 10% 氟尿嘧啶软膏外涂，每日 1 ～ 2 次。

5. 不良反应　恶心、食欲缺乏或呕吐，一般剂量多不严重，偶见口腔黏膜炎或溃疡，腹部不适或腹泻。周围血白细胞减少常见（大多在疗程开始后 2 ～ 3 周内达最低点，在 3 ～ 4 周后恢复正常），血小板减少罕见。极少见咳嗽、气急或小脑共济失调等；长期应用可导致神经系统毒性；偶见用药后心肌缺血，可出现心绞痛和心电图的变化。

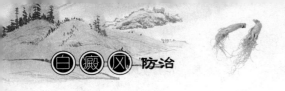

五、盐酸氮芥

盐酸氮芥为白色结晶性粉末，其化学名称为：N- 甲基 -N-（2- 氯乙基）-2- 氯乙胺盐酸盐，有引湿性和腐蚀性。VanScott 最早报道在外用氮芥治疗蕈样肉芽肿（一种 T 细胞淋巴瘤）患者时，发现其原有的白斑处出现色素沉着进而应用于白癜风治疗。该药曾经是我国 20 世纪 60 年代治疗白癜风的主要药物，以前许多医院都自配该药，另外市售的白癜净主要成分就是盐酸氮芥乙醇。因局部使用该药接触性皮炎发生率高且有致癌的危险性，以及其他新的治疗方法出现，现使用的单位已很少。

1. 作用机制　本品最早用于临床的抗肿瘤药物，其衍生物很多，本类药品进入人体后，通过分子内成环作用，形成高度活泼的乙烯亚胺离子，使核酸的磷酸基、氨基和蛋白质的羟基、氨基烷化，从而抑制细胞核的分裂，具有较强的细胞毒性，其治疗白癜风机制可能是氮芥进入皮肤后形成乙烯亚氨基，后者能与巯基结合，解除酪氨酸酶的抑制和加速黑素的合成。

2. 适应证　白癜风、银屑病、蕈样肉芽肿等。

3. 治疗方法　盐酸氮芥 50mg 加入 75% ～ 95% 乙醇 100ml 中，配成浓度为 0.05% 药液。成人头皮、躯干、手足部每日 3 次，面部眼睑每日 2 次，儿童可酌减。棉签蘸药液自皮损中心向周围旋转涂擦至皮损边缘，涂时可稍用力，使白斑充血，以利药液吸收。涂药 5min 后，日晒 5 ～ 10min，使白斑微红为度，日晒时要注意遮盖正常皮肤，但忌暴晒。治疗 1 个月后，若局部无反应，可增加药物浓度到 0.1%。

4. 不良反应及注意事项　治疗过程中常可发生接触性皮炎，表现为皮肤红、肿、痒、痛，可在药液中每 100ml 加入异丙嗪注射液 50mg 进行脱敏治疗，也可加入 0.5% 的氢化可的松减轻皮炎并提高疗效。接触性皮炎反应较重者应停药。另外，已有使用该药导致皮肤发生鳞状细胞癌者，较长时间使用该药的患者应予以注意。

本品在水溶液、酊剂中稳定性较差，故必须新鲜配制。眼、口、生殖器等部位禁忌应用。

六、碘酊

碘化钾加蒸馏水 20ml 溶解后，加乙醇，搅拌溶解，再加水适量至 1000ml 即成。

1. 作用机制　能氧化病原体胞质蛋白的活性基因，并能与蛋白质结合，使其变性沉淀，对细菌、芽胞、病毒、原虫都有强大的杀灭作用。用于治疗白癜风的机制尚不明确。

2. 适应证　各型、各期白癜风。

3. 治疗方法　涂擦患处，每日 1 ～ 3 次。

4. 不良反应与注意事项　碘酊对皮肤黏膜有刺激性，使用浓度过高可引起皮肤发疱、脱皮及皮炎；不宜用于破损皮肤及口腔黏膜，新生儿慎用；禁止与红汞同涂一皮肤，以免产生碘化汞腐蚀皮肤；碘过敏者禁用。

七、蒽林

又称为地蒽酚，为黄色或淡黄色结晶或粉末，无臭，在氯仿中溶解，在冰醋酸中微溶。

1. 作用机制　通过抑制角质形成细胞和多形核白细胞中蛋白激酶 C 的活性、抑制人外周血单核细胞分泌白细胞介素 -1、白细胞介素 -6、白细胞介素 -8 和肿瘤坏死因子 α，阻断免疫异常表达的病理信号物质；并通过减少角质形成细胞中转化生长因子 -α 量及其与表皮生长因子受体的亲和力而产生抗角质形成细胞增殖和起抗炎作用。能使小鼠鼠尾颗粒层细胞增生及下调转谷氨酰胺酶 mRNA 表达，表明其有诱导上皮细胞分化的作用。通过抑制佛波酯诱导的多形核白细胞产生活性氧而产生抗炎症的作用，但也能刺激正常多形核白细胞产生活性氧而引起正常皮肤的炎症刺激。抑制脂氧合酶代谢途径，减少受刺激的人多形核白细胞中5- 脂氧合酶产物 5-HETE 和白三烯 B_4 的产生；抑制白细胞趋化性；灭活线粒体而抑制细胞呼吸；抑制葡萄糖 -6- 磷酸酶活性。治疗白癜风的机制尚不清楚。

2. 适应证　白癜风、银屑病、慢性湿疹等。

3. 治疗方法　以 0.5% ～ 1% 蒽林软膏、乳膏外涂，每日 1 次，20 ～ 30min 后用矿物油清洗，再用肥皂水冲洗去除药物。前 2 周每日 1 次，每次 20min，继 2 周每日 1 次，45min 洗去，以后可延长 1h。涂药后洗手，以免药物误入眼部。

4. 不良反应与注意事项　主要的不良反应是对皮肤有刺激作用、引起发红、灼热、瘙痒等症状；指甲可染为红褐色，并使衣物黄染；肝肾功能异常者应慎用；使用浓度个体差异大，应从低浓度开始。

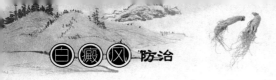

八、喜树碱

从我国特有的珙桐科乔木喜树根皮或种子中提取的一种生物碱。

1. 作用机制　可抑制 DNA 拓扑异构酶 I ，引起 DNA 的断裂，对细胞周期中 S 期有明显的抑制作用，对 G_1 和 G_2 期也有影响，为细胞周期特异性药物，有一定的免疫抑制作用。

2. 适应证　白癜风、银屑病等。

3. 治疗方法　3% ～ 8% 搽剂局部外用，每日 2 ～ 3 次。

4. 不良反应与注意事项　可引起食欲缺乏、恶心、呕吐、胃肠炎；可抑制骨髓，表现为白细胞下降、血小板减少、消化道症状、肠麻痹、腹泻、脱发等；还可引起出血性膀胱炎，出现尿频、尿痛及血尿；可引起口腔黏膜感染和脱发；孕妇忌用。

九、其他局部用药物

（一）煤焦油

煤焦油具有抗免疫反应、抑制炎症反应和促进黑素合成的特性，所以能治疗白癜风。

1. 治疗方法　用浓度为 300mg/ml 的粗制煤焦油外涂患处，每次保持 2h，每周使用 1 次。

2. 注意事项　用药部位在 72h 内应避免日光照射，并避免接触眼睛；封包治疗或应用量过多可使病损加剧或引起毛囊炎。但使用正常浓度的煤焦油制剂刺激甚微；对任何焦油不耐受者，对本品亦不耐受。

（二）白癜净

1. 治疗方法　每日 1 ～ 2 次外搽白斑处，一般连续使用不超过 20d，停用 5d 后再用。

2. 注意事项　仅能用于小面积白斑处，严禁口服，眼周忌用，禁涂正常皮肤。

（三）醋酸倍他米松（白癜灵）

1. 治疗方法　直接涂于患处。每日 1 ～ 2 次，疗程不少于 3 个月，坚持涂药半年以上疗效可能更好。适用于各种类型白癜风。

2. 注意事项　个别患者涂药后，局部有轻度灼痛、脱屑及红肿反应；停药后，短期内即可消失；长期使用可引起局部皮肤萎缩、毛细血管扩张、继发感染。

第六节　光疗法

光线通常指能到达地球表面的阳光光谱，包括可见光、红外线和紫外线。人类在很早的时候就认识到光线对自身健康的重要作用。在古代的希腊、罗马、埃及，医生们就很崇拜阳光的治疗作用，并通过日光浴来治疗某些疾病。现代的光疗主要包括可见光疗法、紫外线疗法、红外线疗法及光化学疗法，作为一种有效的治疗手段，光疗目前已广泛应用于多种皮肤病的治疗。

用于白癜风治疗的紫外线波段主要包括 UVN（300 ～ 400nm 连续光谱）、UVB、窄谱中波紫外线（310 ～ 313nm，NB-UVB）、308nm 准分子激光、UVA 及窄谱长波紫外线（340 ～ 400nm UVA1）。UVN、UVB 的照射仪只能用于大范围的或全身的照射，容易引起红斑、水疱等不良反应，患者常不能耐受，目前已较少应用。窄谱中波紫外线、308nm 准分子激光及光化学疗法是目前治疗白癜风的主要光疗手段。

一、光化学疗法

光化学疗法是光敏剂加紫外线照射的治疗方法。传统的光化学疗法（PUVA）指口服或局部外用光敏剂 8- 甲氧基补骨脂素（8-MOP）加长波紫外线（UVA）照射的方法。光化学疗法由 Mof ty EL 等于 1947 年首先应用，经过 50 多年临床实践，至今仍是治疗白癜风的最常用的方法之一。现代医学发展了光敏药物和光源，丰富了光化学疗法的内容，使其疗效和安全性得到提高。

（一）作用机制

1. 抑制细胞增殖　补骨脂素类分子在 UVA 照射下被激活，并与细胞内 DNA 上的胸腺嘧啶发生共价结合，而把自身的能量转移到嘧啶碱上，使 DNA 两条单链相对应的嘧啶碱之间形成链间交键结合，这时细胞内截断修复工作即开始，但在 S 期由于可利用的截断修复时间较短，以致无法完全修复，在 12h 内仅能修复约 75%，因而或者引起染色体损害，或者引起 DNA 复制完全抑制，使细胞处于 S 期，则增殖停顿，细胞开始变性，蛋白质合成受到抑制。

2. 黑素细胞活性增高、数目增加　光化学疗法治疗后可出现色素沉着，并较 UVA 产生的色素沉着明显，持续时间也长。实验研究表明，这种色素沉着部位可见黑素细胞数量增加，细胞变大，树枝状突起增多，并含有各阶段的黑素体，同时可使其活性增高、多巴反应明显增强、酪氨酸酶活性增加，使增殖的黑素细胞内合成酪氨酸、黑素颗粒转移增加，同时其颗粒分布形式可从聚生型变为非聚生型。

3. 免疫功能改变　光化学疗法可使 T 细胞和皮肤朗格汉斯细胞数目减少，功能下降并可抑制皮肤延迟性反应。

（二）传统光化学疗法（PUVA）

根据补骨脂素使用方式的不同又分为系统光化学疗法和局部光化学疗法。

1. 系统光化学疗法　口服 8- 甲氧基补骨脂素（8-MOP）0.5mg/kg，1.5 ～ 2h 后照射 UVA 或晒太阳，每周 2 ～ 3 次，一般疗程 3 个月以上。此疗法适用于泛发性白癜风或对局部治疗无效者，PUVA 应用于儿童还有一些潜在问题，12 岁以下儿童不推荐使用。

UVA 量根据皮肤色素深浅和对光的敏感性决定，通常最初剂量 0.5 ～ 1.0J/cm^2，每次增加 0.25 ～ 0.5J/cm^2，直到红斑出现，最大剂量为 1.0 ～ 4.0J/cm^2。治疗中及治疗后需避免日晒、配戴护目镜 12 ～ 24h。5- 甲氧基补骨脂素（5-MOP）或三甲氧补骨脂素（TMP）代替 8-MOP，TMP 光毒性作用、不良反应小，胃肠反应较少，更适合儿童患者。有临床资料显示，口服 5-MOP 2h 后照射 UVA 可使 56％ 的患者色素恢复达到 75％。

2. 局部光化学疗法　适用于皮损范围小、数目少的局限型白癜风。

白斑处外用 0.1％ ～ 0.2％ 8-MOP 酊，0.5 ～ 1h 后照射 UVA 或晒太阳，每周 2 ～ 3 次。

（三）其他光化学疗法

指用其他光敏药物代替补骨脂素并联合 UVA/UVB 的治疗方法。

1. 卡泊三醇 + UVA（简称 CUVA）　卡泊三醇是维生素 D_3 衍生物，它可能通过黑素细胞上维生素 D_3 受体调节细胞内钙紊乱而发挥作用。对于一些肢端型、泛发型或病程较长者，若 PUVA 疗效不满意，或即使有效，复发率较高者可选用此法。一项随机双盲左右手对照实验观察了 PUVA 联合外用卡泊三醇治疗白癜风的效果。患者口服 8-MOP（0.6mg/kg），2h 后日光照射，每周 3 次，同时一手外用卡泊三醇软膏，每日 2 次，另一手涂安慰剂，显效率分别为 76 % 和 53 %，结果外用卡泊三醇加 PUVA 治疗组疗效明显优于安慰剂加 PUVA 组。作者认为 PUVA 联合卡泊三醇治疗白癜风疗效高、安全性好，尤其适用于单用 PUVA 无效的手足皮损。Ameen 等还用 PUVA 联合卡泊三醇治疗 4 例白癜风，结果 3 例取得良效。Parsad 等的临床研究证明外用卡泊三醇联合 PUVA 治疗可缩短 PUVA 疗程，对手足皮损反应好。

2. UVA + 凯林（KUVA）　凯林（Khellin）是从阿蜜果提取的呋喃并色酮，其光化学及光生物学作用与补骨脂相似，但光毒性弱，对 DNA 无光动力学影响。1982 年，Abdel 首次报道口服凯林联合 UVA 照射治疗白癜风有效。患者口服凯林 50 ～ 100mg，2.5h 后照射 UVA，1 周 3 次，有效率达到 70 % ～ 77 %，25% ～ 30% 患者治疗中转氨酶升高，但停药后自行恢复。为避免口服凯林的肝毒性和胃肠道不适等不良反应，有研究者将凯林脂质体每日 2 次涂白斑处，并配合 UVA/UVB 照射。平均治疗 12 个月有72% 的患者白斑可获 50% ～ 100% 复色，未观察到不良反应。有人比较了 PUVA 与 KUVA 外用加 UVA 照射两种方法的疗效和不良反应。KUVA 组照射前 1h 外用 5% 凯林乳膏，PUVA 组则口服 8-MOP，0.4 mg/kg，两组均每周 UVA 照射 3 ～ 5 次。结果发现，与 PUVA 相比，KUVA 需要更长的治疗时间和更高的 UVA 剂量，KUVA 治疗不良反应较小，并且年龄越小，疗效越好。

3. UVA+L- 苯丙氨酸　1999 年，Camacho 等用口服 L- 苯丙氨酸 100mg/kg，每日 1 次。秋冬季照射 UVA 或春夏季照射日光，晚上外用 0.025% 丙酸氯倍他索，6 个月后对受试者进行评估，90.9% 全身皮损明显好转，其中 68.5% 全身皮损改善达 75% 以上；疗效与部位有关，面部最为理想，复色达 87.9%，其次是躯干部（60.4 %）和四肢（54.6%），未观察到药物不良反应。

4. 窄谱 UVB（NB-UVB）　该法是采用 310 ～ 315nm（311nm）光进行局部照射的一种治疗方法。1997 年，由 Westerhof 等首用于治疗白癜风，目前用于中、重度白癜风的治疗。Scher schun 等用窄谱 UVB 治疗了 11 例白癜风患者，包括局限型、节段型和泛发型。UVB 初始剂量 280mJ/cm^2，每周 3 次，照射量每次递增 15%，当色素恢复面积达 75% 时，减为每周 2 次维持 4 周后，再减少到每周 1 次维持 4 周。7 例患者完成 1 年的治疗，5 例经平均 19 次治疗后皮损复色超过 75%，另 2 例分别在照射 46 次、48 次后复色达 50% 和 40%，其余 4 例因时间原

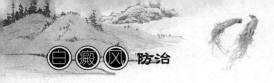

因未完成治疗。治疗过程中仅有部分患者表现轻度红斑、瘙痒，均能自行缓解。该结果也充分肯定了窄谱 UVB 对白癜风的疗效。Samson 等用窄谱 UVB 治疗 77 例白癜风患者。结果约 80% 的患者有改善，其中，61% 呈现中度或明显好转，大部分患者耐受治疗。临床已证实，NB-UVB 治疗与 PUVA 疗效相似，但它具有治疗方便、无须眼保护、无光接触变态反应、长期照射无光过度角化、积累照射量小、不增加光照后皮肤癌风险、治疗时间短、色素恢复均匀、无须联合使用补骨脂素等优势，安全性好。目前窄谱 UVB 有部分替代 PUVA 治疗白癜风等皮肤病的趋势。

（四）禁忌证

有光敏性疾病的患者；使用其他光敏性药物；皮肤肿瘤者；有皮肤放疗史者；以往有砷摄入者；妊娠或哺乳期女性。

（五）不良反应

1. 色素沉着　可引起全身性均匀的色素沉着，罕有雀斑样色素沉着。
2. 皮肤老化　主要有皮肤色素沉着和脱失、干燥、萎缩，甚至角化过度等。
3. 甲改变　可有甲下出血，甲板与甲床分离，色素沉着等。
4. 硬皮病样皮肤改变　白斑处皮肤变硬。
5. 皮肤疼痛　可出现局限性皮肤疼痛，自觉皮肤深处烧灼样或针刺样阵发性剧痛，可持续 10min 至数小时不等，而一般镇痛药无效。
6. 痤疮样损害　主要发生在胸背部，停止治疗后皮损即可消失。
7. 多毛　在治疗后期，个别患者在额、颊、上唇和前臂等处出现多毛现象。
8. 大疱性类天疱疮
9. 肝损害　由于补骨脂素在肝内进行代谢，长期用药有可能引起肝损害。
10. 其他　白内障、皮肤肿瘤等。

（六）注意事项

1. 注意眼睛的防护，在光室内必须戴不透紫外线的护目镜，并提倡在治疗期和治疗后 1 周内白天戴防紫外线的眼镜。
2. 治疗时无皮损部位（包括男性外生殖器）应该用不透明物遮盖。
3. 保护暴露部位皮肤免受日光照射，在服用补骨脂素后至少 8h 内要用衣着或光谱遮光剂（如苯酮等）保护，避免日光。

4. 定期检查三大常规、肝功能、肾功能、眼科。

5. 避免同时服用其他光敏药物,如磺胺、硫酰基脲、氯噻嗪、吩噻嗪、四环素等。

二、激光治疗

用激光治疗白癜风始于 20 世纪 80 年代初期,1981 年,日本激光研究所大城俊夫等用接近紫外线波长的氩激光对白癜风的白斑区做点状照射,取得了一定的疗效。此后国内外相继有人报道用激光治疗取得疗效。

(一) 308nm 准分子激光

308nm 准分子激光为 XeCl 准分子激光,又称氙激光。2000 年,美国 FDA 批准 308nm 准分子激光用于银屑病治疗,308nm 准分子激光波长与 NB-UVB(311nm)相近,但传统 UVB 为多频连续的非相干光,准分子激光为单频相干光,两者脉冲频率不同,在白癜风的治疗上准分子激光较 NB-UVB 显示出更好的疗效。

2002 年,Spencer 等第一次应用 308nm 准分子激光治疗白癜风,随后越来越多的学者使用 308nm 准分子激光或光治疗局限性白癜风取得较好效果。Baltas 等对 6 例局限型白癜风患者初始剂量为 49.5mJ/cm^2 的氙激光照射,每个脉冲能量为 5mJ/cm^2,光斑直径为 3cm,每周照射 2 次,每次递增 49.5mJ/cm^2,平均总累计剂量为 50.7mJ/cm^2。结果 4 例患者治疗第 8 周时皮损中开始出现 1 ~ 3mm^2 大小的色素岛,毛囊周围尤其明显。疗程 6 个月,随访 3 个月,白斑复色区未见色素脱失。Spencer 等报道 12 例白癜风的 23 处皮损进行了每周 3 次、为期 4 周的治疗,取得成果。经过 6 次照射的 12 例患者的 23 处皮损中有 13 处复色面积达 57%;经过 12 次照射治疗的 6 例患者 11 处皮损中有 9 处复色面积达 82%,对照部位皮损无变化。Esposito 等对 24 例白癜风每周 2 次、为期 9 个月 XeCl 激光照射治疗,每次照射剂量 100 ~ 400mJ/cm^2,平均治疗次数 20 次。结果 7 例出现超过 75% 的皮损复色。随访 1 年无复发。Hong 等也观察到 308nm 准分子激光治疗白癜风经过 10 ~ 40 次有效率可达 75%。

1. 作用机制　308nm 准分子激光治疗白癜风对 T 淋巴细胞直接作用,即诱导皮损处病理性 T 淋巴细胞凋亡;对 T 凋亡淋巴细胞的间接作用,308nm 准分子激光诱导角质形成细胞分泌高浓度的转化生长因子(TGF)– β$_1$,而 TGF-β$_1$ 能诱导多种细胞发生凋亡,从而诱导 T 淋巴细胞凋亡;刺激黑素细胞增生,促进黑素生成。

2. 适应证　白癜风,尤其适用于静止期白癜风局限型皮损。

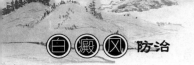

3. *治疗方法* XeCl 分子激光器是一种新型的紫外线光源，临床上治疗用的激光发射器有 Xtrac（Photo Medex，USA）、Lambda Physics LPX105E，以及其他类型的发射器，常包括 XeCl 气体系统，由于 XeCl 二聚体由惰性气体氙（最外层有 8 个电子）和卤素氯（最外层有 7 个电子）组成，在电流激活时以结合状态存在，而发出脉冲式激光。不同的激光发射器参数略有不同，以 Xtrac AL7000 为例，其所发 308nm 激光脉宽为 30ns，重复频率为 154Hz，单脉冲能量密度为 $2 \sim 3mJ/cm^2$，采用液体光导光纤传输激光，可形成 2cm×2cm 的方形光斑，在治疗过程中可根据需要调整光斑或选择合适的剂量以达到最佳治疗效果。

在临床上，操作者可以手持发射，手柄仅在皮损上移动，均匀照射所有皮损，也可固定于一个部位照射一段时间后，移至邻近部位。

4. *308 准分子激光的优点* 308nm 准分子激光是目前治疗白癜风的最新方法，与窄谱 UVB 等其他光疗相比，在相同能量下激光更具穿透力，可穿达 1.5mm 的真皮浅层，能更有效诱导 T 淋巴细胞反应；它操作灵活，可用于治疗局灶性病变，尤其是皮肤皱褶处部位。因具有更高的选择性，只针对皮损部位，很少影响病变周围正常皮肤，从而使大剂量应用进一步提高疗效成为可能；同时可以缩短治疗时间，降低紫外线总暴露量，减少皮肤癌发生的可能性，患者依从性好。308 nm 准分子激光有望成为一种白癜风治疗的快速有效的新方法，是目前治疗白癜风尤其是局限型白癜风的较好选择，联合其他治疗方法可以进一步提高疗效。

（二）低能量氦氖激光（He-Ne laser）

低能量氦氖激光（632.8nm He-Ne）是利用生物刺激作用而非热效应。因发现 He-Ne 激光照射可修复损伤的神经，故推测它对存在神经功能缺陷的节段型白癜风可能有一定的治疗作用。

1. *作用机制* 低能量 He-Ne 激光照射可能引起角质形成细胞和成纤维细胞分泌的碱性成纤维细胞生长因子（bFGF）升高，角质形成细胞分泌的神经生长因子（NGF）显著升高，均与照射能量相关。bFGF 和 NGF 为黑素细胞生存、生长和移行的调节因子，He-Ne 激光照射后出现的 bFGF、NGF 水平升高为白癜风患者白斑区黑素细胞的增殖、移行及损伤修复创造了微环境。

氦氖激光照射治疗白癜风可能还与其刺激角质形成细胞、成纤维细胞和神经末梢释放其他黑素细胞促分裂因子有关。

2. *适应证* 神经阶段性白癜风等。

3. 治疗方法　用 632.8nm 的氦氖激光，输出功率为 1.0mW，每平方厘米皮损选择一个光点照射。光斑面积为 0.01cm²，每一部位照射 30s，剂量为 3.0J/cm²，每周治疗 1 ～ 2 次。

三、红外线

红外线的波长范围是 760 ～ 1000nm，属于非电离辐射，其波长位于可见光的红光部分与微波之间。IR 有很强的热效应，黑素细胞在单纯热应激状态下（42℃，1h，3d）黑素含量、酪氨酸酶活性会增高。

基础研究发现热处理与 NB-UVB 可以协同增加黑素细胞的酪氨酸酶活性，促进黑素合成及黑素细胞的增殖分化。

根据该研究结果，张悦等采用红外线和紫外线（ultraviolet infrared，UI）联合或单独治疗稳定期白癜风，分别选取 3 处皮损，每周照射 2 次，每月为 1 个疗程，连续 3 个疗程，结果表明 UI 联合治疗的疗效显著好于单用 NB-UVB 或者单用 IR。由于相关临床研究很少，尚缺乏足够循证医学证据。

四、剥脱性点阵激光

2012 年，Bayoumi 等采用 2940nm 点阵激光磨削联合外用糖皮质激素及 NB-UVB 照射治疗顽固性非节段型稳定期白癜风，结果发现接近 50% 的皮损复色率 ≥ 50%，而对照组（糖皮质激素及 NB-UVB 照射）仅有 4% 的皮损复色率 ≥ 50%。2014 年，邱实等采用 CO_2 点阵激光联合外用复方倍他米松注射液及照射 NB-UVB 治疗 3 例难治性白癜风患者也取得了较好的疗效。2014 年，孟丽亚等研究结果表明，CO_2 点阵激光联合 308nm 准分子激光治疗白癜风的疗效显著高于单用 308nm 准分子激光。

虽然有初步的临床研究表明，剥脱性点阵激光（ablativefractionallasers，AFL）联合光疗和激素有可能提高白癜风的治疗效果，但因缺乏严格、规范的随机对照研究，剥脱性点阵激光的疗效仍有待证实。

五、常用的中药光敏剂

光化学疗法在治疗白癜风时，需口服或外用光敏剂才能增强皮肤对长波紫外线的光敏性，光敏剂中具有光敏作用的主要成分为香豆素类组分。国外医药界主要从大阿美的种子中提取作为 PUVA 的光敏药。我国中医药工作者经过研究发现，

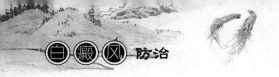

许多中草药中含有此类光敏物质，如白芷、独活、蛇床子、补骨脂、无花果等，而且从这些植物中提取的香豆素类物质，其光敏作用与从大阿美种子提取的光敏物质相近，也可作为 PUVA 的光敏药。

1. 补骨脂　又名破故纸、胡韭子、黑故纸等，为豆科植物补骨脂的种子，含有补骨脂素、异构补骨脂素、花椒毒素、补骨脂定、补骨脂呋喃香豆精、异补骨脂定等香豆精类光敏组分，其粗制单剂与其他中草药组成复方制剂内服或外用，均有致皮肤光敏作用，可作为 PUVA 光敏药，是国内目前临床最常用的治疗白癜风中药之一。

2. 白芷　又名香白芷、芳香、泽芳、符篱等，为伞形科植物兴安白芷、川白芷、杭白芷和云南牛防风的根。兴安白芷含有当归素、氧化前胡素、欧芹属素乙、珊瑚菜素、白芷毒素、花椒毒素、东莨菪碱、5-甲氧基-8-羟基补骨脂素；川白芷中另含白芷灵、穿白芷灵、佛手柑内酯、伞形花内酯；杭白芷含异欧芹属素乙、欧芹属素乙、佛手柑内酯、珊瑚菜素、氧化前胡素、水化氧化前胡素等多种香豆精类物质。其粗制品内服、外用均有较好的致光敏作用，可作为 PUVA 的光敏药。

3. 独活　别名为香独活、肉独活、川独活、资丘独活，长生草、独摇草等，为伞形科植物，其根中含花椒毒素、香柑内酯、欧芹酚甲醚、异欧前胡内酯、二氧山芹醇等多种香豆精类物质。独活单味或其总香豆素提取物，以及与其他中草药组成复方制剂内服或外用，均能增强皮肤对长波紫外线的光敏性，可作为 PUVA 的光敏药。

4. 羌活　别名为羌青、护羌使者、胡王使者、羌滑、退风使者、黑药等，为伞形科植物，其根、茎中含异欧胡内酯、8-甲氧基补骨脂素、5-羟基香柑素、香柑素、8-甲氧基异欧前胡内酯等多种香豆精类成分。羌活单味或与其他中草药组成复方，内服或外用均能增强紫外线的致光敏作用。

5. 前胡　别名为鸡脚前胡、官前胡、山独活等，有白花前胡和紫花前胡两种。白花前胡根中含消旋白花前胡素 A、B 及右旋白花前胡素 C、D、E 和 5-甲氧基补骨脂素、8-甲氧基补骨脂素等香豆精类成分；紫花前胡根中含有紫花前胡素等香豆精类成分，其单味或与其他中草药组成复方的粗制品，内服或外用均有增强紫外线的致光敏作用。

6. 无花果　别名为阿驲、阿驿、映日果、优昙钵、蜜果、文仙果、奶浆果、品仙果等，为桑科植物。其根和叶中含有补骨脂素、佛手柑内酯等香豆精类成分。新鲜无花果叶或根捣烂取汁外用，或将无花果制成注射液肌注，都能增强紫外线的致光敏作用。

7. 茴香　原名小怀香，又称香丝菜、小茴香、茴香子、谷香、浑香等，为伞形科植物，其果实中含有花椒毒素、欧前胡内酯、香柑内酯等香豆精类物质。其单味粗制品内服或精馏成注射液肌内注射，可增强紫外线的致光敏作用。

8. 蛇床子　别名为野茴香、蛇床实、蛇床仁、蛇珠、野萝卜碗子、秃子花、蛇米等，为伞形科植物蛇床子的种子，含有佛手柑内酯、欧芹酚甲醚、花椒毒素、别欧芹属素乙、异茴芹香豆素等香豆精类成分，其乙醇提取物外用可增强紫外线的致光敏作用。

9. 北沙参　别名为莱阳参、海沙参、银沙参、辽沙参、苏条参、条参、北条参等，为伞形科植物珊瑚菜的根，含补骨脂素、花椒毒素、香柑内酯、异欧前胡内酯、欧前胡内酯等多种香豆精类物质。其单味或与其他中草药组成复方的粗制剂，内服或外用均可增强紫外线的致光敏作用。

10. 防风　别名为铜芸、回云、回草、百枝、百种等，为伞形科植物防风的根，含香柑内酯、补骨脂素、欧前胡内酯等多种香豆精类成分。其单味或与其他中草药组成复方的粗制剂，内服或外用均可增强紫外线的致光敏作用。

其他如虎杖、决明子、麦冬、茜草根、马齿苋、姜黄等中草药经动物实验证实，也具有较强的致皮肤光敏作用。

六、常用的光敏性食物

光敏性食物指容易引起植物性日光皮炎的食物。通常来说，光敏性食物吸收后，其中所含的光敏性物质会随之进入皮肤，如果在这时强光照射，就会和日光发生反应，进而出现裸露部分皮肤红肿、起疹，并伴有明显瘙痒、烧灼或刺痛感等症状。

在蔬菜中，最典型的光敏性食物是灰菜，但目前已经比较少见。芹菜、莴苣、油菜、菠菜、苋菜、小白菜、紫云菜、芥菜、马兰头等，也是含有光敏物质的，但不同于灰菜的是，这些食物是否会导致日光性皮炎，要取决于个人的体质，因此那些有过敏体质的人应该尽量小心食用。

七、光疗影响疗效的因素

白癜风光疗的疗效受多种因素影响，主要包括以下几个方面。

1. 部位　同一个体不同部位的皮肤对紫外线的敏感性不一致，躯干部位最敏

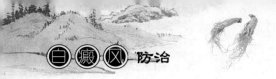

感。对于同一个体光疗的疗效通常与其每天的紫外线敏感性一致，对包括面、颈、躯干等光敏感区有较好疗效，但对于无毛发区，如关节部位、口唇、手指末端、足踝部、掌跖部和乳头等反应较差。

2. 肤色 肤色对疗效的影响并不大，但也有报道深色皮肤的白癜风患者对光疗的反应更好，对于同一个体，不完全脱色斑因为表皮内仍有黑素细胞，疗效好于色素脱失斑，而毛发变白的皮损往往标志着该处黑素细胞储备已经完全被破坏，光疗往往效果较差。

3. 病程、分型及分期 一般病程越短见效越快，寻常型白癜风对光疗的反应优于节段型；进展期白癜风由于容易引起同形反应，导致皮损扩大，一般不主张采用全身的 PUVA 及 NV-UVB 治疗，建议采用准分子激光治疗进展期白癜风。

4. 治疗次数 光疗治疗白癜风的疗效与其治疗次数平行，次数越多疗效越好。308nm 准分子激光一般需治疗 10 ～ 60 次，PUVA、NB-UVB 需治疗 40 ～ 80 次，有些需照射 1 年以上。

5. 生理因素 出生半个月的婴儿由于神经系统发育尚不完善，对紫外线照射基本不产生红斑反应，2 个月至 3 岁的婴儿对紫外线照射最为敏感，青壮年及老年患者的敏感性次之，性别对紫外线敏感性影响不大，中枢神经兴奋性增高时，对紫外线敏感性增高。

6. 病理因素 营养不良、慢性消耗性疾病、急性传染性疾病、组织血液循环不良、过度疲劳等可使皮肤对紫外线的敏感性降低；甲状腺功能亢进症、高血压、血内胆红素升高的肝胆疾病、活动性肺结核、着色性干皮病、卟啉病、结缔组织病等则使机体对紫外线的敏感性升高。

7. 药物 麻醉药、溴剂、糖皮质类激素、吲哚美辛、胰岛素等可使人体皮肤对紫外线的敏感性降低，而磺胺药、四环素、灰黄霉素、水杨酸、氯丙嗪、异丙嗪、奎宁、甲基多巴、氢氯噻嗪、补骨脂素、煤焦油、荧光素、伊红等则使皮肤对紫外线的敏感性上升。

8. 环境因素 春季皮肤对紫外线的敏感性最高，仲夏以后逐渐减弱；长期居住在寒带，以及在纬度高、云层厚地区生活的人，对紫外线敏感性相对较高。

9. 其他因素 在紫外线照射前或同时应用红外线、超短波、超声波、磁场、传导热疗法，可使紫外线红斑潜伏期缩短，反应增强，而在紫外线照射后出现红斑前使用以上物理疗法，则可使紫外线红斑反应减弱。

总之，由于个体之间对紫外线敏感的差异，其最小红斑量（MED）或最小光毒量（MPD）值也不相同，因此，在光疗前最好能确定每个患者的 MED 或 MPD 值，并以此确定首次照射剂量。如因故不能确定，可根据患者的皮肤类型和照射经验来确定首次照射量，以后根据患者的反应调整剂量。另外，照射时需要戴防光眼镜，防止发生白内障，光化学疗法当日应避免日晒，防止光毒反应，口服光敏剂患者，可有胃肠道反应，反复接受紫外线或 PUVA 照射后，可使皮肤发生光老化、干燥、瘙痒，甚至产生皮肤肿瘤。

第七节 移植疗法

移植疗法主要适用于稳定期或节段型白癜风。主要治疗方法有自体表皮移植、自体黑素细胞培养移植、钻孔皮肤移植、单株毛囊移植、薄层削片法等。

一、自体表皮移植方法

早在 20 世纪 50 年代初，Spencer 即开始用自体皮肤移植治疗白癜风，以后这项工作不断得以完善，从最初的全层皮肤移植发展到目前的自体表皮移植及黑素细胞体外培养移植。自体表皮移植是目前开展最多的治疗稳定期（3 ～ 6 个月内皮损无扩展）白癜风患者的有效方法。

（一）负压吸疱表皮移植

Falabella 在 1971 年首次应用负压吸疱作自体表皮移植治疗白癜风。近 10 年，国内应用此方法较多。

在供皮区（多取腹部或股内侧皮肤）及受皮区（白斑区）采用负压吸引器或表皮分离机等装置负压吸引，压力为 -53.33 ～ -26.66kPa，为缩短吸疱时间，可将局部温度控制在 40 ～ 50℃，维持 0.5 ～ 2h，产生直径为 0.8 ～ 1cm 的丰满水疱。在无菌条件下先将白斑处吸疱剪去或撕去，露出真皮面。用虹膜剪将供皮区吸疱沿疱底边缘剪下，除去上面黏着的纤维蛋白后，将其平整移植于白斑区的创面上，油纱布及敷料加压包扎，7 ～ 10d 去除敷料。开始受皮区色素可较周围略浅，3 ～ 6 个月色素逐渐加深，与周围完全一致 。Suvanprakom 等用此方法治疗并随访 30 例白癜风患者，28 例成功，只有 2 例无效。国内多家医院报道总有效率在 90% 左右 。

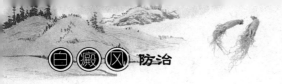

（二）其他受皮区去表皮及供皮区取表皮方法

对某些非平坦部位白癜风，如眼周、耳周、口周、喉结、手指等处，由于负压吸盘难于粘贴而不能发疱，有人采用以下多种方法发疱或去除受皮区表皮。

1. 受皮区磨削术去表皮　多采用牙钻或磨削机，无菌操作，局麻，磨至创面点状渗血待植皮。

2. 受皮区液氮冷冻去表皮　液氮冷冻后 3 ～ 4h 皮损冷冻处表皮松动或出现水疱。因冷冻吸疱需时较长，有人采用提前 1d 进行的方法，也有人采用先冷冻、后吸引的方法。

3. 供皮区斑蝥酊外擦取表皮　用 10% 斑蝥乙醇浸出液外擦供皮区，纱布包扎，次日出现大疱，供植皮用。

受皮区去除表皮的方法目前主要有负压吸引法、CO_2 激光法、磨削法、冷冻法、局部药物刺激法等。负压吸引法采用较多，因局部损伤最轻，移植后皮片成活率较高。某些特殊部位无法用吸盘时，多采用磨削法。冷冻法及局部药物刺激法很难掌握剂量与时间，对表皮破坏的深浅度很难控制，容易对皮损区组织产生过度损伤，影响移植表皮细胞和色素细胞成活。供皮区取表皮最好采用负压吸引起疱法，尽量避免其他取皮方法，以确保表皮有较高的存活率。

（三）自体表皮移植术与其他方法联合

1. 光化学疗法　Seung 报道，在表皮移植术后加用 PUVA，经 5 年随访，黑素再生效果好。国内报道常规表皮移植术后接受 PUVA 治疗，每周 1 ～ 3 次，平均照射 10 次，观察受皮区出现黑素时间较常规缩短 50%，提高了治愈率，疗程缩短。

2. 加碱性成纤维细胞生长因子（bFGF）　有学者报道，在受皮区表皮剥离后创面涂布 bFGF 水溶液（100U/ml），治疗 15 例，皮片存活率为 100%，且色素恢复较快，色斑扩大更为显著。bFGF 具有广泛的生物学活性，是多种细胞较强的促分裂原，它对黑素细胞具有明显的刺激作用。

3. 加黑素生成素　国内学者对 5 例经多次移植失败的患者，在移植术中将从胎盘中提取的黑素生成素滴加在受皮区去表皮的裸露面上，将所取表皮浸过黑素生成素后移植到受皮区，结果皮片全部成活并且色素斑加深扩大明显。

4. 口服中药　有报道，白癜风患者口服中成药 1 个月后，再行自体表皮移植，并维持口服中药 2 个月，与单纯手术的患者对比，发现中药联合组疗效较好。

5. 服用烟酸片　术后服用烟酸片 0.1g，每日 3 次，服用 7 ～ 10d，治疗组痊愈率和总有效率明显高于对照组。烟酸能扩张血管，改善微循环进而改善皮肤营养，有利于所植皮片的成活和缩短色素生长时间并促进色素恢复。

6. 缝合固定法　采用缝合固定上下唇或睑缘的方法，使唇、睑部皮肤不易活动，使移植皮片成活率高。

7. 生物黏合剂固定皮片　采用 WAB 生物黏合剂（主要成分是蛋白质和多肽）黏合移植皮片的方法，较好地解决了耳、鼻、眼、口周等特殊部位皮片固定问题。

自体表皮移植法由于其简便、易行、治愈率高、愈后不留瘢痕等优点，已被广泛临床应用。但此方法也有部分患者疗效欠佳，移植后的再生色素不能完全融合或者有的再生色素产生较迟、色素较浅。因此，许多人结合再生色素，加 bFGF、黑素生成素及中药等方法联合治疗，提高了治愈率，缩短了疗程。自体表皮移植术仅适用于稳定期白癜风患者，进展期患者如用皮质类固醇激素等免疫调节药控制病情发展，继而表皮移植，可获得良好的疗效。

二、自体黑素细胞移植法

自体黑素细胞移植是一种治疗白癜风的有效方法，适用于传统方法治疗无效的稳定期白癜风，其机制是将自身黑素细胞从健康皮肤移植到无黑素细胞的白斑区，成活并产生黑素。

（一）自体培养的黑素细胞移植

这是一种依靠细胞体外培养技术增加细胞数量，然后移植到患者白斑区的治疗方法。1987 年，Lerner 等首次应用培养的自体黑素细胞移植治疗白癜风获得了成功。其采用黑素细胞选择性培养液（TIC），在 MEM 基本培养液中添加 12-O- 十四酰佛波醇 -13- 乙酸酯（TPA）、异丁基甲基黄嘌呤（IB-MX）、霍乱毒素（CT）及 5% 胎牛血清（FCS），以促进黑素细胞生长。这种培养方法在随后的相当长的一段时间内为许多学者沿用。

由于 TPA 和 FCS 存在不安全因素，目前学者致力于研究如何运用不添加 TPA 和（或）血清的培养基培养黑素细胞，且能获得移植所需的足够多的黑素细胞，更适合于临床应用。

1. 培养基的选择

（1）添加 TPA 的无血清培养基：血清能够提供细胞增殖所必需的生长因子，但是血清成分不明，不易人为控制，而且胎牛血清可能包含异体蛋白而导致变态

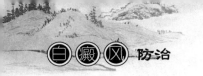

白癜风 防治

反应。

（2）不添加 TPA 的含血清培养基 TPA/CT：协同配对避免了角质形成细胞和成纤维细胞的污染，使黑素细胞快速生长，然而，黑素细胞经含有 TPA 的培养基培养后移植的安全性目前尚有争议，可能会存在一定的致癌风险。

（3）不添加 TPA 的无血清培养基：Abdel Naser 认为 bFGF、牛垂体浸膏、胰岛素是不添加 TPA 的无血清培养基培养黑素细胞早期重要的促有丝分裂剂。

2. 培养及移植

（1）黑素细胞培养及移植：目前，皮肤组织工程方法应用于白癜风治疗日益受到人们的关注。组织工程原理应用于移植治疗白癜风时，首先把要移植的细胞复合到某种支架材料上，然后把复合细胞的材料面向下覆盖到白斑区移植床上，常规包扎即可。运用这种方法避免细胞悬液的流动，为移植区黑素细胞的生长提供了良好的环境。目前常用的组织工程材料主要有三大类，包括胶原膜、脱细胞真皮、透明质酸及其加工产品。

白斑部位用负压吸疱，用 25 号针头抽出疱液，再将培养的黑素细胞悬液注入腔内，4 周后可见到一定程度的色素再生。

（2）黑素细胞与角质形成细胞共同培养：1988 年，Halaban 首次成功地建立角质形成细胞和黑素细胞体外共培养。然后将含有黑素细胞及角质形成细胞的混合物移植到用液氮冷冻去除表皮的白斑上。

研究表明，角质形成细胞分泌的 bFGF、神经生长因子（NGF）、内皮素（ET）、白介素 -1（IL-1）及干细胞因子（SCF）等能调节黑素细胞的增殖和分化，且角质形成细胞的存在对于维护黑素细胞的功能与形态也是十分重要的。将两者混合使培养相对比较容易，可用于治疗很大面积的白斑；且黑素细胞可在移植部位形成色素沉着，而角质形成细胞保证了伤口快速愈合而不留瘢痕，可获得色素恢复和皮损完美愈合的双重功效。因此，角质形成细胞和黑素细胞共培养移植比纯黑素细胞培养移植更具有吸引力，被众多学者相继采用、改进。

（二）自体非培养黑素细胞移植

自体表皮细胞悬液移植是将分离的角质形成细胞和黑素细胞混悬液，不经过培养就进行移植，是一种相对较简单的移植治疗白癜风的方法。国内外学者致力于改进移植方法及研究受皮区所需的黑素细胞的数量，使这种操作较简单的移植方法更好地为临床服务。

1. 研究进展　1992 年，Gauthier 等首先报道，用含有角质形成细胞的非培养黑素细胞移植治疗白癜风。用刀片取患者头皮正常薄层皮片，制成单细胞悬液。移植前在白斑部位液氮冷冻发疱，将疱液吸出，再将细胞悬液注入疱内，成功率超过 70%。

Olsson 和 Juhlin 在患者臀部取薄层刃皮片制成表皮细胞悬液；受皮区磨削；为了保证给黑素细胞提供更好的生长环境，还采用一种适合黑素细胞的 M_2 培养基，既用于表皮分离，也用于细胞悬液的准备。

Geel 等总结前两位学者的方法，改进了表皮细胞悬液移植治疗白癜风技术，包括悬液中加入了透明质酸以增加黏度；用 CO_2 激光使磨削深度可控而更精确；术后 3 周开始运用 PUVA 照射，并采用双盲安慰剂对照研究自体表皮细胞悬液移植治疗 33 例对称分布的白癜风，差异有显著性，说明复色是由移植的黑素细胞引起的。

Mulekar 分析了上述方法的优缺点，提出了一种较完善的自体表皮细胞悬液移植治疗白癜风的技术，用植皮刀切取薄皮表层（约 200μm）；在 DMEM/F12 培养基中反复吹打得到表皮细胞悬液，然后均匀涂在高速皮肤磨削机磨削的白斑区，覆盖胶原。Mulekar 运用这一移植技术临床治疗了大量白癜风患者，并对 50 例节段型和 17 例局限型随访 5 年，完全复色的患者分别占 84% 和 73%，认为运用该方法治疗节段型和局限型白癜风，可能终身不复发。

2.MC 数量研究　Olsson 认为自体表皮细胞悬液移植治疗白癜风，最大治疗面积为供皮区的 10 倍，能诱导复色的最小黑素细胞数量 190 个 $/mm^2$；Geeta R 等对比了两种不同浓度表皮细胞悬液移植的效果，认为取得满意复色的最小黑素细胞数量为 210 ～ 250 个 $/mm^2$；Pandya 等认为受皮区需要黑素细胞为 1000 ～ 1500 个 $/mm^2$；某些部位如乳晕处需要 2000 个 $/mm^2$ 以上。

3. 移植方法

（1）取材：用利多卡因常规局部麻醉后，按移植治疗面积的一定比例，用刀片在臀部取薄层刃皮片 1 ～ 13cm²（取皮后以出现点状出血为度），将所取皮片置于生理盐水中。

（2）细胞悬液的制备：将所取皮片剪成 3mm×3mm 大小，用 0.25% 胰酶 4℃消化 12 ～ 14h，用眼科镊子将表皮下残余物去掉，将表皮移入离心管，加入 M_2 培养液，用吸管反复吹打成单细胞悬液，2000r/min 离心 5min 弃去上清液，再用 M_2 培养液将沉淀制备成细胞悬液，细胞浓度约为 $1 \times 10^7/ml$，以上操作均在无菌

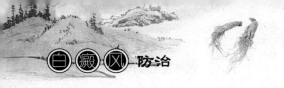

条件下进行。

（3）移植：采用水疱内注入法，于移植前 1d，用液氮以棉签法在白斑区等距离诱发水疱，直径在 0.5 ～ 1.2cm，水疱面积为取材面积的 2 ～ 10 倍。次日先将水疱刺破，放出疱液后，再用一次性 1ml 注射器将细胞悬液注入疱内，每个疱注入细胞量约为 $8×10^5$ 个，让患者休息 1h，以免所注入的细胞悬液漏出并有利于细胞的黏附。注意不要弄破注射部位的疱壁，局部和全身无须任何处理。3 周至 1 个月，注射部位可见小的点状色素沉着。

综上研究，自体培养和非培养的黑素细胞移植治疗白癜风比传统的表皮移植效果好，用少量供皮区可以治疗大面积皮损，解决了表皮移植有鹅卵石样表现的问题，很有前景。虽然自体培养的黑素细胞移植花费大、技术要求高，但不论是从临床效果还是美容效果来看都是令人鼓舞的。自体表皮悬液移植治疗面积不及自体培养的黑素细胞移植面积大，但是无须添加特殊成分，安全性好，操作简便；与自体表皮移植治疗白癜风的方法相比，治疗面积明显增大。

（三）适应证

主要为静止期节段型白癜风，其次为局限型、节段型，对于静止期泛发型白癜风效果略差。

（四）不良反应与注意事项

成功率受手术者技术熟练程度和无菌环境状况的影响，一旦感染将导致手术失败；移植后生长的皮肤与周围正常皮肤在色泽与质地上总会存在不同程度的差异；对有瘢痕疙瘩体质的患者施行手术治疗后，有可能发生肥厚性瘢痕或瘢痕疙瘩；本疗法不适用于进展期及大面积白斑的治疗。

三、自体单株毛囊移植法

该移植是利用毛囊周围尤其是毛囊上 1/3 有活性黑素细胞的原理进行的。

取患者后枕部头皮，并分段切割成许多单株毛发，然后用毛发移植器把单株毛发移植到受区，包扎固定 1 周。对于受区无毛者，在毛囊植入前应先切除毛囊下 1/3 部分。受区消毒、局部麻醉，沿毛发生长方向行微小切口，有 1 ～ 2mm 深，将单株毛囊植入。术后非摩擦部位无须包扎，每日清洗受区，术后 10d 拆线。每15d 复查 1 次，6 个月后可观察疗效。

本法适用于局限型及节段型白癜风，特别对于眉毛、睫毛小面积白斑疗效较佳；适合较难应用表皮移植的患处，如口周、肩部等易活动和易摩擦的部位；该技术为微创手术，局部麻醉下进行，患者较易接受，术后枕后供皮区为一线状痕迹，受区也没有瘢痕出现。

第八节　其他疗法

其他疗法包括脱色疗法、遮盖疗法、文色疗法、血液透析疗法、生物反馈疗法等多种疗法。

一、脱色疗法

脱色疗法又称逆向疗法，是指用脱色剂或物理方法使久治不愈的白斑边缘着色过深的皮肤变淡而接近正常皮肤色泽，或消除泛发型白斑中残留的正常皮肤色素，而达到肤色一致的效果，以改善患者外观的一种治疗方法。

（一）适应证

皮损面积 > 50%，现有的治疗方法均已治疗无效，或颜面部大面积白斑仅残留小面积正常肤色皮肤的患者，放弃其他治疗的方法，可考虑选择脱色疗法；成年患者。

（二）治疗方法

常用的脱色剂为 20% 氢醌单苄醚膏或 4- 对甲氧酚，外擦，每日 2 次，此外，酌情选用冷冻 Q 开关红宝石激光脱色。

（三）不良反应

接触性皮炎；局部皮肤的红肿；皮肤干燥瘙痒；易发生晒伤；患上皮源性肿瘤的可能性增大。

（四）注意事项

1. 脱色剂脱色一般为永久性脱色，治疗后需要终身保护皮肤，避免紫外线损伤。

2. 药物脱色需做斑贴试验，无过敏者方可擦药。

3. 擦药部位应从颜面、颈、四肢等暴露部位开始，脱色药物不要沾染身体的

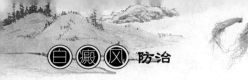

其他部位，一般来说肥皂水就可以祛除脱色剂。

4. 脱色剂不能一次完成完全脱色，需一段时间才能完成，而且脱色治疗后仍需 3～4 个月定期脱色，以巩固治疗效果。

5. 液氮冷冻发疱，Q开关红宝石激光去除残留正常皮肤的色素为暂时脱色疗法。

二、遮盖疗法

遮盖疗法是指对某些发生于暴露部位的白癜风，因为某些职业或美容的需要，使用含染料的化妆品或其他遮盖剂将白斑进行遮盖，以暂时纠正局部肤色异常的方法。

（一）遮盖剂

目前对白癜风能起到遮盖作用的产品大概有两类，以高岭土为主要成分的遮盖霜和 0.2%～5% 二羟基丙酮乙醇溶液。前者和普通的化妆品一样，可以擦掉或洗掉；后者可以和皮肤的角质形成细胞结合，形成与肤色近似的颜色，但 2～3d 后颜色会随着皮肤角质形成细胞的脱落逐渐变淡，一般 2 周后可完全消失。

与祛斑霜需要添加有毒的汞以达到增白作用不同，遮盖霜类的产品没有治疗作用，因此无须添加其他有治疗作用的成分，一般没有毒性作用与不良反应。尽管遮盖能起到暂时的美容作用，但由于可遮挡阳光中的紫外线，因此反而对白癜风的治疗不利，所以一般不提倡。

（二）注意事项

1. 理想的遮盖剂应该能够防水，不容易洗掉。根据肤色不同，可选择不同色调的遮盖剂，应该说每位患者都可以找到适合自己的遮盖剂。

2. 遮盖疗法属一种暂时性的美容法，属被动治疗且疗效短暂，多因社交需要而使用。遮盖剂易被汗液冲淡或易被水清洗，所以只适用于暴露部位且久治不愈的完全脱色的小面积白斑。某些白斑，除了社交需要偶尔可以使用几次，但不要常用、久用，以免影响白癜风的治疗效果。

三、文色疗法

文色疗法是指将带有色素的非致敏性物质经过物理方法植入白斑处，而达到与正常肤色一致的美容术。文色技术能够对一些顽固难治的白斑起到较好的遮盖作用，特别是近些年新型文色染料的出现和文色办法的改良，减少了文色皮肤与正常皮肤自然光泽之间的差距，满足了患者社交需求，防止了因白斑影响容貌而形成的心理压力。

文色疗法适用于白斑常规复色疗法失败或其他复色疗法有禁忌证的稳定期患者，特别是药物或外科治疗难度较大的位于唇、耳、鼻、肘、膝等部位和影响美观的暴露部位白斑。进展期或有天然复色倾向的白斑禁用文色法。

（一）用法与用量

1. 染料一般选用不同深度颜色的氧化铁染料，使用时根据患者正常皮肤颜色进行调配。

2. 文色前白斑区用 70% 异丙醇或 10% 聚维酮碘消毒，用 1% 的利多卡因局部麻醉，唇、肢端可采用阻滞麻醉。文色机可选用电动式或脚踏式高速旋转机，针头入出皮肤频率最高可达 9200 次 / 分，刺入皮肤深度 1 ～ 1.75mm，根据不同皮肤的厚度进行调节，以使染料带入真皮浅层。操作前将调好的颜色的染料装入针箱内，操作时针头与皮肤垂直，并用含抗生素的无菌棉球吸尽皮肤表面的染料，待白斑处见到均匀密集的文色斑后结束操作，文色区外涂抗生素软膏，用无菌纱布覆盖，1 ～ 2d 后去掉。

（二）注意事项

1. 染料中含有钛、滑石等物质，可引起局部过敏反应，一般在文色前 10 ～ 14d 进行斑贴试验，阴性者方可进行文色，避免过敏反应影响治疗效果。

2. 该疗法的不良反应主要是文色区结节性肉芽肿，但发生率很低。

3. 有色素再生或有自然复色倾向的白斑禁止文色，以免影响治疗效果。

4. 局部麻醉时可在局部麻醉药中加入微量的肾上腺素，使麻醉效果持久和减少局部组织液渗出，但耳缘、指（趾）、口唇等部位禁用，以免组织缺血坏死。

5. 文色几周后，约有 20% 的染料会脱落而使文色区颜色略有减退，所以文色染料的颜色略深于正常肤色，以缩小文色区肤色与周围正常肤色之间的差距。

6. 操作时文色针应刺入真皮方能持久维持文色区颜色。染料颜色不宜选择黑色和灰色，因这两种颜色可使文色区呈紫色或蓝色，影响文色效果。

7. 文色后 1 ～ 2 周，文色区禁止接触乙醇、丙酮、去污剂、肥皂等有机溶剂，以免染料脱落，引起染色区颜色变淡。

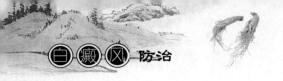

此办法能够使白斑染色，但文色区光彩与正常肤色有一定差距，不能随时间的转变而天然改动颜色深浅。若文色结果不甚理想，可用高频二氧化碳绿宝石激光将染料祛除。

四、血液透析疗法

使用血液透析疗法治疗白癜风是源于一个意外的发现，即白癜风合并尿毒症患者在进行血液透析治疗的过程中，久治不愈的白癜风皮损缩小并消失。

注意事项如下。

1. 采用碳酸盐透析液进行血液透析治疗，每周 2 次，每次 4h。

2. 血液透析疗法治疗白癜风均为个案报道，由于病例较少，其疗效尚难确定，有待于进一步研究。

五、生物反馈疗法

生物反馈疗法是人们动态地根据反馈信息，进行自我调节，以达到调节机体功能，使机体从无序状态变为有序状态的一种治疗方法。一般认为机体内脏活动受自主神经系统控制而不受个体随意控制，生物反馈疗法就是运用操作性条件反射的原理，训练个体用有意识的活动来控制内脏活动。例如，一个高血压的患者，为了降低血压，可以用电子仪器测量他的血压，将机体的血压变化情况以光（视觉）的形态呈现给患者，每当血压有所降低时，灯就闪光，患者试着分析血压降下来时，他正在想什么或做什么，并重复那个思想、情感或行为，以便使血压降下来。这种方法就叫作生物反馈疗法。因此，生物反馈疗法就是利用电子仪器将被试者器官包括肌肉、皮肤等的生理活动的信息进行放大处理，以听觉或视觉的形式呈现给被试者，被试做各种有意识的活动，并逐渐发现某些有意识的活动会影响器官，包括肌肉、皮肤等的生理活动，学会用有意识的活动来控制机体的有机活动。

（一）生物反馈仪器原理

机体在应激状态时，常常会出现肌肉紧张性增高，心率加快，血压升高，皮肤温度降低，这些器官、肌肉、皮肤的活动信息，通过换能变成电信号，然后进行放大处理，使反馈信息变成易为被试者理解和辨别的形式，然后将反馈信息以视觉形成（包括指针或数字显示、色光显示、光标移动式、波形表示等）和听觉

（连续音、断续音、高频音、低频音、响度大小等）表示出来。

（二）适应证

发病及病情发展中有明显精神因素影响，并接受多种药物治疗而效果不满意的白癜风。

（三）常用的生物反馈治疗仪

肌电生物反馈仪、皮肤温度生物反馈仪、皮肤电阻生物反馈仪。

（四）注意事项

掌握训练技巧如肌肉感觉训练，做肌电生物反馈时，将肌电引入肌电生物反馈仪，患者通过肌电反馈仪监视自己的肌肉活动变化，指导放松肌肉。可先用力收缩肌肉，充分观察一下肌肉紧张的感觉，然后放松肌肉，仔细体会肌肉放松的感觉。反复重复这一过程，逐渐学会辨别肌肉放松或紧张时的感觉。可将机体分成几条线，按照一定的顺序轮流放松各部分的肌肉。

（五）训练方法

生物反馈疗法的训练方法主要包括防干扰思想联系、塑造技术、认识放松练习、被动集中注意训练。

1. 防干扰思想练习　在训练中尤其在学习开始阶段，思想一静下来脑海中常常要出现并非有意识要去思索的许多问题，干扰了进行的练习，这种不断闯入的非训练要求思维活动称之为干扰思想，要告诉患者，这种干扰思想的出现是必然的，不必焦虑，也不必强制自己试图去控制它，应不理睬它，继续原来的训练或做下面的练习：视觉意象练习，即在头脑中重新整理曾亲身经历过的画面，例如舒适的躺卧、游泳后在沙滩上晒太阳或幽静翠绿的植物盆景等，引导机体放松。

默诵法练习即平静地呼吸，随呼气缓慢地默诵"一"字，或默诵"放松""平静"等暗示放松的语句。

2. 塑造技术　放松训练是对人的外显行为与内部思维活动的重塑造过程，这个过程应该循序渐进。所谓塑造技术就是利用一定的方法逐步地扩大放松训练成果的技术，如将肌电降至最低作为目的，而某一患者现在的肌电为 $40\mu V$，把每降低 $5\mu V$ 定为 1 个子目标，要注意两个子目标之间距离不宜太大，前一个子目

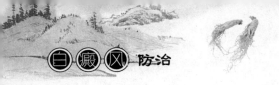

标达到后，再维持一段时间才能转向下一个子目标，切勿操之过急。

生物反馈放松训练要求患者的放松能力应不断地有所提高，其最终目的是要患者学会在没有反馈仪的帮助下也能运用放松技术处理日常生活中的应激事件，因此要强调诊室训练与家庭训练并重。

3. 认识放松训练　人们的感觉、知觉、思维活动和情绪对肌肉紧张都有重要的影响，患者对此并不十分了解。因此应该通过实践，例如通过额部肌肉的肌电反馈，让患者知道负性情绪，如焦虑、抑郁、生气、悲伤、恐惧等，即使是一闪念都会引起肌电活动的瞬时变化，只有当患者认识到他的认知活动与其应激反应之间的关系时，他才能逐渐学会控制这些心理状态而达到放松。

4. 被动集中注意训练　要取得好的放松效果，生物反馈训练时不要做意志努力，要采取被动注意的态度。这种注意形式与清醒时那种主动解决问题或者总想着某一问题的状态不同，要将注意力开放。此时头脑中一片空白，没有思维活动，这种放松时的心理状态类似于睡着瞬间的心理状态，是非随意的、漂浮的、自由流动的。被动集中注意是放松训练的核心，是一种自然状态，在各处传统的放松训练中均很重要，但又很难用语言讲清楚，患者也不知道自己的体验正确与否，在生物反馈放松训练中，可以利用反馈仪使患者很快地领悟和掌握这种技巧，快速的打破长期紧张的生活模式进入放松状态。

生物反馈疗法的本质是一种心理（行动）治疗，其疗效除受被训者的依从性及其对生物反馈疗法训练技术掌握程度的影响以外，医护人员的态度和行为也是影响疗效的重要因素。因此，医护人员崇高的医德、良好的精神面貌、认真负责的工作作风、耐心细致的技术指导、热情周到的服务、融洽的医患关系，以及始终对患者的人性化关怀等，能够帮助患者掌握生物反馈疗法技术，耐心接受训练，并扩大对该疗法的需求，真正起到身心放松的作用。

目前，越来越多的治疗结果显示，生物反馈疗法可以提高身心疾病患者的整体功能，使机体紊乱的内环境得以明显调整，对单纯生物医学方法治疗收效较小的患者，可取得较好的疗效。白癜风处于进展期或对多种生物复色疗效效果不明显的患者，若同时进行生物反馈疗法，对控制病情发展和增强白斑复色效果将会起到积极的促进作用。

六、自血疗法

用自体静脉血局部注射，可产生非特异性刺激作用，可使黑素细胞的功能激活性增高，从而促进黑素的生化合成和转运，使白斑区的色素逐渐恢复，达到白癜风的治疗目的。

（一）治疗方法

1. 抽取自身静脉血 0.5 ～ 1ml，立即分点注入白斑皮内，每周 1 次，10 次为 1 个疗程。

2. 用 5ml 注射器酌情抽取患者自身静脉血 1 ～ 3ml，距病灶 0.5cm 处 15° 进针，无回血即快速注入，拔针后用棉球压迫片刻，一般剂量为 1ml/cm²，每次治疗不超过 2 个病灶。注射完成后即用短波紫外灯局部照射，剂量为 1 ～ 2 级红斑量。每隔 5d 治疗 1 次，5 次为 1 个疗程。

（二）注意事项

自体静脉血可与其他药物，如确炎舒松、博来霉素等联合注射，可提高疗效。

七、其他

随着对白癜风的病因及治疗研究的不断深入，许多新的治疗方法陆续出现，如辣椒碱、前列腺素 E₂ 类似物、碱性成纤维细胞生长因子、黑素细胞刺激素、点阵激光等。在一项黑素细胞刺激素及 NB-UVB 治疗非节段型白癜风的随机多中心临床试验中，联合治疗组予以 NB-UVB 照射及每月皮下注射 16mg 黑素细胞刺激素 1 次，连续注射 4 个月，单一治疗组单独使用 NB-UVB 照射治疗，发现治疗第 168 天前者的复色率为 48.64%，后者的复色率 33.26%，并且联合治疗组复色速度更快。比马前列腺素为 PGF 2α 类似物，目前在一项外用 0.03% 的比马前列腺素治疗白癜风患者中得到较好的效果。

未来，针对参与免疫系统的某些特殊成分，如热休克蛋白的疫苗可预防或阻止白癜风的发生。目前已经有证据表明，诱导型热休克蛋白 70（HSP70i）可防止白癜风色素脱色，对白癜风有一定的治疗作用。研究发现，白癜风患者皮损及血浆中趋化因子 CXCL10 升高。并且在趋化因子 CXCL10 抑制药治疗白癜风小鼠的动物实验中，取得了一定的疗效，这提示我们，趋化因子 / 受体靶向治疗有可能成为白癜风治疗的新方法。

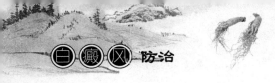

第九节　治疗进展

白癜风易诊断，难治疗，其治疗方法较多，但疗效因人而异，近年来其物理、药物治疗等有了较大的进展和改进，许多治疗方法的疗效和安全性已经得到了证实，且新的治疗方法不断出现，为白癜风患者的治疗带来了新的希望。

一、药物治疗

（一）皮质类固醇激素

皮质类固醇激素是目前治疗白癜风的常用药物，它可以单独给药（局限性时），也可以与他克莫司软膏、308nm 准分子激光等联合治疗。因长期使用可引起局部皮肤萎缩、毛细血管扩张等不良反应，所以使用时间不应超过 3 个月，但短期使用不会出现不良反应。病灶内注射皮质类固醇激素对于白癜风是一种耐受性好的治疗，Wang 等对患者病灶内注射皮质类固醇激素，大多数患者保持多年的复色，且并发症发生率低。

（二）钙调磷酸酶抑制药

目前，许多研究表明白癜风的发病机制主要与免疫异常有关，局部外用钙调磷酸酶抑制药可通过抑制细胞因子的合成和释放，抑制细胞的活化，与皮质类固醇相比其皮肤渗透率较低，不良反应较少。

Dang 等研究表明，外用钙调磷酸酶抑制药联合光疗治疗要比单药治疗白癜风的效果好，但是手足部的白斑联合治疗的效果并不明显。而 Park 等对单独使用他克莫司软膏、他克莫司软膏联合准分子激光两种方法治疗白癜风的疗效作了比较，结果显示联合治疗的疗效仅在治疗的最初 6 个月优于单药治疗。

（三）微量元素

锌作为一种微量元素，在人体内具有许多重要的功能，它是抗凋亡因子和抗氧化防御系统的一个必要辅助因子，在黑素合成中有着重要的作用。

Yaghoobi 等比较了单独外用皮质类固醇激素和口服硫酸锌联合外用皮质类固醇激素治疗白癜风的疗效。结果显示，虽然口服硫酸锌联合外用皮质类固醇激素治疗白癜风的疗效较好，但无统计学差异。

（四）维生素 D

维生素 D 是在皮肤合成的一种重要元素，对皮肤的着色起着一定作用。白癜风患者和其他自身免疫性疾病患者的发病机制可能与低水平维生素 D 有关。高剂量维生素 D_3 治疗白癜风是有效且安全的，局部维生素 D 衍生物联合外用卡泊三醇软膏和窄谱 UVB 治疗白癜风的疗效要优于单独使用窄谱 UVB 的疗效，且可以降低 UVB 的总剂量，减少色素沉着。

（五）Janus 激酶（JAK）抑制药

Janus 激酶是一类非受体酪氨酸激酶，包括 4 个成员，即 JAK1、JAK2、JAK3 和 TYK1，它参与细胞的增殖、分化、凋亡及免疫调节等过程。JAK1 和 JAK3 抑制药 - 托法替尼柠檬酸盐对泛发型白癜风的治疗有效，尤其对于肢端白癜风，但是其有效性和安全性还需进一步观察。其有效机制可能是角质形成细胞 γ- 干扰素诱导表达 CXC 趋化因子 10（CXCL10）是白癜风色素脱失的重要介质，抗体中和 γ- 干扰素或 CXCL10 能逆转褪色，使用 JAK1 和 JAK3 抑制药托法替尼柠檬酸盐能有效阻断 γ- 干扰素信号通路下游 CXCL10 的表达，从而引起白癜风复色。

（六）调节细胞氧化还原反应的药物

白癜风的发病机制有很多，其中包括氧化还原和自身免疫等因素。氧化应激可能参与了黑素细胞功能的缺失，免疫功能异常主要表现为 TH1 和 TH17 的增加，以及 TREGs 和 TH2 淋巴细胞数的减少。

1. 低剂量细胞因子　Barygina 等研究表明，病灶周围角质形成细胞氧化还原反应明显失衡，大量炎症细胞浸润。他们用低剂量的 IL-4、IL-10（分别由 TH 2 细胞和 TREGs 产生）和碱性成纤维细胞生长因子（BFGF）、β- 内啡肽（分别调节细胞氧化应激和免疫反应）分别治疗白癜风。结果显示，低剂量 IL-4、IL-10、BFGF 和 β- 内啡肽对白癜风皮损角质形成细胞的氧化还原过程和细胞活性起着重要作用，而且不影响皮损周围细胞的活性。因此，低剂量的 IL-4、IL-10、BFGF 和 β- 内啡肽可用于治疗白癜风。

2. 抗氧化剂　谷胱甘肽过氧化物酶（GPX）是一种抗氧化物酶，保护细胞免受氧化损伤。ZeDan 等通过试验证明白癜风患者的血清谷胱甘肽过氧化物酶活性较低。Dell Anna 等对单独使用窄谱 UVB 和窄谱 UVB 联合口服抗氧化剂（α-

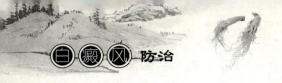

硫辛酸、维生素 C、维生素 E 和不饱和脂肪酸混合）治疗白癜风的疗效作了比较。
结果显示，口服抗氧化剂患者过氧化氢酶活性明显增加，复色率高。

二、物理治疗

（一）紫外线

用于治疗白癜风的紫外线主要是中波和长波紫外线。其机制认为，主要与紫
外线的光毒作用、促进黑素细胞 DNA 合成、增强酪氨酸酶活性、调节表皮免疫
功能等有关。

1.PUVA　PUVA 可增加表皮黑素细胞的数量、逆转黑素细胞和角质形成细
胞的变性。Suga 等对 PUVA 联合表皮细胞移植治疗白癜风的疗效进行了观察，
28 例白癜风患者在移植前后均给予 PUVA 治疗，所有患者在移植后均复色成功，
在移植后的 3 个月复色最均匀。移植前 PUVA 治疗可以刺激供皮区黑素细胞的增
生，而移植后 PUVA 治疗可促进黑素细胞向白斑处迁移。

2. 窄谱 UVB　窄谱 UVB 可以刺激黑素细胞的产生，且对黑素细胞的迁移有
促进作用，并通过免疫抑制作用使移行及增殖的黑素细胞免受破坏。AkAeniz 等
研究表明窄谱 UVB 单独或联合其他药物均能有效治疗白癜风，但联合治疗的疗
效要优于单独使用窄谱 UVB 治疗。

（二）308nm 准分子激光

308nm 准分子激光在白癜风的疗效已被证实，其作用机制与抑制局部 T 淋巴
细胞及刺激黑素生成有关。Saraceno 等研究显示，单独使用 308nm 准分子激光或
联合其他药物治疗白癜风均有很好疗效。

（三）氦氖激光

Yu 等用氦氖激光照射角质形成细胞和成纤维细胞后发现，两种细胞释放的
碱性成纤维细胞生长因子（BFGF）显著增加，角质形成细胞分泌的神经生长因
子(NGF)也明显增多。BFGF 与 NGF 均为黑素细胞生存、生长和移行的调节因子。
氦氖激光照射后出现的 BFGF 和 NGF 水平升高对病变区黑素细胞的增殖、移行
及损伤后修复具有一定的促进作用。氦氖激光照射是一种方便、经济的治疗方法，
而且与传统疗法相比，不会出现红斑、烧伤、致癌等不良反应。

三、手术治疗

目前白癜风的手术治疗方法有很多种，包括：自体表皮移植法、自体表皮细胞悬液移植法、自体黑素细胞移植法、异体黑素细胞移植法、单株毛发移植法、皮肤消磨术等。随着研究的不断深入，临床上有效的手术方法越来越多。

1. 皮肤碎片移植　皮肤碎片移植是一种操作简单、不良反应少且疗效好的治疗白癜风的手术方式。与传统表皮移植相比，它节约了皮源、覆盖面积更大、更易存活。Krishnan 等对 26 例白癜风患者进行了此项手术，他们将供皮区的皮肤剪成微小的颗粒状，移植至患者的白斑区，在移植前要对白斑区进行消磨，2 周后配合 PUVA 治疗，所有患者 90% 的白斑区得到了复色。

2. 非培养提取的外毛根鞘细胞悬液移植　非培养表皮细胞移植治疗白癜风主要为非培养黑素细胞悬液移植，但由于表皮黑素细胞的比例较低，所以这些方法需要富集的基底细胞层，因此增加了额外的步骤。Mohanty 等利用毛囊单位提取（FUE）作为黑素细胞的来源，敷于磨削后的受皮区域。他们用 FUE 方法从患者枕部头皮提取毛囊，经处理后获得细胞颗粒用于受皮区域。通过上述方法，平均复色率为 65.7%，稳定期 ≥ 1 年的平均复色比例明显高于稳定期 < 1 年的患者。据此得出结论：提取毛囊 ORS 细胞悬液可以成为一个有效的、简单的移植治疗白癜风的方法。

四、心理干预

白癜风患者因其肤色异于常人，故对其在心理上造成很大的影响。Shah 等将 75 例患者随机分为 3 组，第 1 组给予认知行为自助疗法（CBSH）、第 2 组 CBSH 增强执行意图（CBSH+）、第 3 组不进行干预。在治疗前和治疗 8 周后均对参与者进行了是否有社会焦虑、焦虑与抑郁的程度、外观关注度进行了评估。结果显示：患者对外观的关注及社会焦虑都是高水平的，CBSH+ 组 24% 的参与者社会焦虑的测量在临床上有显著的变化，CBSH 组为 8%，对照组则为 0。另外，对照组 58% 的参与者在研究期间恶化。结果表明：增强 CBSH 提供了一个相对简单和容易的干预，可能会显著减少社会焦虑。

由于白癜风的病因及发病机制尚未完全明确，导致目前治疗困难，但随着研究的不断深入，很多新治疗方法已逐渐应用于临床。根据临床疗效观察，联合治疗的疗效优于单一治疗，同时因白癜风白斑对患者外观有影响，在临床治疗的同

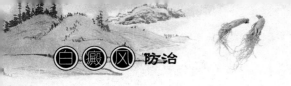

时对患者进行心理疏导，也可促进患者康复。

综上所述，白癜风的治疗根据其不同的发病形式呈现了多样化的趋势，其原理主要是通过免疫抑制反应促进细胞色素再生功能的恢复及增强黑素细胞向皮损部位迁移的能力。单纯的药物治疗或药物治疗配合物理治疗对于治疗局部白癜风或者泛发性白癜风都有不同的疗效，药物治疗主要针对局部白癜风患者，药物剂量强度要根据不同年龄的患者加以调整；物理治疗配合药物治疗更适合泛发性白癜风，药物的配合可以降低光毒性对皮肤造成的损伤；移植等外科手术治疗主要针对那些对药物治疗和物理治疗都不适用的白癜风患者，这种治疗方法成本较高，但疗效较好，特别是体外培养扩增形成自体组织工程皮肤移植来治疗大面积的白癜风，将会具有广阔的前景。

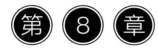

中医药在白癜风防治中的作用

中医学对白癜风的研究从古至今从未中止过，中医学认为"阴阳者天地之道也，万物之纲纪，变化之父母，生杀之本始"，"阴平阳秘，精神乃治，阴阳离决，精气乃绝"。白癜风即由外感邪毒，内伤饮食，情志失常，肺腑紊乱等阴阳失调所致。

白癜风的发生和发展是阴阳失衡到破坏的过程。在整体系统破坏的情况下，机体免疫力失去了控制，从而促使机体某部位的组织细胞发生"反向分化"，从而使黑素细胞表现为活性降低，分解代谢加快（阴长），从而导致自体免疫力下降，微循环发生障碍（阳消）。这种人体系统内部异常的阴长阳消过程，就是白癜风的发病过程。这就是说白癜风是阴盛阳衰的病理产物，所以，中医经典著作《内经》中，把它归属于阴邪致病所形成的。

从现在的研究结果看，白癜风的致病不是一种因素引起的，而是多种因素共同作用的结果，所以不能不加以区分地用药，应遵循"扶正祛邪、升阳行血"的基本原则进行辨证论治，正如《黄帝内经》所说的"肤疾之所生，为喜怒不测，饮食不节，风挟毒蕴，阳气不足，阴气有余，气血不畅"。医生在接诊时，必须详细了解发病年龄、病程、有无伴发疾病、皮损分布有无同形反应、对治疗的反应、皮损有无进展、有无家族患病史等。根据患者可能存在的病因及发病机制选择用药，分型、分期而治，有助于提高治愈率。若有其他并发疾病，应积极治疗其他疾病。

第一节　白癜风中医防治原则

中医根据自己独特的理论体系，对疾病进行辨证施治。中医学主要侧重于人

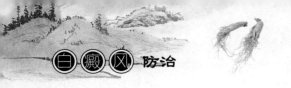

的整体和宏观。并从横向细致观察脏腑之间、体内与体表之间、气血之间、经络与肌肤之间的内在辩证关系。

中医学认为，白癜风的病因病机为七情内伤、肝气郁结、气机不畅，复感风邪、搏于肌表，致令气血失和而发此病。临床上采用补益肝肾、调和气血、活血化瘀、除湿通络的方法，并根据同病异治、异病同治的中医学理论体系对白癜风进行辨证施治。

近年来，随着中医学理论体系不断完善和发展，以及现代医学技术对中医"证"本质的研究，越来越显示病与证、微观与宏观相结合的重要性。对白癜风有西医辨病诊断、中医辨证施治，中医辨证为基础、西医辨病论治的中西医结合，有舍病从证和舍证从病的辨病与辨证相结合，以及从微观辨证到辨证微观化的中西医结合的新理论体系等，这些方法均已取得了举世瞩目的成就。

第二节　中医辨证论治

中医根据中医学的理论体系，对疾病进行辨证施治，主要侧重于人的整体和宏观。并从横向细致观察脏腑之间、体内与体表之间、气血之间、经络与肌肤之间的内在辩证关系。

药证相符，效若桴鼓，辨证论治是中医诊断和治疗疾病的基本原则，是中医学的精髓。中药是治疗疾病的重要武器之一，必须在辨证论治思想的指导下才能有的放矢，正确使用。

中医学认为，疾病的产生是由于邪正相争造成人体脏腑、气血、阴阳失去平衡的结果，疾病的本质和属性往往通过"证"的形式表现，通过辨证去认识疾病的本质。所谓辨证就是将望、闻、问、切"四诊"所收集的资料、症状、本质和体征，通过分析、综合，辨清疾病的病因、性质、部位及邪正之间的关系，概括、判断为某种性质的证。中医的辨证方法主要通过八纲辨证、脏腑辨证、经络辨证、六经辨证、三焦辨证、气血津液辨证、卫气营血辨证等。辨证使用中药就是根据患者的临床表现，应用相应的辨证方法，从多种症状的综合分析中确立疾病的症候属性，进而立法、处方、用药，即"法随证立、方从法出"。

辨证论治作为指导临床诊治疾病的基本法则，既要看到同一疾病由于发病时间、地区及患者体质不同，或者是处于不同的发展阶段，可以见到几种不同的证，又要看到不同的疾病在发展过程中，可以出现相同的证。

中医学认为，白癜风的病因病机为七情内伤、肝气郁结、气机不畅，复感风邪、搏于肌表，致令气血失和而发此病。临床上采用补益肝肾、调和气血、活血化瘀、除湿通络的方法，并根据同病异治、异病同治的中医学理论体系对白癜风进行辨证施治。

白癜风的辨证要点可以从皮损特点、颜色、范围、部位、新久、自觉症、发病季节、舌脉象等方面加以分析。白癜风治疗方法繁多，有内服、外涂、针灸、敷贴、拔罐、气功、单验方等疗法，但都要在辨证论治的指导下进行。

一、风湿郁热证

皮损表现为白斑粉红，多见于面部及外露部位，可单发或多发。一般发病比较急，皮损发展较快，皮肤变白前常有瘙痒感。伴有头重，肢体困倦，口渴不欲饮。舌质红，苔白或黄腻，脉浮滑或滑数。

1. 治法　清热利湿，活血祛风。

2. 证治机制　素体外感风湿之邪，搏于皮肤，闭阻经脉，血不荣肤，皮肤失养酿成白斑。

风为阳邪，善行数变，具有向上、向外的特点，故皮损发展较快，变化不一，多发于头面及外露部位。

风盛则痒，痒自风来，风邪袭表，皮肤变白前常有瘙痒感。风邪易夹湿，风湿之邪郁久而化热，故见白斑粉红，头重体困，口渴不欲饮，舌红苔黄等为常见症的症候。

3. 方药　萆薢渗湿汤合四物汤加减。萆薢 12g，薏苡仁 9g，牡丹皮 9g，黄柏 9g，秦艽 9g，防风 9g，赤芍 9g，白芍 9g，当归 9g，川芎 9g，茯苓 9g。

4. 方解　萆薢、黄柏清热利湿，祛风为君药；薏苡仁、茯苓利水渗湿；牡丹皮、赤芍清热凉血；秦艽、防风祛风湿为臣药；当归、白芍、川芎补血活血为佐药，诸药合用，共奏清热利湿，活血祛风之功。

5. 加减　大便溏者加车前子、白术以加强清热利湿之功，白斑瘙痒加白鲜皮、乌首藤、鸡血藤、威灵仙以祛风活血、通络止痒。

6. 配伍特点　本方集祛风、利湿、清热、养血于一方，以祛风湿见长，上疏下渗，内清外解。

7. 辨证要点　本方为治疗风湿郁热证方，以白斑粉红，发展较快，白前有痒感，伴头重体困，舌红，脉数为辨证要点。

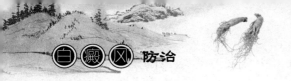

二、肝郁气滞证

白斑无固定好发部位，色泽明暗不等，常因情绪变化而加重（白斑产生或扩大），以女性多见，伴有胸肋胀满，情绪急躁，月经不调，乳房胀痛，舌苔薄，脉弦细。

1. **治法** 疏肝解郁，活血祛风。

2. **证治机制** 肝主疏泄，喜条达而恶抑郁。若情志不遂，木失条达，则致肝气郁结，肝郁气滞，气滞则血凝，日久则血瘀，血不荣肤，皮失所养而生白斑或白斑扩大。

肝郁气滞，气滞则血凝，而致血液运行障碍，从而形成血瘀，可出现妇女月经不调，乳房胀痛。

3. **方药** 逍遥散合四物汤加减。柴胡 9g，郁金 9g，当归 9g，川芎 9g，熟地黄 9g，白芍 9g，蒺藜 9g，防风 9g。

4. **方解** 柴胡、郁金疏肝解郁，为君药；熟地黄、白芍、当归补血活血，川芎活血行气，为臣药，蒺藜、防风活血祛风，为佐药。诸药合用，共奏疏肝解郁，活血祛风之功。

5. **加减** 急躁易怒明显者，加栀子、磁石，以泻火镇静除烦；口干，头胀者，加夏枯草、牡丹皮，以平肝潜阳；便秘者，加大黄、桃仁，化瘀行便。

6. **配伍特点** 本方肝血同调，以疏肝为主，兼顾补血活血。如此配伍，可使木郁达之，血瘀则活，血虚则养，白斑则肤色。

7. **辨证要点** 本方为治疗白驳风肝郁气滞证。以白斑因情绪变化而产生或扩大，胸肋胀满，情绪急躁，月经不调，脉弦而细为辨证要点。

三、肝肾阴虚证

白斑边界截然分明，脱色斑内毛发变白，局限或泛发，病程长，有遗传倾向，治疗效果不显著，或兼有头昏眼花，耳鸣，腰腿酸软，舌淡或红，苔少，脉细数。

1. **治法** 滋肝补肾，养血祛风。

2. **证治机制** 肾藏精，肝藏血，肝肾同源，肾阴精亏虚，精不化血，肝血亏虚，皮肤失养，即形成白斑。

肝藏血，发为血之余；肾藏精，其华在毛，故肝肾阴虚精血亏虚，毛发失养，毛发则变白。肾藏精，包括生殖之精，有禀受于父母的生殖之精和自身发育成熟后形成的生殖之精，肾阴虚往往有遗传倾向。毛发变白，白斑恢复失去黑素细胞来源，治疗效果不显著。

肝阴虚，阴不制阳，则肝阳上亢，头晕目眩。肾主骨生髓，肾阴精不足则腰膝酸软，脑为髓之海，肾精不足则髓海空虚，头晕目眩，耳鸣耳聋，阴精亏虚，阴不制阳，相火妄动，则舌红，脉数。

3. 方药　左归丸加减。熟地黄 10g，山药 10g，枸杞子 10g，山茱萸 10g，川牛膝 10g，菟丝子 10g，补骨脂 10g，女贞子 10g，墨旱莲 10g，牡丹皮 10g。

4. 方解　熟地黄补血滋阴、益精填髓为君药；女贞子、墨旱莲、枸杞子、菟丝子滋补肝肾，补骨脂温肾助阳，取"阳中求阴"之义，以上共为臣药；山药补益脾肾，山茱萸补益肝肾，川牛膝补肝肾、强筋骨，牡丹皮活血凉血为佐药。诸药合用，共奏滋补肝肾、养血祛风之功。

5. 加减　男子遗精加龙骨、牡蛎以收敛固涩；气虚加黄芪、党参补中益气；畏寒肢冷加附子、仙茅、淫羊藿温阳散寒。

6. 配伍特点　本方多为滋补之品，味甘，补阴兼阳中求阴之法。

7. 辨证要点　本方为治疗肝肾阴虚之方。以白斑内毛发变白，有遗传倾向，治疗效果不佳，兼有头晕目眩，耳鸣，腰膝酸软为辨证要点。

四、瘀血阻络证

病程长久，皮损局限而不对称，或泛发，甚或仅存少许正常肤色，很少扩展；或者白斑发生于外伤后的部位上，皮损清晰易辨，边缘整齐，呈深褐或紫褐色。白斑中心多有岛状褐色斑点，局部可以有轻微的刺痛。舌质黯，可有瘀点或瘀斑，脉涩。

1. 治法　活血化瘀，祛风通络。

2. 证治机制　初病入经，久病入络，病程长久，瘀血阻络，皮肤失养，即成白斑。或因外伤血瘀，皮肤失养而成白斑。白斑不对称，颜色边缘紫褐色或局部有轻微刺痛均是血瘀特点。

3. 方药　通窍活血汤加减。赤芍 9g，川芎 9g，桃仁 9g，红花 6g，当归 9g，大枣 9g，丹参 9g，鸡血藤 9g。

4. 方解　桃仁活血祛瘀，为君药；红花、丹参活血化瘀，为臣药；当归、鸡血藤补血活血，赤芍凉血活血，川芎行气活血，大枣补气养血，为佐药。诸药合用，共奏活血化瘀、活血祛风之功。

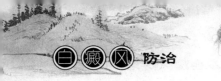

5.加减 病由外伤而发，加乳香、没药以引瘀散滞；大便干结者加火麻仁，倍加桃仁以润便引瘀；病程日久者加苏木、莪蔚子、地龙以化瘀通络。

6.配伍特点 活血补血，行气补气相配伍，以达气血调和、活血祛风之目的。

7.辨证要点 本方为治疗血瘀证之方。以病程长久，皮损不对称，边缘色深，舌质黯或有瘀点，脉涩为辨证要点。

五、脾胃气虚证

皮损表现为白斑颜色萎黄，好发于面部及口唇，小儿多见，病情发展比较缓慢，伴有纳食减少，脘腹胀满、身倦乏力，面色萎黄。舌质淡，苔白，脉虚。

1.治法 益气健脾，活血祛风。

2.证治机制 脾胃为后天之本，气血生化之源，脾胃气虚，则气血生化不足，皮肤失养而成白斑。气血生化不足，白斑及面色萎黄。

脾主运化，主升清，其华在唇，开窍于口，脾胃虚弱，白斑则好发于面部及口唇。小儿多偏食，不食或暴食易损伤脾胃之气，使其脾胃受纳及运化无力，气血不足，皮肤失养即成白斑，故小儿多见。

胃主受纳，脾主运化，胃气虚弱，则纳食减少，脾失健运，湿从内生，湿阻气机，则脘腹胀满，脾失运化，气血不足，则身倦乏力，面色萎黄，舌淡苔白，脉虚。

3.方药 四君子汤合四物汤加减。黄芪9g，白术9g，茯苓9g，当归9g，川芎9g，熟地黄9g，白芍9g。

4.方解 黄芪补气养血，为君药；白术健脾益气，茯苓渗湿健脾，为臣药；熟地黄滋阴补血，当归补血活血，白芍养血敛阴，川芎行气活血，为佐药。诸药合用，共奏益气健脾，活血祛风之功。

5.加减 兼气滞证加陈皮；兼有痰湿加陈皮、半夏；血瘀者加当归、丹参；腹泻者可加重莲子肉、白扁豆、茯苓的剂量；湿邪者可加车前子、猪苓、苍术等。

6.配伍特点 本方以补脾与利湿并用，补血活血兼顾之方。

7.辨证要点 本方为健脾渗湿，补血活血之方。以白斑及面色萎黄，好发于面部及口唇，小儿多见，伴有纳少，脘腹胀满，乏力，舌淡，苔白，脉虚为辨证要点。

六、心肾不交证

皮损多发生于一侧肢端，多按皮节分布或一定的神经区域分布。好发于青壮年，常突然发病，病程短而发展快，发病前常有一定的精神神经因素，可伴有心悸失眠，健忘耳鸣，腰膝酸软。舌质红，苔薄白，脉弦细。

1.治法　交通心肾，活血祛风。

2.证治机制　心主血脉，心阴虚，则心血虚，血虚则皮肤失养；肾阴精亏虚，精血同源，则精不能生血，皮肤失养；心肾不交，心肾阴虚，均可导致皮肤失养，而成白斑。

发病前常有一定的精神因素，神经-内分泌-免疫系统为一个统一的整体，故精神因素易引发白斑，按皮节或一定的神经区域分布。青壮年易受情绪影响，好大喜大悲，故易得而且发展快，年轻力壮，自身机体调节力强，所以病程较短。

心属火居上，肾属水居下。在上之火以下降为顺，在下之水以上升为和。生理上，心火必须下降于肾，使肾水不寒；肾水必须上济于心，使心火不亢，即为心肾相交或水火既济。心主神志，若忧思过度，耗伤心阴，或肾精虚亏，水火不济，心阴不足，心阳偏亢，虚阳上扰，而见心悸、失眠。肾主骨，肾阴精亏虚，则腰膝酸软；肾生髓，髓为脑之海，肾阴精亏虚则易健忘。肾开窍于耳，肾阴精不足，则耳鸣。心肾阴虚则舌红、苔薄、脉弦细。

3.方药　枕中丹合四物汤加减。龟甲 15g，龙骨 15g，远志 9g，柏子仁 9g，当归 9g，熟地黄 9g，白芍 9g，川芎 9g。

4.方解　龟甲滋阴益肾、养血补心，为君药；远志安神益智、交通心肾，龙骨镇惊安神，柏子仁养心安神，为臣药；当归补血活血，川芎行气活血，熟地黄滋阴补血，白芍养血敛阴，为佐药。诸药合用，共奏交通心肾，活血祛风之功。

5.加减　气虚加黄芪；风湿邪加白芷、独活、防风。上焦心火旺盛较重，胸中痞闷嘈杂，心火偏亢者可加牡丹皮、栀子、生地黄、石膏、水牛角等清心泻火药。失眠，五心烦热者加重安神类药物的剂量，如酸枣仁、龙骨、牡蛎。

6.配伍特点　本方为滋阴补血，养血安神，活血祛风，标本兼治，重在治本；心肾两顾，重在补心。

7.辨证要点　本方为治疗白驳风伴心肾阴血亏虚，虚火上炎之方。以白斑发生于一侧，常沿皮节、神经区域分布，发病前常有一定精神因素，伴心悸失眠，健忘耳鸣，腰膝酸软，舌红，苔薄，脉弦细为辨证要点。

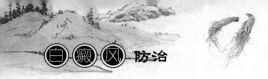

第三节 中成药

中成药是在中医药理论指导下，以中药材为原料，按照规定的处方、生产工艺和质量标准生产的制剂。具有便于携带、使用方便等特点，分内服、外用和注射 3 种。

一、内服

（一）调和气血的中成药

1. 白驳丸

组成：炒蒺藜、防风、首乌藤、鸡血藤、当归、红花、赤芍、补骨脂、黑豆、陈皮。

用法：口服，每次 6g，每日 2 次。

功效：散风活血，补肾通络。

2. 复方秦艽丸（源自《医宗金鉴·外科心法要诀》）

组成：秦艽、苦参、黄芪、黄连、大黄、防风、漏芦、乌梢蛇。

用法：口服，每次 4.5 ～ 9g，每日 2 次。

功效：祛风止痒，调和气血。

3. 白癜风丸（经验方）

组成：白蒺藜、补骨脂、黄芪、红花、川芎、当归、香附、干姜、龙胆草、硫酸铜等。

用法：口服，每次 6g，每日 2 次，或遵医嘱。

功效：通络活血，解毒利湿，祛风止痒，补气祛斑。

（二）补益肝肾的中成药

1. 六味地黄丸（源自《小儿药证直诀》）

组成：熟地黄、制山茱萸、牡丹皮、山药、茯苓、泽泻。

用法：每次 5 粒（每粒 0.3g），每日 3 次，温开水送服，12 岁以下儿童减半。

功效：滋补肝肾。

2. 乌鸡白凤丸（源自《证治准绳》）

组成：人参、鹿角胶、白芍、牡蛎、当归、甘草、鹿角霜、鳖甲、香附、丹参、天冬、桑螵蛸、熟地黄、乌鸡、川芎、生地黄、炙黄芪、炒芡实、银柴胡、山药。

用法：每次 1 丸（每丸 9g），每日 2 次，温开水送下。

功效：补气养血，补益肝肾。

3. 白蚀丸（经验方）

组成：何首乌、丹参、灵芝、红花、补骨脂、蒺藜、甘草、牡丹皮、紫草、苍术等。

用法：口服，每次 10 粒，每日 3 次，10 岁以下儿童用量减半。服药中患部宜常日晒。

功效：补益肝肾，活血祛瘀，养血祛风。

（三）活血化瘀的中成药

1. 血府逐瘀丸（源自《医林改错》）

组成：柴胡、当归、地黄、赤芍、红花、桃仁、枳壳、甘草、川芎、牛膝、桔梗。

用法：口服，每次 1～2 丸，每日 2 次，空腹用红糖水送服。

功效：活血祛瘀，行气镇痛。

2. 大黄䗪虫丸（源自《金匮要略》）

组成：䗪虫、干漆、生地黄、甘草、水蛭、赤芍、杏仁、黄芩、桃仁、虻虫、蛴螬虫、大黄。

用法：每次 1 丸，每日 2 次。

功效：祛瘀生新。

3. 白灵片（经验方）

组成：当归、赤芍、牡丹皮、桃仁、红花、黄芪、防风、白芷、苍术、马齿苋等。

用法：口服，每次 4 片，每日 3 次；同时外用白灵酊涂患处，每日 3 次。3 个月为 1 个疗程。

功效：活血祛瘀，养血祛风，增加光敏作用。

（四）疏肝解郁的中成药

1. 逍遥丸（源自《太平惠民和剂局方》）

组成：柴胡、当归、白芍、白术（炒）、茯苓、甘草（蜜炙）、薄荷、生姜等。

用法：口服，每次 6～9g，每日 2 次，温开水送服。

功效：疏肝解郁，健脾和营。

2. 逍遥颗粒（源自《太平惠民和剂局方》）

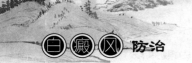

组成：柴胡、当归、白芍、白术、茯苓、甘草、牡丹皮、栀子、薄荷等。

用法：口服，每次15g，每日3次。

功效：疏肝解郁，活血祛风。

（五）祛风为主的中成药

1. 白蒺藜冲剂

组成：白蒺藜。

制法：白蒺藜5000g，洗净，水煎2次，浓缩至10∶1浸膏，再按1∶4加糖，干燥成颗粒，分装，每袋30g。

用法：每日2次，每次半袋，温开水冲服。

功效：平肝解郁，祛风明目。

2. 浮萍丸（源自《医宗金鉴》）

组成：紫背浮萍。

用法：口服，每次1丸，每日2次。

功效：祛风解毒。

（六）取象比类以色治色的中成药

紫铜消白方

组成：紫铜、铁锈、紫草、紫丹参、郁金、红花、鸡血藤、大枣、核桃仁、浮萍、紫苏、紫河车、刺蒺藜、豨签草。

用法：每次10g，每日3次，口服。

功效：宣通心肺，调和气血。

二、外用

1. 白灵酊（经验方）

组成：当归尾、红花、夹竹桃（叶）、苏木、没药、白矾、白芷、马齿苋等。

用法：涂擦患处，每日3次，3个月为1个疗程。

功效：活血化瘀，增加光敏作用。

2. 祛癜灵酊（经验方）

组成：香豆素等。

用法：外用涂患处，每日2～3次。

功效：息风祛癜，增加光敏作用。

3. 消白灵酊（经验方）

组成：补骨脂、栀子、冰片等。

用法：将患处洗净，外擦，每日 1 ～ 2 次。

功效：疏散表风，调理气血运行。

4. 复方卡力孜然酊（经验方）

组成：驱虫斑鸠菊、补骨脂、防风、蛇床子、何首乌、当归、乌梅、丁香、白鲜皮、白芥子等。

用法：外用适量，涂搽患处。将患处揉搓后涂抹，每日 3 ～ 4 次，涂药后继续轻轻揉搓至白斑区发红为止。涂药 30min 后应日光或长波紫外线照射，每日 1 ～ 2 次，照射时间以白斑发红为度。3 个月为 1 个疗程。

功效：祛风燥湿，舒经活络，活血化瘀，改善病灶部位皮肤的微循环及增加皮肤光敏作用，还有促进皮肤黑素合成之功效。

5. 白斑酊（经验方）

组成：马齿苋、白蒺藜、白芥子、白芷等。

用法：取适量药粉加 75% 乙醇适量，浸泡 7d，过滤，加 75% 乙醇调至 1000ml，外搽，每日 2 ～ 3 次。

功效：凉血解毒，滋补肝阴。

三、注射

1. 补骨脂注射液（源自《雷公炮炙论》）

组成：主要成分为补骨脂；辅料为聚山梨酯、注射用水。

用法：肌内或局部注射，每次 2ml，每日 1 次。可配合紫外线照射，在注射 1h 后，照射 1 ～ 10min 或日晒 5 ～ 20min。

功效：增加光敏性。

2. 消白灵注射液（经验方）

组成：白蒺藜、何首乌、补骨脂、荆芥、防风、丹参等。

用法：以上药味加工，乙醇提炼，每毫升含生药 1.0g，每次用消白灵注射液 2 ～ 4ml，加 2% 利多卡因 2ml，按白斑面积大小封闭，每周 1 次，连续治疗 10 次。

功效：改善局部血液循环，提高机体的免疫功能。

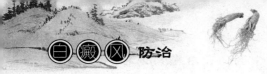

四、组方常用的中药

1. 调节免疫功能　黄芪、党参、山茱萸、枸杞子、白术、何首乌、茯苓等。

2. 增加光敏性　补骨脂、白蒺藜、白芷、马齿苋、决明子、独活、姜黄、虎杖、茜草根、沙参、麦冬等。

3. 激活酪氨酸酶活性　女贞子、旱莲草、无花果、牡丹皮、潼蒺藜、蛇床子、补骨脂、地肤子、桃仁、白鲜皮、白术、紫草、肉桂、白芷等。

4. 促进黑素细胞形成　透骨草、旱莲草、茜草、益母草、野菊花、桑寄生等。

5. 促进黑素细胞黏附　丹参、菟丝子、红花等。

6. 诱导黑素细胞迁移　刺蒺藜、黄芪。

7. 诱导黑素细胞黏附和迁移　补骨脂、白芷、女贞子。

8. 富含微量元素　自然铜、浮萍、珍珠母、牡蛎、银杏叶、沙苑子、威灵仙、蛤壳等。

9. 活血化瘀，改善微循环　自然铜、川芎、红花、当归尾、丹参、首乌藤、桃仁、郁金、赤芍、牡丹皮。

第四节　单方验方

单方验方是我国劳动人民和中医药学家治病救人的经验结晶。运用单方、验方治疗疾病，是群众用药比较普遍的形式。收集民间单方验方，是研究和发展中医学的重要途径之一。

一、单方

单方，是由单味药物组成的方剂，其特点可以用"廉、简、便、验" 4 个字来概括。"廉"是指单方很少应用贵重药材，大多数单方用的都是常用药物，即是人们日常接触的植物、动物和矿物等，使用者既可自行采集，也可就近购买，一般价格低廉，经济实惠。"简"是指组方简单，一方一药，不需讲究复杂的配伍。"便"是指使用方便，由于单方只有一味药，制作和使用均十分方便，"验"是指疗效灵验，由于单方组成简单，药性专业，针对性强，往往能收到显著的疗效，甚至有时它的疗效会优于复方。

1. 蒺藜

[用量] 蒺藜 500g。

[用法] 研成细末，每次 10g，早、晚各 1 次，以温开水冲服。

[功效] 平肝潜阳、疏风解郁、祛风止痒、散结祛瘀。

2. 补骨脂

[用量] 补骨脂 30 ～ 50g。

[用法] 研成细末，每次 10g，早、晚各 1 次，以温开水冲服。

[功效] 补肾助阳。

3. 白芷

[用量] 白芷 1000g。

[用法] 每日 30 ～ 45g，煎汤内服及外涂患处，一般 15 ～ 60d 见效。

[功效] 祛风、燥湿、消肿、镇痛。

4. 麝香

[用量] 天然麝香制成浓度为 0.4% 的注射液。

[用法] 在白斑区行皮下多点注射。

[功效] 开窍、辟秽通络、散瘀。

5. 沙苑子

[用量] 沙苑子 1000g。

[用法] 以文火炒至豆香气味溢出时，倒入盛有 100ml 白酒的容器中，搅匀后加盖密封 1h，晾干研细末。每日以温开水送服 30g，连续 6 个月。

[功效] 补肾固精、清肝明目。

6. 苍耳草

[用量] 鲜苍耳全草 1000g。

[用法] 洗净后，加水 8000ml，煮汁 3h 去渣，浓缩成膏，每 300g 苍耳草叶浓缩成 90g，再加入等量蜂蜜，混匀贮存备用。每次开水冲服 6 ～ 15g，每日 2 次。

[功效] 散寒、通窍、祛风、止痒。

7. 菟丝子

[用量] 菟丝子 9g。

[用法] 浸入 95% 乙醇 60ml 内，浸泡 2 ～ 3d，取汁，外涂患处，每日 2 ～ 3 次。

[功效] 补肾益精、养肝明目、固胎止泻。

8. 鲜马齿苋

[用量] 鲜马齿苋适量。

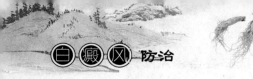

［用法］洗净，捣烂取汁，每100ml内加入硼酸2g，装瓶备用。使用时以棉签蘸药液涂患处，早、晚各1次，每日照日光20min。

［功效］清热利湿、解毒消肿、消炎、止渴、利尿。

9. 夏枯草

［用量］适量。

［用法］水煎外洗，每日2～3次。

［功效］清热泻火、散结消肿。

10. 生大黄

［用量］生大黄末30g。

［用法］加甘油少许，乙醇混合成糊状。涂擦患处。

［功效］祛瘀止血、攻积导滞。

11. 蛇蜕

［用量］蛇蜕20g。

［用法］将其烧灰，加适量陈醋调和，外搽患处。

［功效］祛风、定惊、退翳、解毒。

12. 生姜

［用量］生姜片适量。

［用法］煨热后轻轻推搽患处，以皮肤轻微发红为度，每日2次。

［功效］发散、止咳。

13. 鲜白果树叶

［用量］适量。

［用法］微捣，搽患处，以患处皮肤轻微充血为宜，每日1次。

二、验方

验方，即经验之方，本意是指经临床实践检验确实有效的方剂，现多指个人经验所得但尚未广泛传播得到公认之有效方剂。

1. 加减紫甘汤

［组成］蒺藜30g，紫草、白芷、升麻、重楼、天花粉、白薇、苍术、海螵蛸、生首乌、龙胆草各10g，黄芪、白术、防风各12g，甘草6g。

［用法］每日1剂，水煎取汁分2次服。

［功效］辛凉解表、疏风退斑。

2. 加减逍遥四物汤

[组成] 柴胡 9g，郁金、蒺藜各 12g，当归、川芎、防风各 10g，熟地黄、白芍各 20g。急躁易怒者酌加栀子 15g，磁石 30g；口干、头涨者酌加夏枯草 15g，牡丹皮 12g；大便秘结者酌加大黄（后下）9g，桃仁 10g。

[用法] 每日 1 剂，水煎取汁分 3 次服。

[功效] 疏肝、理气、退斑。

3. 玄机汤

[组成] 重楼、浮萍、丹参各 50g，威灵仙、刘寄奴、紫草、牡丹皮各 25g，川芎 15g，土鳖虫、琥珀、地龙各 10g。

[用法] 每日 1 剂，水煎取汁分 2 次服。

[功效] 补血活血，祛风通络。

4. 白蚀方

[组成] 磁石（或自然铜）30g，八月札 15～30g，益母草、苍耳子各 12～15g，沙苑子、茯苓各 9～12g，当归、郁金、白芍各 9g。皮损在头面部者，酌加白芷、羌活、升麻、桔梗、藁本等；皮损在胸部者，酌加瓜蒌皮、薤白等；皮损在上肢者，酌加桑枝、姜黄、鸡血藤等，皮损在下肢者，酌加蚕沙、木瓜、牛膝、萆薢等；皮损泛发者，酌加桂枝、牛膝；皮损在腹部者，酌加木香、香附、乌药等；兼见乳房肿块者，酌加王不留行、远志、青皮、陈皮等；兼见面色萎黄、神疲纳呆、胃脘不舒、反酸、肠鸣、便溏、舌淡、脉弦等属肝气犯脾者，酌加补骨脂以柔肝健脾；兼见性情急躁易怒、大便秘结，舌红，脉数或弦数等热象者，酌加牡丹皮、栀子、重楼以清肝泻火。

[用法] 每日 1 剂，水煎取汁分 2 次服。

[功效] 活血祛风，疏肝解郁。

5. 祛白消斑汤

[组成] 当归 12g，川芎 10g，赤芍 12g，白芍 12g，红花 6g，何首乌 15g，枸杞子 12g，生地黄 12g，黄芪 15g，白芷 12g，蒺藜 15g，桂枝 10g。

[用法] 每日 1 剂，水煎取汁分 2 次服。

[功效] 养血祛风，活血通络。

6. 如意消斑丸

[组成] 麝香、人参、黄芪、白术、何首乌、麦冬、补骨脂、甘草、丹参、鸡血藤、重楼、墨旱莲、桃仁、红花、女贞子、紫草、刺蒺藜、郁金、苍术、防风。

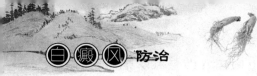

[用法] 每丸 6g，成人每日 3 次，每次 1 丸。

[功效] 疏肝理气，活血祛风。

7. 蒲参柴胡汤

[组成] 蒲黄、五灵脂、丹参、炒桃仁、红花、香附、赤芍、白芍各 9g，防风、蝉衣各 6g，蛇蜕、柴胡各 4g。

[用法] 每日 1 剂，水煎取汁分 2 次服。

[功效] 养血、祛风、化瘀。

8. 加减白蚀丸

[组成] 补骨脂、何首乌各 20g，刺蒺藜 18g，丹参 15g，灵芝、紫草、牡丹皮各 12g，龙胆草、苍术各 10g，红花、甘草各 5g。

[用法] 每日 1 剂，水煎取汁或制成蜜丸分 3 次服。

[功效] 活血燥湿、化瘀祛风。

9. 蓼花膏

[组成] 鲜白蓼花纯花（洗净）5000g。

[用法] 鲜白蓼花 5000g 加净水 40l，煎煮 3h 后，过滤取汁，再煎煮浓缩至 1560g 成膏；加入等量蜂蜜，储存备用。每次服 6g，日服 2 次。

[功效] 祛风、活血、消斑。

10. 加减活血汤

[组成] 自然铜 30g，八月札 15 ～ 30g，徐长卿、生地黄各 15 ～ 20g，沙苑子 12 ～ 15g，芡实、知母、茜草、秦艽各 15g，天冬 12g，甘草 6 ～ 10g。

[用法] 诸药水煎取汁，每日 1 剂，分 2 次服，2 个月为 1 个疗程。

[功效] 活血化瘀、祛风通络。

11. 消斑丸

[组成] 刺蒺藜、桑椹各 300g，旱莲草 200g，丹参 150g，白附子 100g，甘草 50g。

[用法] 共研末制成蜜丸，每丸重 9g，每次 1 丸，每日 2 次。

[功效] 活血祛风、滋补肝肾。

12. 补骨脂酊

[组成] 补骨脂 15 ～ 30g，百部酊 100ml。

[用法] 浸泡 1 周左右，外搽患处。

[功效] 温通气血、调和营卫。

13. 复方煤焦油酊

[组成] 煤焦油、红花、无花果、丹参、白蒺藜等。

[用法] 将无花果及丹参用乙醇回流提取；红花、白蒺藜等用渗滤法提取，提取液分别过滤、浓缩，合并提取液加煤焦油、丙二醇、氮酮等灌封即可。外搽患处，每日 2 次，晒太阳 5 ～ 10min，并轻轻按摩至局部发红，轻微灼痛为止。

[功效] 活血、化瘀、消斑。

14. 三黄粉

[组成] 雄黄、硫黄、密陀僧、朱砂各 6g，雌黄 1.5g，白附子 15g，白及 9g，麝香、冰片各 0.9g。

[用法] 共为细末，和匀，用茄蒂或茄皮蘸药外搽。

[功效] 和营血、生毛发、消斑痣。

三、民间偏方

民间偏方治疗由来已久，许多名家经验及经验方均由传统民间疗法流传、使用、效验、化裁而来。

1. 内服法

（1）苍耳茎、叶、子各等份，晒干研末，炼蜜为丸。每次 3g，每日 3 次。

（2）白蒺藜子 180g，生捣为末。每次 3 ～ 6g，热水送下。每日 2 次，服之白处见红点，即预示有效。

（3）白芷、独活、补骨脂、鲜马齿苋任取 1 种，约 30g，内服。

（4）白蒺藜 600g，补骨脂 500g，白芷 400g，紫河车 300g，何首乌 300g，美登木 200g，人参 100g，鸡血藤 100g。上药共为细末，荆花蜂蜜为丸，每丸 3g。白开水送服，每次 1 丸，每日 3 次。服药期间忌酒类、牛、羊、马肉，辛辣刺激。

（5）驱虫斑鸠菊 210g，除虫菊、白鲜皮、姜、干蛇各 70g，蜂蜜 1500g，制成蜜膏，每日 3 次，每次 10g。

2. 食物内服

（1）牛胎盘 1 具，洗净在瓦上焙干，研为细末，用黄酒送服，分 3 次服完。

（2）猪胰 1 个，入白酒内浸泡 1h，放在米饭上蒸熟食之，连吃 10 个。

（3）猪肝 1 具，煮熟，切小片蘸炒沙苑蒺藜面（60g）吃，1 日服完。

3. 外用法

（1）生大黄 50g，研末，过 120 目筛后加甘油 20g，95% 乙醇适量调匀成糊状，

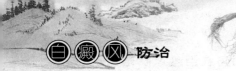

装瓶密封备用。用时先将患处用温开水洗净,晾干后用药膏涂抹,每天早、晚各1次。

（2）按30g木蝴蝶泡500ml白酒的比例,将木蝴蝶浸泡2～3d,待酒的颜色改变后开始涂搽患处,每天坚持早、晚各搽1次,约3个月后,患处就可有正常肤色。

（3）将补骨脂、菟丝子、栀子3味中药共同研磨粗末,置玻璃瓶内,加入60度左右的白酒1000ml,密封浸泡7～10d即可应用。用药酒涂擦患处,每日3～4次,宜将涂搽的患部暴露在日光下照射。

（4）覆盆子、补骨脂等量同煎,山莨菪碱研细,取药液加入适量山莨菪碱粉末,取药液涂于患处,每日3次。

（5）补骨脂30g,乌梅50g,同时浸泡在500ml的75%乙醇中,1周后滤液。外涂患处,每日2～3次。

（6）鲜白果树叶适量。微捣,搽患处,以患处皮肤轻微充血为宜。每日1次。

（7）用楸白皮2500g,加水50L,去渣,再煎浓如膏,涂搽患处。每日3次。

（8）用蛇蜕烧灰,调醋涂搽。

（9）金钱草20g,补骨脂30g,红花10g,白蒺藜20g,冰片2g,用60度白酒500ml,浸泡1周后外用,每日早、晚2次外搽皮损部位,适当摩擦,增加日照,以出现红斑、水疱为度。

（10）以补骨脂300g,乌梅150g,黄连100g,用95%乙醇1000ml浸泡2周后,取滤液即得,外涂患处,每日3～4次。

（11）补骨脂200g,骨碎补100g,黑芝麻50g,石榴皮50g,白芷50g,菟丝子50g,75%乙醇1000ml。将以上中药碾碎,放入乙醇中浸泡7d,去渣,装玻璃器具中密封备用;外搽皮损处,每日2～3次,外搽后在阳光下照射10～20min,30d为一个疗程。

（12）取中药补骨脂100g,白芷20g,红花20g,当归20g,浸入50%的乙醇500ml内,密封1周后用。每日下午3:00～4:00时,在户外日光下外搽患处。夏、秋季,儿童晒3～5min,成人晒5～10min;冬、春季,儿童晒5～10min,成人晒10～15min,10d为1个疗程。治疗过程中皮损处可出现潮红、瘙痒、疼痛、丘疹或疱疹,皮疹严重者,可暂停3～5d,并外涂消炎膏,好转后再继续外搽药水,连续治疗3个疗程。

（13）取菟丝子全草浸入浓度为75%的乙醇中,7d后使用,药物与乙醇比例1:3,每天以棉签蘸取药液后涂搽患处2～3次。一般连续用药1周以上开始起效，1 个月为 1 个疗程。该方对白癜风初起者有益。

（14）取骨碎补 150g 或干品 50g 去毛，切片浸泡于 75% 乙醇 600ml 中，密封浸 10d，然后用药棉蘸浸药液外涂患处，一般 1 个月见效。

（15）菟丝子全草 100g，浸于 75% 的乙醇 400ml 中，浸泡 1 周，制成 25% 酊剂，用棉签蘸药敷患处，每日 2 ～ 3 次。

（16）无花果叶适量，洗净切细，用白酒浸泡 7d，以酒涂搽患处，每日 3 次。

（17）生大黄 30g 研细末，加甘油少许，用乙醇调成糊状搽患处。

（18）乌梅 50g 置 95% 的乙醇 100ml 中浸泡 2 周，取乌梅蘸药液用力搽患处，每日 4 次。

第五节　针灸疗法

针灸疗法是由"针"和"灸"两种治疗方法组成，它是通过针刺与艾灸调整经络脏腑气血的功能，从而达到防治疾病目的的一种治疗方法。由于针和灸常常配合使用，所以常相提并论合称为"针灸"。

中医学认为，白癜风的发病，病情进退，证候表现等虽然错综复杂，但究其因，总不外乎脏腑功能的失调。针灸治疗白癜风就是根据中医的脏腑经络学说、运用"四诊""八钢"的辨证方法，将临床上各种不同的证候加以归纳、综合、分析，以明确疾病的病因、病位是在脏、在腑、在表、在里，白癜风证候的属性是寒、是热、属虚、属实。在此基础上进行选穴、配穴，并或针或灸，或补或泻，以通其经络，调其气血，使机体的阴阳归于平衡，脏腑功能趋于和调，从而达到防治白癜风的目的。

针灸治疗白癜风，首见于《备急千金要方》和《千金翼方》。后世的医著，如《针灸资生经》《普济方》虽有载述，但内容与上述两书基本类似，未见明显发展。至明清针灸医籍有关记载更为鲜见。

针灸治疗白癜风的现代文献直至 20 世纪 80 年代才陆续出现。不仅国内有多篇临床文章发表，国外（斯里兰卡）的医生也用针灸之法治愈 1 例白癜风患者。目前，针灸治疗白癜风的穴位刺激法，应用颇为广泛，包括艾灸、皮肤针叩刺、耳针及耳穴压丸、穴位埋线、针灸加电磁波治疗等。针对本病早期，病损比较局限的情况而言疗效较好，至于针灸对大面积或全身性泛发的白癜风的效果评价，特别是远期疗效，还有待于进一步观察。

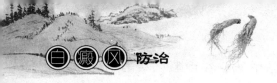

一、体针治疗

体针疗法是以毫针为针刺工具，运用不同的操作手法刺激人体的经络腧穴，以达到疏通经络、调和气血、调整脏腑功能而治疗白癜风的一种方法。

体针疗法以经络腧穴为基础，经络是中医学重要组成部分之一。《灵枢·经脉》说："经脉者，所以能决死生，处百病，调虚实，不可不通"。又说："经络所过，主治所及。"腧穴是人体脏腑经络之气输注于体表的特殊部位。通过针刺经络腧穴，能调整并激发人体内在的抗病能力，调整脏腑气血功能，促进机体代谢，从而产生防病治病的效应，在养生保健方面更有其重要的意义。

【治疗方法】

1. 皮肤围刺法　皮损周围用围刺法，面部配合合谷、风池；腹部配中脘；四肢配曲池、血海、三阴交。局部用梅花针刺激，中度刺激每次留针 10～20min。

2. 辨证取穴法　气血不和型可取风池、曲池、足三里、三阴交穴，施平补平泻手法，有调和气血、祛风通络等功效；肝肾不足型可取肝俞、肾俞、命门、太溪、太冲、三阴交穴，施补法，有滋补肝肾、养血祛风等功效；气滞血瘀型可取膈俞、风池、血海、三阴交、行间穴，施泻法，有理气活血、化瘀通络的功效。每次施治前，在针刺得气后，留针 15min。隔日 1 次，连用 10 次为 1 个疗程。

3. 主穴加辨证配穴法　主穴取曲池、风池、阳陵泉。配穴，血瘀型取合谷、肺俞、膈俞、腹中穴；血虚型取肺俞、风池、血海、三阴交穴。施治时，得气后采用平补平泻法，留针 10～15min。每日或隔日 1 次，连用 10～15 次为 1 个疗程。

4. 病因取穴法　气血不和证，取血海、三阴交、足三里、曲池、风池穴，施平补平泻法；肝肾不足证，取肝俞、肾俞、命门、太冲、太溪、三阴交穴，施补法；瘀血阻滞证，取三阴交、血海、行间、膈俞穴，施泻法。留针 15～30min，1～2d 一次。

5. 邻近取穴法　病变在头面部，取合谷、风池；在腹部，取中脘；在胸部，取膻中；在上肢，取曲池；在下肢，取血海、三阴交。施平补平泻法，针刺得气后留针 30min，每日 1 次。

6. 针刺加醋灸法

（1）印堂、合谷、地仓、百会、大椎、曲池、足三里、阳陵泉。

（2）上星、颊车、三间、百会、陶道、手三里、上巨虚、悬钟、三阴交。

以上两组穴位交替使用，隔日 1 次，每次针 1 组穴，每月针 12 次为 1 个疗程，每次针刺后于局部白斑处涂搽食用醋，而后用艾炷直接灸，至局部皮肤发红为度，不留瘢痕。

7.针药并用法　用皮肤针以中度力量快速（60 次 / 分）叩刺，使皮损处出血如露珠为度，擦去渗出血，用 2.5% ～ 5% 氟尿嘧啶软膏外涂，每周 2 次，8 次为 1 个疗程。

【注意事项】

1.患者在过于饥饿、疲劳、精神过于紧张时，不宜立即进行针刺。

2.对于身体瘦弱、气虚血亏的患者，针刺时手法不宜过强，应尽量选择卧位。

3.皮肤有感染、溃疡、瘢痕或者肿瘤的部位不宜针刺。

4.对胸、肋、腰、背脏腑所居之处的穴位不宜直刺、深刺。

5.对于脊椎旁的穴位，应注意掌握一定的角度，不宜大幅度提插、捻转和长时间留针，以免损伤重要组织器官，产生严重的不良后果。

6.常有自发性出血或损伤性出血不止者不宜针刺。

7.女性妊娠 3 个月以上，不宜针刺小腹部的穴位。

二、耳针治疗

耳穴是耳郭皮肤表面与人体脏腑、经络、组织器官、四肢百骸相互沟通的部位，也是脉气输注的所在。所以在耳郭上能反映机体生理功能和病理变化的部位统称耳穴。耳穴是通过耳郭防病治病的特定点。

耳针治疗可调整机体的神经、内分泌和免疫功能，起到对白癜风的辅助治疗作用。

【治疗方法】

1.耳穴切割法

（1）切割法常用穴位有屏尖、耳尖、膈肌区、腹胀区、枕小神经区及白斑反映在耳郭的，出现异常改变（条索、结节及痛点）的部位进行切割。

（2）常用切割手法

轻法：常规消毒后在相应的耳穴处切割，刀口不宜重复，有组织液渗出或微量出血。刀口间距 0.5 ～ 1mm，每 3 ～ 5 天切割 1 次。

重法：切口穴位，要刀口见血，一般可放血 5 ～ 6 滴；病重者可适当多放几滴。

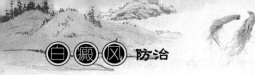

以上两法均 10d 为 1 个疗程，一般进行 2 个疗程，每个疗程间休息 1 周。注意切割后，刀口可撒三七粉、云南白药等；还可用艾条灸 10 ～ 20min，切割过程要无菌消毒，切割不可太深，避免损伤软骨或引发软骨的炎症。孕妇和幼儿忌用切割法。

2. 压药埋豆法　以双侧交感、内分泌、神门、肺为主穴，配肾上腺、枕、膈、脑点等相应穴位。每次选常用穴和备用穴各 2 ～ 3 个，埋入消毒揿针，胶布固定，并嘱患者每日按压 2 ～ 3 次；或用王不留行子置于 0.7cm×0.7cm 小方块胶布贴于耳穴。一般 5 ～ 7d 更换一次，双耳交替进行，5 次为 1 个疗程，每个疗程之间休息 1 周。

3. 埋豆法　取心、肝、内分泌穴，用王不留行子贴压，使其有酸、麻、胀或发热感，每日按压 5 次，每次 5min，15 次为 1 个疗程，一般 1 ～ 3 个疗程可见效。

4. 耳针埋穴法　主穴为双侧交感、内分泌、神门、肺俞穴，配穴为肾上腺、腮腺、枕、膈俞穴等相应部位。每次选穴 2 ～ 3 个，确定穴位后用耳针埋藏，胶布固定，每日按压 3 次，每次 10min，以增强刺激。夏天留针 5 ～ 6d，冬、春季留针 15 ～ 20d，间隔 2 ～ 3d 后再次治疗；或用王不留行子贴压，胶布固定，每 3 天 1 次，左右交替。

【注意事项】

耳穴治疗比较安全，但有些情况需要注意。

1. 外耳患有病症，如溃疡、湿疹、冻疮破溃时，暂时不宜针刺，可先治疗外耳疾病。

2. 严重的器质性病变，如高度贫血、血友病，不宜针刺，可用耳穴贴压法。

3. 严重心脏病不宜使用耳针治疗，更不宜采用强刺激，如电针、放血等。

4. 孕妇 40d 至 3 个月者不宜针刺，5 个月后需要治疗者，可轻刺激。不宜针刺子宫、腹部、卵巢、内分泌等相应穴位，有习惯性流产者禁用耳穴治疗。

三、梅花针治疗

梅花针又称为皮肤针或七星针，梅花针治疗是中医传统疗法之一，通过刺激人体某些部位，达到调整机体、治疗疾病的目的。

白癜风乃卫气不固，风邪搏于皮肤之间，气血失和，血不荣肤而成，其病机主要为局部气血不畅。《素问·调经论》认为"视其血络，刺其出血，勿令恶血得入于经，以成其疾"。《素问·五脏生成篇》指出"卫气之所流止，邪气之所客也，针石缘而去之"。"气为血帅，血为气母""气行则血行，气血畅则卫固，卫气固则能去外邪，白斑者外邪积居之所，外邪祛除，白斑则自消"。梅花针叩刺出血能达到邪气外泄，疏通经络，调和气血，气血荣肤之目的。

【治疗方法】

1. 梅花针叩刺皮损区，5d 叩刺 1 次，叩刺时常规皮肤消毒，用梅花针在皮损区叩刺至微微泛红或轻度点状渗血为止，叩刺力度根据患者对疼痛的耐受度调整，再用消毒棉签擦去渗血，连续治疗 3 个月。

2. 患者取卧位或坐位。治疗区皮肤常规消毒后，采用梅花针在白斑区域按照从外向内呈同心圆样叩刺，以皮损部位潮红并伴有少量出血为度，叩刺后取生姜片（生姜切 2 ～ 3mm 薄片）涂擦患处，以局部发热发红为度。梅花针叩刺完成后，用 2.5 ～ 5ml 注射器于肘静脉取静脉血 2.5 ～ 5ml（视皮损面积定量），将病变部位消毒，在白斑区分点皮内或皮下注射静脉血，每点 1 ～ 2ml（以白斑区均匀分布为度），针孔处用干棉球压迫止血。另取双侧肺俞、脾俞、肾俞、膈俞、曲池、足三里、血海、三阴交分成两组，每周分 2 次治疗，以上每组每个穴位注射 0.5 ～ 1ml。

梅花针叩刺与自血疗法每周 2 次，10 次为 1 个疗程，每个疗程间隔 1 周。

3. 将梅花针及病灶处分别用 75% 酒精棉球消毒后，快速雀啄样叩刺患处，点刺至局部皮肤渗血为止，完成后先用消毒干棉球将渗血按擦一下，然后用酒精棉球复擦 1 次。再用"丹参注射液"浸泡过的棉球涂擦患处。每日 1 次，10 次 1 个疗程。

4. 用梅花针在皮损处叩击至微渗血后，再涂确炎舒松 A 混悬液，6 ～ 7d 叩刺 1 次，10 次为 1 个疗程。

5. 用梅花针叩击患者局部皮损处，以出血为度，然后搽 2% 的碘酊，隔日 1 次，1 周为 1 个疗程。

【注意事项】

1. 操作前针具及针刺局部皮肤（包括穴位）均应常规消毒。认真检查针具，针尖必须平齐、无钩、无锈、针柄与针尖连接处必须牢固，以防叩刺时滑动，影响操作。

2. 患者叩刺前应休息 10min 左右，使心情平稳，脉搏平和，消除紧张情绪，

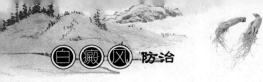

并要放松全身肌肉。精神紧张、过度疲劳的患者不宜立即施治。

3. 叩刺过程中，应观察患者面色、神情，是否有晕厥趋向等不适情况。叩刺时动作要轻捷，用力要均匀，落针要稳、准、垂直而下，垂直而起、切忌慢，压、斜、拖、钩、挑等动作，以减少患者痛苦。

4. 梅花针叩刺应避开眼角、口唇、龟头、大小阴唇、肛周等，这些部位应列入禁忌区。血液病、传染病患者慎用或忌用梅花针治疗。

5. 不宜应用梅花针叩刺治疗的白癜风病变部位有白斑区域内有较密集的黑素岛及较密集毛囊周围皮肤已有黑点；表皮僵硬变厚或变薄者。如若针刺治疗有黑素岛的白斑应选用 10 寸毫针，浅刺黑素岛间的白斑皮肤，切不可刺伤白斑中的黑素岛。皮肤僵硬、萎缩的白斑应坚持使用药物使皮肤软化、萎缩恢复后再考虑针刺或梅花针治疗。

6. 局部皮肤有溃疡、创伤者，或急性传染性疾病和急腹症者，均不适宜使用本法。

7. 梅花针适用于肌肉丰富的部位，特别是病灶边缘清楚的孤立白斑。数量较多、面积较大的白斑，可分次分批治疗，以使患者能够耐受。

四、火针治疗

火针治疗白癜风是用火烧红针尖迅速刺入穴位内，予以一定的热性刺激，具有针和灸的双重温热作用。最早见于《灵枢·官针》篇："焠刺者，刺燔针则取痹也"。张仲景《伤寒论》中有"表里俱虚，阴阳气并竭，无阳则阴独，复加烧针"。通过火针刺激腧穴及皮损部位，增加人体阳气，激发经气，调节脏腑功能，使经络通，气血行，化湿滞，扶助人体正气，从而扶正祛邪。同时刺激局部、疏通经络、调和气血，促进局部气血通畅，扩张毛细血管，促进血液循环、加强营养供应，激发酪氨酸酶活性，促进黑素生成，从而达到有效治疗白癜风的目的。

【治疗方法】

1. 主穴为阿是穴。湿邪壅滞加曲池、阳陵泉、三阴交；肝气郁结加期门、内关、太冲、阳陵泉；肺卫失宣加列缺、合谷、风池；肝肾阴虚加肝俞、肾俞、三阴交、足三里；气血不和加行间、合谷、血海。

治疗时，先对皮肤进行碘酒消毒，然后用酒精棉球脱碘。针刺时，用烧红的针具迅速刺入选定的穴位，迅速出针，频率一般为 3 ～ 4 次 /s。所刺面积约占皮损面积的 80%，以针点均匀、局部皮肤潮红为度，每周治疗 1 次，6 次为 1 个疗程，休息 14d，开始下 1 个疗程，可连续治疗 2 ~ 3 个疗程。

针刺的深度要根据患者的病情、年龄、体质和针刺部位的肌肉厚薄、血管深浅而定。

2. 局部常规消毒，并注射 1% 利多卡因局部麻醉，施术者左手拿酒精灯，右手持针，将针尖在酒精灯下烧红后，迅速点刺皮损处，烧 1 下点 1 下，直至整个患部布满针点，然后用消毒纱布包扎，7 ~ 10d 结痂脱落后，再进行第二次治疗，一般 10 次为 1 个疗程。直至白斑全部消失。

对于阳虚体弱者，加用火针点刺夹脊穴；脾胃虚寒者，加用火针点刺背俞和腹俞穴；七情所伤、肝气不舒者，加用毫针针刺内关、公孙、足三里、太冲等穴。

【注意事项】

1. 针刺前要做好患者的思想工作，尽量缓解患者的紧张情绪，使其处于放松的状态。晕针后，立即停止针刺，使患者平卧，松开衣带，静息片刻后即可恢复。严重者要配合其他急救措施。

2. 患者紧张、局部肌肉收缩会导致滞针；火针加热时温度不够，或针体老化也会出现滞针。要做好患者的思想工作，并注意针具的选择，随时更换老化、陈旧的火针。

3. 疼痛与烧针温度不够，进针动作缓慢有关。要注意火针充分加热，针尖呈白炽状态时方可针刺，进针要果断、准确、迅速。

4. 针刺前要严格消毒，针刺后要用消毒干棉球按压针孔，并嘱咐患者针刺后不要触摸及搔抓患处。

5. 进针时要尽量避开皮下血管，出针时按压针孔，如果出现肿胀，用干棉球按压 5min，然后用湿毛巾冷敷止血，再行热敷，或在局部轻柔按压，则瘀血可消散。

五、艾灸疗法

艾灸治疗就是点燃用艾叶制成的艾炷、艾条，熏烤人体的穴位以达到保健治病的一种自然疗法。由于各种内外因素的刺激，引起白癜风患者血液成分的改变、循环障碍、血液流变等异常，而这些改变可以通过艾灸治疗得到调整，使之趋于生理平衡，恢复正常。

艾灸对于一些亢进兴奋的、痉挛的器官、组织、细胞具有抑制作用，对于一

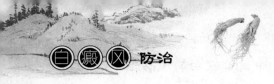

些虚弱的、抑制的、迟缓的器官、组织、细胞则具有兴奋和营养的作用。通过兴奋与抑制的双向调节，使疾病的病理改变逐渐趋向正常，从而达到防治疾病的目的。实验研究正在逐步证实，这些双向调节作用应与针灸调整下丘脑、垂体、肾上腺、甲状腺、性腺、靶器官、靶细胞、靶分子及神经体液有关。

【治疗方法】

1. 局部艾条灸法　将艾条点燃后，对准白斑病灶处，艾条与白斑之间的距离以患者能耐受为度。对面积小又在头面部的白斑，可先用一纸剪成与白斑大小相等的孔，罩在白斑处进行灸治，否则易使白斑周围的正常肤色加深或变黑。对面积较大的白斑，在灸治时可由外向内一圈一圈地逐渐缩小灸治。对病灶较多又散在分布的，可分批进行灸治，先灸治几块，灸愈后再灸治其余。

凡被灸治的白斑，最初7～8次时，每次都要将白斑灸到高度充血，即呈粉红色，每日灸1次。以后每次将白斑灸到深红色或接近该患者正常肤色，每日可灸1～2次。一般30次左右白斑即转为正常肤色或接近正常肤色，为了巩固疗效，可再灸3～5次。

2. 穴位艾炷灸法　取白癜风穴（中指末节指腹下缘正中之间关节横纹稍上方），用小艾炷直接灸。用艾绒做成小艾炷，备用。施灸时，将艾炷放在穴位上，尖头朝上点燃施灸，灸至患者有热烫难忍感时，去掉艾炷，此为灸1壮，左右白癜风穴可各3壮。一般每日灸1次，连用10～15次为一个疗程，具有通经活络、活血消斑等作用。

3. 局部隔姜灸法　将鲜生姜切成厚约3mm的姜片，姜片可根据患处面积大小而定，用细针将姜片中央刺数个孔，放在患处，上置艾炷，其大小可视皮损大小而定（一般如麦粒、黄豆或绿豆大小），点燃施灸，每次燃尽后去掉，为1壮，每次施灸5～8壮。每日施灸1次，连用10～15次为一个疗程，具有活血消斑等功效。

【注意事项】

1. 施灸时一定要注意防止落火，尤其是用艾炷灸时更要小心，以防艾炷翻滚脱落。

2. 因施灸时要暴露部分体表部位，在冬季要保暖，在夏天高温时要防中暑，同时还要注意室内温度的调节和开换气扇，及时换取新鲜空气。

3. 除瘢痕灸外，在灸治过程中，要注意防止艾火灼伤皮肤。

4. 必须注意施灸时间，不要饭前空腹时和在饭后立即施灸。

5. 初次使用灸法要注意掌握好刺激量，先少量、小剂量，如用小艾炷，或灸的时间短一些，壮数少一些。以后再加大剂量。

6. 晕灸虽不多见，但是一旦晕灸则会出现头晕、眼花、恶心、面色苍白、心慌、汗出等，甚至发生晕倒。出现晕灸后，要立即停灸，并躺下静卧，再加灸足三里，温和灸 10min 左右。

7. 对于皮肤感觉迟钝者或小儿，用示指和中指置于施灸部位两侧，以感知施灸部位的温度，做到既不致烫伤皮肤，又能收到好的效果。

第六节　拔罐疗法

拔罐疗法是借助热力排除罐中空气，利用负压使其吸附于皮肤，造成瘀血现象的一种治病方法。中医学认为拔罐可以开泄腠理、扶正祛邪。

疾病是由致病因素引起机体阴阳的偏盛偏衰，人体气机升降失常，脏腑气血功能紊乱所致。当人体受到风、寒、暑、湿、燥、火、毒、外伤的侵袭或内伤情志后，即可导致脏腑功能失调，产生病理产物，如瘀血、气郁、痰涎、宿食、水浊、邪火等，这些病理产物又是致病因子，通过经络和腧穴走窜机体，逆乱气机，滞留脏腑；淤阻经脉，最终导致种种病症。拔罐产生的真空负压有一种较强的吸拔之力，其吸拔力作用在经络穴位上，可将毛孔吸开并使皮肤充血，使体内的病理产物从皮肤毛孔中吸出体外，从而使经络气血得以疏通，使脏腑功能得以调整，达到防治疾病的目的。

中医学认为拔罐可以疏通经络，调整气血。经络有"行气血，营阴阳，濡筋骨，利关节"的生理功能，如经络不通则经气不畅，经血滞行，可出现皮、肉、筋、脉及关节失养而萎缩、不利，或者血脉不荣、六腑不运等。通过拔罐对皮肤、毛孔、经络、穴位的吸拔作用，可以引导营卫之气始行输布，鼓动经脉气血，濡养脏腑组织器官，温煦皮毛，同时使虚衰的脏腑功能得以振奋，畅通经络，调整机体的阴阳平衡，使气血得以调整，从而达到治疗白癜风的目的。

【治疗方法】

1. **取穴**　侠下（肱二头肌外侧沿中 1/3 与下 1/3 交界处稍上方）。

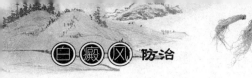

方法：采用刺络拔罐法，留罐 10 ～ 15min。每日或隔日治疗 1 次，5 次为 1 个疗程。

2. 取穴　皮损区、脾俞、中脘。

方法：病变部位用梅花针叩刺，然后用旋转移动拔罐至皮肤充血发红；脾俞、中脘穴用单纯拔罐法，留罐 15 ～ 20min 起罐后，均用艾条温灸 5 ～ 10min。每日治疗 1 次，5 次为 1 个疗程。

3. 取穴　皮损区、孔最、足三里、三阴交。

方法：用拔药罐法，取棉球在药酒（川芎、木香、荆芥各 10g，白蒺藜、丹参、当归、赤芍各 15g，鸡血藤 20g，灵磁石 30g，放入 95% 乙醇中浸泡 10d，取汁 100ml）中浸湿，贴于火罐壁中段，点燃拔于上述穴位，留罐 15 ～ 20min。1 次 / d。每侧穴位，连续拔罐 10 次。若白斑范围较小者，可于皮损区拔罐；若范围较大者，可于皮损边缘处拔罐；若皮损在眼睑等腔窍处，拔罐部位可离开腔窍一定距离；若皮损在头面等肌肉较少部位，可用面粉揉成条状围成火罐口大小圆圈，贴于拔罐部位。起罐后，皮损区涂以中药酊剂（红花、白蒺藜、川芎各等份，用 30% 乙醇浸泡）。配合日晒。疗程为 4 个月，一般治疗 2 ～ 3 周即可见效。

4. 先将白斑部位常规消毒，用消毒的三棱针在皮损处点刺，呈梅花状，使其稍微出血，再以火罐拔除污血，一般每周施治 1 ～ 2 次，连续治疗 10 次为 1 个疗程。

5. 根据皮损范围选择略大于皮损的火罐，常规消毒皮损区，皮损中央置锥形艾炷，燃至 1/2 长时置火罐，待艾炷自行熄灭后，留罐 30min 后去掉火罐，并将药液（大黄、蝉蜕、薄荷各 100g，补骨脂 50g，水 500ml，煎开 10min 后过滤而成）涂于局部数次，每 3 天治疗 1 次，7 次为 1 个疗程。对于面积较大皮损可走罐治疗。

6. 在皮损区涂以骨白酊（补骨脂 30g，红花、白蒺藜各 10g，浸于 95% 乙醇中浸泡 7d），然后拔罐 15 ～ 20min。或拔罐后再涂也可。每日或隔日治疗 1 次，10 次为 1 个疗程。

【注意事项】

1. 拔罐时，室内需保持 20℃ 以上的温度。最好在避风向阳处。

2. 当拔罐时的吸附力过大时，可按挤一侧罐口边缘的皮肤，稍放一点空气进入罐中。初次拔罐者或年老体弱者，宜用中、小号罐具。

3. 拔罐的顺序应该是从上到下的，而且罐的型号则是上小下大的。

4. 一般病情轻或有感觉障碍（如下肢麻木者）拔罐时间要短。病情重、病程长、病灶深及疼痛较剧者，拔罐时间可稍长，吸附力稍大。

5. 针刺或刺血拔罐时，若用火力排气，须待消毒部位乙醇完全挥发后方可拔罐。否则易灼伤皮肤。

6. 留针拔罐时，要防止肌肉牵拉而造成弯针或折针，发现后要及时起罐，拔出针具。

7. 拔罐期间应密切观察患者的反应，若出现头晕、恶心、呕吐、面色苍白、出冷汗、四肢发凉等症状，甚至血压下降、呼吸困难等情况，应及时取下罐具，将患者仰卧位平放，轻者可给予少量温开水，重者将针刺人中、合谷。

8. 有出血倾向的疾病禁用拔罐，如血小板减少症、白血病、过敏性紫癜。

第七节　推拿疗法

推拿又称为按摩，古称按跷、案杌。推拿养生是在中医药理论的指导下，通过各种手法刺激体表经络或腧穴，以疏通经络、调畅气血、调整脏腑，达到防病治病、促进白癜风康复的目的。

一、患部推拿

白癜风患者的自我保健一般可采取以下 4 种推拿局部患病处的方法。

1. 用手掌由白斑四周向中心推按 21 次，再由白斑中心向四周推按 21 次。

2. 拇指与其余四指相对，捏拿白斑患处 5 ～ 7 遍。按摩一段时间后，可将局部皮肤揪起，以增加其弹性和松弛度。

3. 对于面积大的患处，可用手掌按揉白斑局部 1min，以感觉舒适放松为宜。

4. 手握虚拳，轻轻叩打白斑部位 1min。

以上按摩方法可帮助病情比较轻微的白癜风患者在一定程度上改善患处肤色，并有助于患处组织的修复和再生。

二、耳朵推拿

白癜风的治疗中，用耳部治疗法来治疗白癜风，也是治疗方法之一。耳朵的血液循环和身体整体的功能有着本质的联系，我们可以采用对耳朵的推拿按摩来达到治疗效果。

耳郭，被医学专家称为"缩小了的人体身形"。耳朵的各部位与人体内脏器

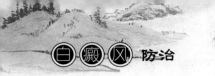

官存在着生理性的内在联系。下面是几种常用的白癜风耳朵推拿养生方法，经常为之，可以调节各种功能，提高机体的免疫力，促进白癜风康复。

1. 捏耳郭　掌心面对耳郭，顺时针揉动20次后，改为逆时针20次；然后换另一个耳郭，依上法进行。早、晚各做3次，揉动时用力不要过猛，以双耳郭充血发红为好。

2. 拧耳朵　示指轻轻插入外耳孔，来回转动各20次，用力要均匀，速度不宜过快，严防损伤皮肤，不要双耳同时进行，一般先左后右进行。

3. 捏耳屏　耳屏亦称小耳朵。以拇指、示指不断挤压，放松耳屏，左右耳屏同时进行，每次20～30次，揉时不要用力过猛，以双耳屏发红充血为度。

4. 松耳郭　掌心面对耳郭，向内耳方向轻轻按下，然后轻轻松手，反复进行，初时每次3～5min，以后可增加到5～10min，早、晚各两次。

5. 过头引耳法　每天清晨起床后，以右手从头上引左耳郭上部21次，然后用左手过头牵拉右耳朵21次。

三、穴位推拿

1. 手法　按、揉、推、拿、捏、掐。

2. 取穴　用合谷、外关、足三里、中府，中脘、天枢、气海、膈俞、脾俞、肾俞、肝俞、太溪、大椎、长强、带脉腰腹两侧之经筋、肺脉腋前之筋、络脉为方。

3. 治疗方法

（1）患者坐位，施术者站在患者面前，用双手拇指按患者双手合谷穴，以中等手法30s。施术者再以双手拇指按患者双手外关穴，以中等手法10s，随即施术者双手拇指按患者双侧足三里穴，以中等手法40s。

（2）患者仰卧位，施术者站在患者右侧，双手拇指按中府穴，以轻手法20s。随即左手拇指按中脘穴，右手拇指按气海穴，以中等手法30s。施术者继用双手拇指按揉天枢穴，以轻手法15s。施术者再用左手掌压在患者上腹，右手掌按压在左手背上，以轻手法推荡腹部1～3min。

（3）患者俯卧位，施术者站在患者左侧，双手拇指按膈俞穴、肝俞穴，以中等手法20s。施术者继续用双手拇指按揉脾俞穴、肾俞穴、太溪穴，均以中等手法10s。随即施术者站在患者右侧，左手掌揉长强穴，右手掌揉大椎穴，以轻手法50～100次。

4. 注意事项　推拿时，除思想要集中外，尤其要心平气和，全身也不要紧张，要求做到身心放松。掌握常用穴位的取穴方法和操作手法，以求取穴准确，手法正确。注意推拿按摩力度先轻后重，轻重适度。

推拿的次数要由少到多，推拿力量由轻逐渐加重，推拿穴位可逐渐增加。推拿后有出汗现象时，应注意避风，以免感冒。

第八节　刮痧疗法

刮痧疗法，是用刮痧板蘸刮痧油反复刮动，摩擦患者某处皮肤，以治疗疾病的一种方法。刮痧，就是利用刮痧器具，刮拭经络穴位，通过良性刺激，充分发挥营卫之气的作用，使经络穴位处充血，改善局部微循环，起到祛除邪气、疏通经络、舒筋理气、祛风散寒、清热除湿、活血化瘀、消肿镇痛，以增强机体自身潜在的抗病能力和免疫功能，从而达到扶正祛邪，治疗白癜风的作用。

一、刮痧疗法的适应证

刮痧疗法适宜治疗完全型顽固性白癜风。完全型顽固性白癜风一般病程长久，白斑皮肤增厚，梅花针较难叩打到所需治疗深度，外涂药物也较难渗透。用刮痧疗法治疗，可改善白斑局部的血液循环，可使白斑处增厚的皮肤变薄或变柔软，黑素也可获得再生。

二、刮痧药液的配制

刮痧时需用滑而不腻的刮痧液，其目的是保护皮肤、渗透药液等。治疗白癜风所用的刮痧液一般常用活血化瘀、行气祛风的药物，如红花、当归、僵蚕、全虫等各适量，将其浸泡在植物油内 24h，用温火煎至药物变黄，把药捞出即可使用。

三、取穴

乱痧疗法除对白癜风局部病灶有直接治疗作用外，还通过通经络达到治疗白癜风的目的。因肺为肾之母，主皮毛和白色；肾与膀胱相表里，所以刮痧治疗时，取肺俞、大肠俞、肾俞、膀胱俞及肺经的侠白穴，肾经的复溜穴，大肠经的上廉、下廉穴，膀胱经的合阳穴。

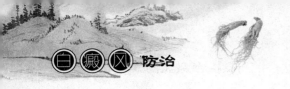

四、刮痧手法

刮痧手法的轻重,应视患者的具体情况而定。身体健康无其他器官疾病者,用重刮;皮肤表面可见红色或暗红色痧点,并可融合成大片,5～7d痧点消失,可每周1次,一般7次为1个疗程。体弱多病者可轻刮,每天轻轻梳刮白斑表皮,表皮不见痧点,1日可刮数次。

五、刮痧方法

1. 先将刮痧液轻薄地涂在白斑处的皮肤上,使其均匀地覆盖白斑,又不能流到他处,用右手持刮痧板,使刮痧板与皮肤呈45°,用适当力量由上往下刮,直至表皮有红色或暗红色痧点出现为止。若无刮痧板,也可用边缘圆滑的铜板或用瓷勺边缘刮。

2. 取5分硬币大的生穿山甲片,利用它的天然边缘刮白斑处,若在阳面从下向上,若在阴面从上向下,由轻到重连续刮60次,以发红为度,不能出血,刮完后涂抗生素软膏以防感染,每日2次。

六、注意事项

操作前应对白斑病灶及器具进行常规消毒。操作前应检查刮痧板边缘,如边缘不圆滑,或有缺损便不能用来刮痧。刮时用力应均匀,不得刮破皮肤。外伤型白癜风,应慎用或不用刮痧疗法,尤其不能刮破白斑以外的正常皮肤,以免发生同形反应。孕妇忌用刮痧疗法。

第九节　其他中医方法

白癜风的中医防治方法还有穴位注射疗法、穴位埋线疗法等多种疗法。

一、穴位注射法

穴位注射疗法治疗白癜风是在人体的皮损区或相应穴位注入药物,有活血通络、散结化瘀的功效。穴位注射疗法是在中医基础理论指导下,通过针刺对穴位、经络的刺激作用和药物的药理作用相结合,来达到对白癜风的治疗目的。

【治疗方法】

1. 麝香注射液皮下注射　麝香注射液在白斑处做皮下多点注射，用药 0.3ml/cm^2，每周 2 次，3 个月为 1 个疗程。

2. 复方丹参液穴位注射　取足三里、曲池穴常规消毒，用注射器抽取丹参注射液 4ml，针垂直刺入穴位，待回抽无血时，将复方丹参注射液 1ml 注入每个穴位即可。一般隔日穴位注射 1 次，连用 10 次为 1 个疗程。

【注意事项】

1. 注意药物的性能、药理、剂量、性质、有效期、配伍禁忌、毒性作用和不良反应及过敏反应。凡能引起过敏反应的药物，必须先做皮肤敏感试验（皮试）。毒性作用和不良反应严重的药物不宜采用；刺激性强的药物应慎用。

2. 颈项、胸背部注射时，切勿过深，药物也必须控制剂量，注射宜缓慢。避开神经干以免损伤神经。

3. 避开血管，注射时回抽有血，应重新注射。一般药物不能注入关节腔、脊髓腔。

4. 孕妇的下腹部、腰骶部、三阴交、合谷穴为禁针穴。年老体弱者，选穴须少，剂量酌减。

5. 注射器、针头及注射部位，要严格消毒。

二、穴位埋线法

穴位埋线疗法是将羊肠线埋植于皮损处或身体穴位治疗疾病的一种方法，可起到疏通经络、抵御疾病的作用。中医学认为，白癜风的发病是风邪相搏、气血失和、肝肾不足所致，穴位埋线疗法可刺激经络、调节经络之气，使脏腑气血功能得以提高，从而改善局部和全身微循环、调节神经功能、振奋脏腑功能、提高机体免疫力的作用。

【治疗方法】

1. 手术在无菌环境中进行，施术者先对患者局部麻醉，用缝皮针绕白斑外围的正常皮肤做皮下埋线一圈，在圈内进行曲线形的皮下穿埋医用羊肠线，结束后皮肤消毒，用无菌纱布覆盖，贴好胶布。第 2 天去掉纱布，进行红外线局部照射，每次 20min，每日 1 次，15 次为 1 个疗程。

2. 以曲池、阳陵泉为主穴，取膈俞、肺俞、胃俞、脾俞、肾俞、膻中、关元、

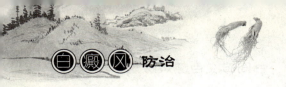
外关、三阴交等为配穴，先用普鲁卡因每个穴位注入 1 ～ 2ml，然后用 0 号、1 号医用羊肠线，以 15°穴下 0.6 寸埋线进针，直至线头全部埋入皮下再进针 0.5cm，快速拔针，压迫针眼，1 ～ 3 个月治疗 1 次，3 次为 1 个疗程。

青少年泛发型、病程短、发展快、范围广者疗效最佳。

【注意事项】

1. 严格无菌操作程序，防止感染，埋线时操作要轻、准，防止断针。

2. 埋线最好在皮下组织和肌肉之间，肌肉丰满的地方可埋入肌层，羊肠线不可暴露在皮肤外面。

3. 根据部位不同，掌握埋线的深度，不要伤及内脏、大血管和神经干，以免造成功能障碍和疼痛。

4. 皮肤局部有感染或有溃疡不宜埋线。肺结核、骨结核、严重心脏病或妊娠期等均不宜使用。

5. 对一个穴位做多次治疗时，应偏离前次治疗的部位。

6. 注意术后反应，有异常现象应及时对症处理。

三、发疱法

发疱疗法是用一些对皮肤有刺激性，使局部皮肤充血、起疱，甚至引起发疱的药物敷贴于穴位或患处的一种外治法。因局部发疱如火燎，形成灸疮，又名发疱灸，具有疏通经脉、行气活血、调节脏腑、协调阴阳等功效。

1. 药物　斑蝥 50g，95% 乙醇 1000g。

2. 方法　将斑蝥放入乙醇中浸泡 2 周后，过滤去渣备用，取名斑蝥酊。用棉签蘸取药液涂于白斑处，令其自然干枯、结痂，痂落而愈。水疱过大而自行溃破，裸露糜烂面者，为防止感染，可外涂治烧伤类软膏。如京万红、地榆油或生肌玉红膏等；引发过敏瘙痒者，可涂激素类软膏或其他抗过敏药。疱痂脱落或糜烂面愈合后，视色素沉着情况，再行涂第 2 次药，发 3 次疱为 1 个疗程，休息 2 周后可进行第 2 个疗程，3 个疗程无效者改用其他疗法。

四、刮皮法

取穿山甲片（五分硬币大小），利用其天然边缘，刮白斑处皮肤，若在阳面从下向上刮，阴面则反之，即顺经络循行方向，由轻至重连刮 60 次，以发红为度，但不能出血。刮完后，涂以红霉素软膏，以防感染。每日 2 次。

第十节　"黑白同治"新技术

中医治疗白癜风已有几千年的历史，具有独特的理论，显著的治疗效果，近年来，更是在众多医家的努力下寻找到治疗本病的多种行之有效的治法方药，进一步证明了中医理论与治疗结果的一致性。在此基础上不断发掘、整理和研究，丰富和创新中医药理论，才能推动中医药的发展。

一、中医与免疫

早在几千年以前，中医就认识了机体免疫功能是疾病发展和治疗的关键所在，建立了"正气存内，邪不可干（《素问遗篇·刺法论》）"及"邪之所凑，其气必虚（《素问·评热病论》）"的朴素免疫观，提出了"扶正祛邪"和"阴阳平衡"的免疫治疗观。这表明免疫学不仅源于中医，而且一直是中医治疗疾病的核心基础理论之一。

中医不仅认识到了免疫治疗的价值，而且总结了白癜风等各种疾病中医免疫功能变化的规律，并找到了能调节免疫、治疗疾病的各种药物和治疗方法。

现代免疫学提出了免疫系统的三大功能是防御功能、自稳功能和监视功能。防御功能就是消除内邪，与正气抵抗外邪的作用相类似；自稳功能就是稳定内环境平衡，调节阴阳平衡；监视功能就是致病邪气与机体抗病能力之间互相斗争所发生的盛衰变化，使疾病由里出表，趋于向愈。

（一）肺与免疫

中医学认为肺主气，合皮毛，司开阖。由于肺气推动，使气、血、津液散布全身，维持各组织器官的正常功能。

皮毛为一身之表，包括汗腺、皮肤与毛发等组织，有分泌汗液、润泽皮肤、调节呼吸和抵御外邪之功能，是人体抵抗外邪的屏障。皮毛的这些作用，是敷布在皮毛的卫气的作用，而卫气的作用是依靠肺气宣发的力量，行于脉外，散布全身，具有温煦脏腑腠理、输精于皮毛、开阖汗孔的功能，进而保卫体表，抵抗外邪，其作用类似非特异性防御功能。卫气强，机体防御功能强，可以抵挡外邪侵袭；如果肺气虚，则宣发肺气的力量下降，屏障失固，外邪极易乘虚而入，引起

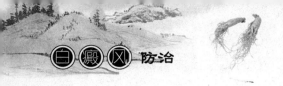

疾病，是以肺与卫气两者是相连的，在机体中起着屏障作用。

（二）肾与免疫

中医学认为肾为先天之本，藏精气，主生长、发育和生殖；主骨髓、主水、主纳气，与精、神、气、血、津液等有密切关系。肾气的盛衰关系着人体的生、老、病、死。肾是全身各脏腑根本，肾藏的精气能激发和推动全身各个组织器官的生理活动，维持人体正常生理功能。近代肾本质的研究认为，中医"肾"与水液代谢、能量代谢、造血、神经、内分泌、免疫、生殖、遗传等有关。从免疫方面讲，有人认为肾是指下丘脑 - 垂体 - 肾上腺皮质系统的功能，在维持机体免疫功能稳定方面有重要作用。垂体能分泌神经递质和激素，是调节免疫反应的重要环节。已知人类淋巴细胞上有神经肽受体，同时它又能释放类似神经肽物质，从而相互受到调节。人类的免疫细胞如淋巴细胞、巨噬细胞和白细胞等，都来源于骨髓多能干细胞，它们的发生、成熟与骨髓中微环境有关，结合中医"肾主骨生髓"的理论，说明了中医肾与免疫的关系。

（三）肺与肾的关系

《黄帝内经》云："肾足少阴之脉……其支者，从肾上贯肝膈，入肺中"，"少阴脉贯肾络肺"，即明确说明肺经与肾经存在经脉相贯联系，肺与肾存在着密切联系。

1. 生理联系

（1）肺为水之上源，肾为主水之脏：肺主一身之气，水液只有经过肺气的宣发和肃降，才能达到全身各个组织器官并下输膀胱，故称"肺为水之上源"。而肾阳为人体诸阳之本，其气化作用有升降水液的功能，肺肾相互合作，共同完成正常的水液代谢。肺、肾两脏在调节水液代谢中，肾主水液的功能居于重要地位，所以有"其本在肾，其标在肺"之说。

（2）肺为气之主，肾为气之根：肺司呼吸，肾主纳气，呼吸虽为肺主，但需要肾主纳气作用来协助。只有肾的精气充沛，吸入之气，经过肺的肃降，才能使之下归于肾，肺肾互相配合共同完成呼吸的生理活动。

2. 病理关系

（1）肺失宣肃，不能通调水道，肾不主水，水邪泛滥，肺肾相互影响，导致水液代谢障碍。水液代谢障碍虽然与肺有关，但其根本仍在于肾，所以"水病下为胕肿大腹，上为喘呼，不得卧者，标本俱病"；"其本在肾，其末在肺（《素问·水热穴论》）"。由于肺、肾二脏在调节水液代谢过程中相互联系，相互影响，发挥不同的作用，因此，治疗水液代谢病变的关键是以肾为本，以肺为标。

（2）若肾气不足，摄纳无权，气浮于上；肺气久虚，伤及肾气，而致肾失摄纳，均会出现气短喘促，呼多吸少，动则尤甚等症。这种现象称为"肾不纳气"或"气不归根"。它的治疗，也必须用补肾纳气的方法。

综上所述，肺与肾存在着密切的联系。这种联系体现在临床为在病程进展上，肾疾病与肺疾病相互传变，相互影响；在诊疗上，肺的疾病常需要从肾论治，肾的疾病有时也要治肺。

在分析了历代医家对白癜风的论治经验，我们从中吸取了宝贵的经验，根据中医学脏腑阴阳学说，从肺及经络入手，从阴阳平衡到失衡，再到动态平衡的角度，对白癜风的病因病机进行了系统的分析和研究，结合现代医学，对白癜风的理论有了不同于传统的认识，创造性地提出了"黑白同病、黑白同治"全新理论，认为白癜风不仅是局部的色素脱失，也是白斑周围或其他部位的色素增多病，即黑白同病。在临床上，注重双向调节，做到黑白同治，见图 8-1。

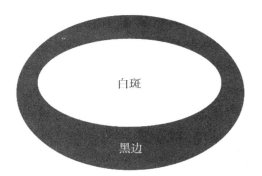

图 8-1　黑白同病、黑白同治示意图

二、"黑白同病"新理论

肺与皮肤有密切的关系，肺气宣发，输精于皮毛，肺气将卫气、津液和水谷精微布散至体表，以温养和润泽皮毛。风邪致病多从毛腠理而入，风邪搏于皮肤之间，必然直接影响肺的正常生理功能。风邪外袭皮毛，则肺失宣发，皮毛得不到卫气、津液滋养，而出现白斑，见图 8-2。

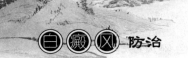

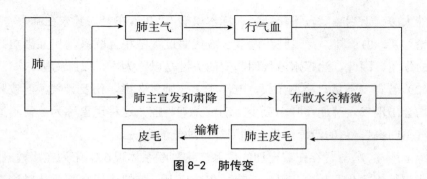

图 8-2　肺传变

肾藏精，肾具有贮藏精气的作用，精能化血，精血旺盛，则皮毛润泽；肾为人体阴阳之根，除能藏精外，还能把精微物质供给全身腑脏、肌肤等各处，所以皮毛的生理功能除与肺直接相关外，也与肾脏密切相关，肾的生理功能发生变化，使其所主色显现，黑色出现。

肾藏精，肾具有贮藏精气的作用，肾精为生命之根，见图 8-3。

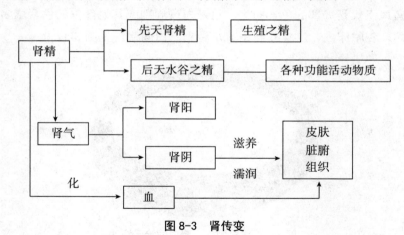

图 8-3　肾传变

根据五行学说，五行五脏生克制化共同构成一个协调统一的整体。肺为母，肾为子，肺、肾为母子相生关系。肺、肾的生理关系密切，病理变化则相互影响。肺、肾两脏一方发生病理变化，则另一方也会发生病理变化。肺属金主白色，肾属水主黑色，肺病传子则肺、肾双病，导致不但皮肤出现白斑，而且其周围或其他部位色素加深，变黑，即"白黑同病"，也就是"肺肾同病"，或肾病犯母也可导致肾肺双病，即"黑白同病"，也就是"肾肺同病"。

三、"黑白同治"新理论

外感风邪，肺失宣发，应祛风宣肺；先天不足或久病不愈，肾精耗损，应滋补肾精，肺、肾功能正常，则白斑消退，白色变黑；白斑周围深色及其余变黑皮肤变浅，即黑色变白，做到"黑白同治"，也就是"肺肾同治"。

（一）辨病施治

白癜风的发生、发展与变化与肺、肾两脏密切相关，肺主白色，肾主黑色，只有肺、肾两脏功能正常，才能消除患者皮肤黑白反差，做到治静、治好、治美，还患者一个美丽的肤色。故"肺失宣发、肝肾不足"为白癜风发病的基本病机，以"疏风宣肺、补益肝肾"为基本的治疗原则。

1. 白癜风发生、发展路线　见图 8-4。

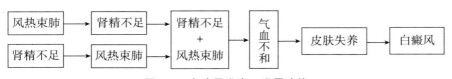

图 8-4　白癜风发生、发展路线

2. 白癜风病的 3 种情况

（1）风热束肺：春季多发生或发展。

症状：白斑以头面部发展迅速，多为圆形、白斑润泽。初发者局部皮肤常有痒感，白斑颜色浅淡，边缘不清、舌质红、苔薄白，脉浮数。

治法：辛凉解表，疏风清热。

方药：①银翘散加减。②常用药，如白芷、桔梗、薄荷、连翘、荆芥穗、甘草。③黑素再生液。

（2）肾精不足（肝肾不足）：肝藏血，肾藏精。精和血存在相互转化关系。精能生血，血能化精，经血相互滋生，相互转化，成为精血同源，亦称肝肾同源。若肾精亏损，可导致肝血不足；肝血不足，亦可导致肾精亏损。肺生白色，肾主黑色，病程日久，母病传子，肾精亏损，精不能化血，而出现肝肾不足，气血虚弱，不能滋养皮肤而使病情加重，白斑边缘皮肤色暗，变黑。

症状：病程较长，局限或泛发，发展缓慢或稳定，或有家族史。脱色明显，边界清楚，斑内毛发亦多变白。或兼有头晕眼花，耳鸣，腰腿酸软，舌淡或红，苔少，脉细数。

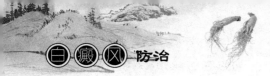

治法：滋肝补肾，养血祛风。

方药：①一贯煎合四物汤加减。②常用药，如女贞子、沙苑子、墨旱莲、覆盆子、枸杞子、生地黄、熟地黄、何首乌、黑芝麻、赤白芍、当归、沙参、川芎、蒺藜。③黑素再生液。

（3）气血不和：白癜风发病往往与虚、瘀、风、湿有关，这些均可导致气血失和，肌肤失养以致酝酿成本病。

症状：局限于头、面、颈、四肢泛发全身。病期长短不一。白斑色淡、边缘模糊，发展缓慢，无自觉症状或有微痒，或兼有神疲乏力、面色㿠白、手足不温、舌淡苔薄，脉细。

治法：调和气血，疏散风邪。

方药：①四物汤加减。②常用药，如生地黄、熟地黄、当归、赤芍、川芎、浮萍、姜黄、制首乌。③黑素再生液。

（二）辨证施治

白癜风病与肺肾两脏的功能变化密切相关，治疗时，在辨病的基础上，即注重疏风宣肺，补益肝肾，同时又要依据临床症候如皮损特点、颜色、范围、部位、新久、自觉症状、发病季节、舌脉象等方面加以分析，进行辨证施治。若与情志有关，当佐以疏肝解郁法；若瘀血阻络，当佐以活血通络法；见湿象，当佐以祛湿法。

1. 白癜风的发生、发展路线　见图 8-5。

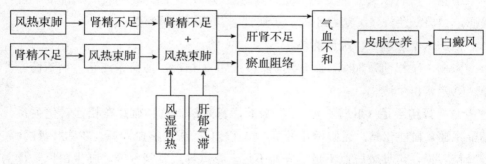

图 8-5　白癜风发生、发展路线

2. 白癜风病 3 种症候

（1）风湿郁热：感受风湿之邪，或久居潮湿之地，湿邪日久化热。湿热阻滞，气机不畅，气血不和，肌肤失养，白斑面积扩大。热多于湿者，白斑发展较快。夏暑季节多发生或发展。

194

症状:局部皮肤可有丘疹、瘙痒。疹若被抓破,便出现白斑。斑形多不规则、面积较大,发展较快。湿热阻滞中上焦者,白斑多分布在头面、颈项两侧、胸背两侧、上肢等;湿热阻滞下焦者,白斑多分布于腰胯、小腹、下肢、外阴、肛周等处,白斑多对称。

治法:清利湿热,调和气血。

方药:①萆薢渗湿汤加减。②常用药,如萆薢、赤芍、白芍、白芷、苦参、土茯苓、栀子。③黑素再生液。

(2)肝郁气滞:肝主疏泄,疏即疏通,泄即发泄、升发。肝主疏泄,是指肝具有保持全身气机疏通畅达,通而不滞,散而不郁的作用(图8-6)。多见于女性。

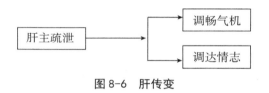

图 8-6　肝传变

气机:即气的升降机运动。肝主升、主动、主散的生理特性,是气机疏通、畅达、升发的重要基础(图8-7,图8-8)。肝在志为怒,怒是一种情志变化,它是在一定限度内的情绪发泄,对维持机体的生理平衡有重要的意义(图8-9)。肝主疏泄,性喜条达通畅,气运无阻。因于各种情绪因素所致肝气郁滞,必使肝失疏泄,气机不畅,气血不和,精微物质不能达于皮毛而发或加重白癜风。

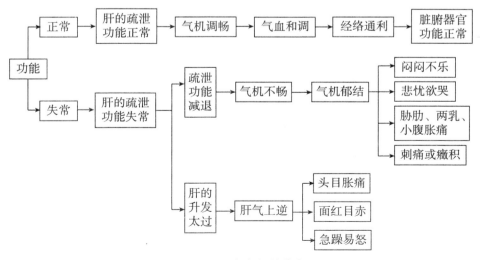

图 8-7　肝与气机的传变

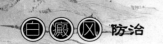

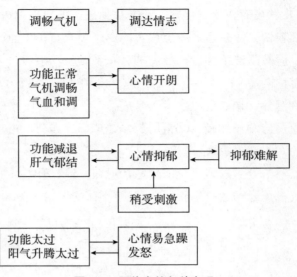

图 8-8　肝传变的各种表现

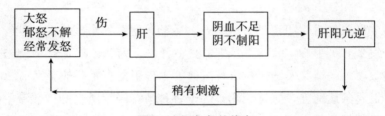

图 8-9　肝与怒的传变

症状：无明显好发部位，发展缓慢，脱色斑时暗时明，可伴胸肋胀满、性急易怒或忧郁，月经不调，乳房结块。苔薄润、脉多密细。

治法：疏肝解郁，活血祛风。

方药：①逍遥散加减。②常见药，如柴胡、郁金、当归、白芍、防风、刺蒺藜、熟地黄。③黑素再生液，加减。

（3）瘀血阻络：瘀即积，不能活动。瘀血即血液停积（图 8-10）。

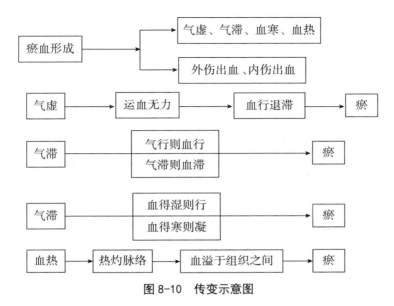

图 8-10 传变示意图

临床指征：①凡有瘀血特征者，发绀、面部、口唇、爪甲青紫。舌质紫暗（瘀点瘀斑），脉细涩、沉弦或结代。面色黧黑，肌肤甲错，皮肤紫癜等。②外伤、出血。③瘀血征象虽不太明显，但屡治无效或久治不愈。④理论：初病在经，久病入络；初病在气，久病入血；气滞必血瘀。瘀血可来自于气滞，湿阻寒凝，炽热劫津，以及外伤等因素，或久病入络。瘀血阻络，气血运行不畅，气血失和，肌肤失养，发生或加重白癜风。瘀血造成的白斑较固定，界限清楚，一般属于稳定期。

症状：病程日久，局限或泛发，多不对称。发展缓慢，可稳定不愈。脱色明显，边界清楚，斑内毛发可变白。舌紫暗或有瘀点，或舌脉曲张。眼结膜血管粗而弯曲，脉涩。

治法：活血化瘀，祛风通络。

方药：①通窍活血汤加减。②常用药，如赤芍、川芎、桃仁、红花、鲜姜、老葱根、红枣、麝香（绢包后下）。③黑素再生液，加减。

根据以上分析不难看出，色素脱失只是一个表面的现象。实际上，色素并非真的脱失了，而是黑素代谢失去了合理的调节。同时也可以看出，肤色黑的人比肤色白的人更容易患白癜风。这个理论很好地解释了为什么合理治疗后，患者的肤色会比以前整体变浅而且有光泽，是因为合理的治疗使抑制和加强黑素代谢的两大因素重建平衡，药物的双向调节作用，使黑素恢复了正常的新陈代谢的同时，消除皮肤黑白反差。认识到上述理论，对重新审视白癜风的中医病机有着非常重

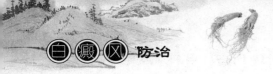

要的意义。

四、"黑白同治"新技术

白癜风是一种毁容性疾病，易诊难治。据统计发病率为 0.5% ~ 2%，全球患者近 1 亿，国内白癜风患者也有 1000 万人以上，此病虽不危及生命，但是由于社会传染和认知误区，给患者造成重创性的精神痛苦，进而影响生活、事业、婚姻和社交。近年来，白癜风的发病率呈上升趋势，已成为危害人类健康的重大疾病。

当前，白癜风的理论研究和治疗手段已经十分成熟，传统中医药与现代科技的完美结合，不仅使白癜风研究具备了科学完整的理论体系，而且治疗上个性化整体解决方案的运用，更使白癜风治疗进入全新的"治好"阶段。以中医药为特色，以"黑白同治"五大治疗体系为支撑，安全、绿色、有效、经济、快捷、方便的个性化整体解决方案已经成为白癜风治疗的主流手段。

1. 排毒祛邪，消除病因　即排毒疗法，主要是通过血液和淋巴排毒，清除内脏毒垢，调节人体免疫，净化机体内环境，畅通脏腑，促进营养、药物吸收，减轻五脏六腑负担，阻止病情恶化，改善脏腑功能，缩短康复进程，降低和消除各种发病诱因。

2. 平衡阴阳，控制发展　即平衡疗法。

（1）中医治疗原理：人体是一个有机整体，在正常生命活动中，各脏腑间及人体与外界环境间，在不断产生矛盾的过程中维持着相对平衡，当这种平衡状态因某种因素遭到破坏，机体不能自行调节恢复时，人体便会发生疾病。

疾病的发生是阴阳一方偏盛或偏衰的结果。

平衡疗法运用十二经络途径，辨证归经，检测患者五项系统、十二经络的虚实表现，判断其失衡程度，根据测定指标，运用通补结合方式，结合现代化最新医学技术，强化内脏功能，调节脏腑阴阳平衡，添补正气和能量，预防和治疗白癜风，控制白斑扩大蔓延。

（2）现代医学治疗原理：正常情况下，人的免疫系统维持在稳定调节、自身耐受状态。在外界和自身某些因素作用下，使人的细胞免疫降低，体液免疫升高，导致机体产生大量抗体，迅速刺伤黑素细胞，导致黑素细胞消亡而患白癜风。平衡疗法就是运用个性化针对性治疗方案，通过降低体液免疫，增强细胞免疫的方法，修复黑素再生功能，控制白斑发展。

正常情况下，人的免疫系统维持在稳定调节、自身耐受状态。在外界和自身某些因素作用下，使人的细胞免疫降低，体液免疫升高，导致机体产生大量抗体，迅速刺伤黑素细胞，导致黑素细胞消亡而患白癜风。平衡疗法就是运用个性化针对性治疗方案，通过降低体液免疫，增强细胞免疫的方法，修复黑素再生功能，控制白斑发展。

（3）平衡疗法分类：①A系列，主要针对白斑向表皮发展的患者，即发展期和快速发展期患者。②B系列，主要针对白斑向深部发展的患者，即稳定期和缓慢发展期患者。

3．激活功能，黑素再生　提高酪氨酸酶活性，增加黑素细胞密度，促进生化合成、转运；促进酪氨酸酶基因表达，激活毛囊内无功能黑素细胞，使之分裂增殖；加速黑素合成，调节免疫稳定状态，保护已生成的黑素。

4．整合外援，细胞再造　①通过负压起疱将表皮分离的形式，把健康皮肤的表皮植到白斑区，使色素细胞成活，生长蔓延，最终使患处白斑恢复正常。②取少量正常皮肤组织，进行体外培养，经第1代、第2代至第N代细胞分裂增殖至所需数量后种植至白斑区，可实现大面积治疗。

5.双向调节，黑白治美　"黑白同病、黑白同治"新理论提出，白癜风不仅是局部的色素脱失，也是白斑周围或其他部位色素增多病,即黑白同病需黑白同治。

白癜风的发生、发展、变化与肺、肾两脏密切相关，肺主白色，肾主黑色。只有肺肾两脏功能正常，才能消除皮肤黑白反差，即双向调节、黑白治美，最终使患者恢复靓丽肌肤。

该治疗体系能消除病因、屏蔽抗原、调节阴阳、平衡免疫、激活酪氨酸酶活性，促使黑素细胞分裂、增殖、黏附和迁移，逐步使白斑恢复正常肤色，并能调节黑白反差，达到治美的效果。无论白斑面积大小、年限长短、年龄高低，均能恢复正常，用疗效打破了白癜风不可治愈的魔咒。

该体系有以下技术特点：见效快，1～4天见效；疗程短，一般1～2个疗程恢复正常肤色;有效率98.5%，治愈率84.2%;可迅速控制白斑发展；绿色安全，无不良反应，维护整体健康；巩固后不易复发；可调节皮肤黑白反差。

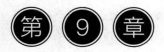

中医其他防治措施

　　白癜风是常见的皮肤色素脱失性疾病，由皮肤和（或）毛囊的功能性黑素细胞减少或丧失引起。主要症状为大面积的黑素缺失带来局部或者泛发型皮肤白斑出现，白癜风的防治具有地域性差异，且取决于患者的皮肤类型和现有的防治设备。

　　由于该病严重影响患者的外貌和正常的社会交往，因此对白癜风防治的研究具有十分重要的意义。

第一节　运动

　　运动是人们遵循人体的生长发育规律和身体的活动规律，通过身体锻炼、技术训练、竞技比赛等方式达到增强体质、提高运动技术水平、丰富文化生活为目的的社会活动。可以保持健康，提升免疫能力。多数白癜风患者的血液黏稠度较高，血液流动缓慢，有不同程度的微循环障碍，临床中也见到有血瘀证的患者。适当的运动可促进血液循环，增强肺摄取氧气的能力，提高血氧分压，使机体的免疫能力和抗病能力得以增强。

　　所以，无论是白癜风患者还是正常人，都应根据自己的工作性质和身体的具体状况选择适宜的运动养生项目进行锻炼。白癜风患者在病情进展期应限制运动量，避免过多活动，必要时卧床休息，待病情稳定或缓解后，再逐渐增加运动量。

一、白癜风与运动的关系

1997 年，Misery 提出"神经 - 免疫 - 皮肤网络"理论之后，经过多年的研究，学者们在神经系统、自身免疫机制、细胞因子等方面取得了显著的成绩，发现神经递质神经肽 Y 与降钙素基因相关肽、免疫 T 细胞 CD4$^+$ 与 CD8$^+$，以及细胞因子中的内皮素 -1（ET-1）等对白癜风的发病有直接的影响，其中，以 ET-1 的影响最为显著。

大量研究发现，不同强度的运动对 ET-1 产生不同的影响，有鉴于此，刘福泉等进行了运动对药物治疗白癜风患者血浆及组织液 ET-1 的影响研究，研究结果如下。

（一）运动对白癜风患者血浆及组织液 ET-1 的影响

ET 是 1982 年首次由日本学者在猪的主动脉血管内皮中分离出来的由 21 氨基酸组成的生物活性多肽。在人体内，ET 主要由血管内皮细胞和角质形成细胞分泌释放，是目前发现的最强的缩血管活性肽之一，还具有刺激血管平滑肌肥大的作用。有研究证实，在角质形成细胞增殖过程中 ET-1 信使核糖核酸表达增强，并且对黑素细胞的增殖起到重要作用。还有研究显示，角质形成细胞中分泌的 ET-1 不仅能够使失活的黑素细胞变活，主要还能够使毛囊内的黑素细胞移行至皮肤表面。而白癜风病症形成的主要原因是黑素细胞的失活而导致的色素脱失性皮肤病，因此，角质形成细胞分泌 ET-1 的量是影响白癜风病情的重要原因之一。

本研究通过对组织液 ET-1 质量浓度的测定，实验后白斑区组织液 ET-1 质量浓度增加最为显著，并且与实验前数据比较差异也有显著性，提示运动能够促进白斑区角质形成细胞对 ET-1 的释放，对患者的治疗效果有积极的影响。

（二）运动对患者血铜的影响

铜离子在白癜风病中所起的作用早在 1938 年就被 Shaffer 提出，研究认为白癜风中色素的缺失可能还由于铜离子的缺失所造成；汤爱民的研究指出，患者体内铜离子下降会降低黑素合成关键酶的活性，造成黑素的丢失。由此得出，体内铜离子的丢失也是白癜风致病的一个关键因素。

我们通过运动数据可以看出，试验后运动组血浆铜离子相对于安静对照组有显著性下降（$P < 0.05$），造成铜离子下降的原因可能是由于运动导致了铜离子随大量汗液排出体外，还可能是运动加速了铜离子的消耗。不过运动组铜离子虽然下降，但自身试验前后比较显示铜离子质量浓度试验后要高于试验前的水平，这可能是由于药物中含有的铜离子进入了血液，补充了运动导致失去的部分铜离

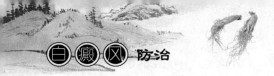

子。因此长时间的运动会降低血浆铜离子的质量浓度，但也会促使对药物中铜离子的吸收，参加血液循环进入血液。

因此，若单从铜离子这一因素考虑，可以认为运动虽然加速铜离子的消耗，但在结合常规药物治疗的情况下，运动导致的铜离子消耗增多不会对白癜风的整体治疗产生不良反应。本试验的研究结果提示在运动后进行微量元素尤其是铜离子的补充，有可能进一步促进白癜风患者白斑区的康复。

（三）试验前后血管侧支及管径的变化

白斑区营养不良也是造成白癜风形成且难以治愈的原因之一，经调查发现大部分患者患病处位于肢端，进行微循环检测发现肢端血管侧支分布较稀疏且管径较小，人体摄入的营养成分不能通过血液循环到达皮损区，导致治疗效果较差，在用药过程中也出现了较大的个体差异性。而运动可以促进血管侧支的增生，促进全身的血液循环，试验发现运动使血管侧支数量增加，并且管径增粗，通过微循环图像报告单显示试验前患者的血管侧支数较少、管径较细。试验后运动组，输入支血管管径和输出支管径与试验前差异都具有显著性；对照组血管侧支数目及管径变化不大。由此可以得出，长时间有规律的运动将增加患者肢端血管侧支的数目，使更多的血液能够流往四肢末端，给皮损区补充充分的营养，也能够使药物中的有效成分到达皮损区，达到一定的治疗效果。

综上所述，运动增加了皮损区 ET-1 的质量浓度，使血管侧支数量增加、管径增粗，降低了铜离子的质量浓度，最终运动组患者白斑区面积缩小要大于对照组，说明运动虽然降低了铜离子的质量浓度，但增加的 ET-1 的量、血管侧支数量和直径抵制了铜离子降低给患者带来的后果，或者提示机体内的铜离子质量浓度与 ET-1 质量浓度相比，对白癜风疾病的影响相对较弱。以上变化的整合作用将总体结果朝向良好的方向发展，对患者治疗起到一定的辅助作用。因此，建议体质健康的患者应进行适当的运动，更加有利于白癜风的康复。

二、养生功法

养生功法是一种以呼吸的调整、身体活动的调整和意识的调整（调息，调形，调心）为手段，以强身健体、防病治病、健身延年、开发潜能为目的的一种身心锻炼方法。练功时强调身、意、息相互协调，要求动作规范，吐纳有序，心情平静。

功法锻炼，可使人体内部气血逐渐加强，推动气血在某一经络上的运行，血行而瘀去，从而达到活血通络之作用。练功能够使人心情舒畅，神清气爽，消除烦恼，坚定意志，周身轻松而达到调节大脑及自主神经系统的功能，对白癜风患者放松紧张的情绪十分有益。经常练功能达到保健，调和气血，调整人体机能，扶正祛邪，健身治病之目的。

功法锻炼方法简单，不需要练功器材。常用以下几种治疗白癜风的养生功法。

（一）放松功法

姿势采用靠坐式或仰卧式，颈部自然伸直，微闭双眼使双目微露一线之光，双唇自然合拢，面带微笑。靠坐式将双手轻放于大腿之上，两足自然分开；仰卧式将四肢自然伸直，两手放松。姿势摆好后叩齿、搅海咽津、摩腹，然后从身体两侧、前、后三线自上而下依次放松。

第 1 条线放松顺序为头部两侧 - 颈部两侧 - 两肩 - 两上臂 - 两肘关节 - 两前臂 - 两腕关节 - 两手 - 十指，止息点为中指。

第 2 条线为面部 - 颈部 - 胸部 - 腹部 - 两股前侧 - 两膝关节 - 两小腿前侧 - 双足背 - 十趾，止息点为大脚趾。

第 3 条线为枕部 - 项部 - 背部 - 腰部 - 两股后侧 - 两腘窝 - 两小腿后侧 - 双足跟 - 双足底，止息点为足底。

放松时注意力集中到一个部位，默念"松"字后，注意力转移到下一个放松部位，再默念"松"字，以此类推。一条线放松结束后，在止息点意守 3 ～ 5min，然后进行下一个循环放松，一般每次练功 2 ～ 3 个循环，然后收功。练功时注意默念"松"字不出声，若遇某一部位无放松感觉，可任其自然，不必强求，按顺序进行下一个部位的放松。

（二）强壮功法

1. 姿势　有自然盘坐式、单盘坐式、双盘坐式、站式或自由式，此种练功方式不要求某种固定姿势，根据自己所处的境地，采取相应的姿势均可练功。

2. 呼吸　有静呼吸法、深呼吸法和逆呼吸法，静呼吸法即不改变原来的呼吸方式，也不用有意识的调整呼吸，任其自然；深呼吸法即吸气时胸腹均隆起，呼气时腹部凹陷，逐渐使呼吸深长、匀细；逆呼吸法即吸气时胸部隆起，同时收腹，呼气时胸部收缩，腹部隆起，逆呼吸法要求由浅入深，逐渐熟练，不要急于求成。

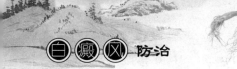

3 种呼吸法要求用鼻自然呼吸。意守部位为上丹田印堂、中丹田膻中，下丹田气海，以意守气海最多。

（三）三"8"运气法

三"8"运气作为一种传统的健身方法。按摩时围绕两眼眶成"8"字形，故以此得名。

1. 预备势　坐、卧、立式均可，一般采用坐式。

（1）坐式

思想集中，大脑入境，排除杂念，意守"海阔天空"，松静自然，意气合一，颈松直，舌舐上腭，口微闭，以鼻呼吸，眼半闭，沉肩、坠肘，含胸、收腹、松胯，踝、膝、髋关节各呈90°，两手伸开掌心向下，放在大腿上，如是听课，也可将两肘撑在桌上。

（2）立式

两脚与肩同宽，直立。

（3）卧式

一般仰卧、侧卧均可。手、面均洗净，搓热双手，自然静息40s，气沉"膻中穴"，起功，收功均如此。

2. 第一"8"势　先将左（或右）拳握起，掌心向前，把示指第3节的突起部放在"山根穴"（两眼之间），以此为起止点，各沿两侧眼眶旋转，顺、逆时针各旋50～100个8字，每个8字调为1息，即呼吸1次。一般左右各1～2次。调息、运气均应深、长、细、匀、稳、悠。另一拳放在大腿上，掌心向下松开。

3. 第二"8"势　将左（或右）拳握起，掌心向前，将示指之第3节突起部位对准人中穴（鼻唇沟中），以此为起止点，沿口角下行1圈，在此交叉向上，由面颊至额，再由对侧颜面下降至人中穴交叉下行，呈8字形，旋转，顺、逆时针各运转50～100个8字，每个8字调为1息，一般左右拳交换1～2次。

4. 第三"8"势　将左（右）拳握起，掌心向前，将示指的第3节突起部位，对准耳前之颞动脉搏动处（太阳穴下）、三叉神经根附近，有跳动感。以此为起止，交叉处下行围绕耳朵旋1圈，在此交叉8字再下行，至唇下沿对侧颜面至上额、上发际交界处下行至此交叉，呈一横8字。同时运气，每8字为1息。一般顺、逆时针各旋50～100个8字，左右拳各交换1～2次，再在对侧照做，如此反复，旋转、运气、调息。

5. 注意事项

（1）一般选在早晨及晚上，上班时间可选在工间或休息时，每天每次5～10min，一般照做1个月可见效，3个月可见显著效果。

（2）此法要求思想集中，排除杂念。

（3）要注意动作与呼吸的配合。

（4）锻炼时要有信心、恒心，要忌烟、酒。

（5）动作要灵活，用指关节摩擦皮肤时，不能重压、急旋。

（四）保健功

自我按摩或床上八段锦，临床多为练习静功的辅助方法。保健功要求头颈、躯干、四肢都进行按摩及全身各关节屈伸旋转，按摩动作轻柔或力度由轻逐渐加重，关节活动幅度也逐渐加大。

三、散步

除了传统的运动外，散步是最简单、经济、有效的运动方法，不仅能起到保健作用，还能起到白癜风的辅助治疗作用。

1. 散步最好是大步流星　但是，要注意以下4点。

（1）挺胸抬头，眼睛直视前方。

（2）两臂摆动，充分活动上肢。

（3）迈腿幅度大，舒活筋骨。

（4）步速不宜过快，以感觉身心舒适为主。

2. 方向最好是由西向东　散步的最大目的不仅仅是舒缓筋骨、清醒头脑、保持良好的心情，还有就是呼吸新鲜空气，呼出污浊的气体，可利用早晨柔和的紫外线来合成维生素D，具有强壮骨骼的功效，对白癜风患者来讲具有辅助治疗的作用。但是最好都要由西向东或由东向西，沿着太阳运行轨道的方向，人与大自然的节奏合拍，预防、治病效果最好。

3. 散步最好是一个人走　很多人为了热闹经常是三五成群的一起，说说笑笑、打打闹闹，来排除寂寞，但是锻炼过程中说话容易分散心思，还会为配合彼此的步伐而打乱自己的节奏，达不到应有的保健效果。尤其是老年人，心肺功能下降，呼吸系统比不上年轻人，边运动边说话很容易疲劳、上气不接下气。因此，一个人心无旁骛的锻炼，健身效果更好。

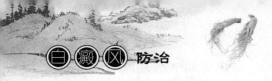

4. **注意事项** 白癜风患者的皮肤，对光照等刺激较为敏感，所以，白癜风患者在进行运动时，要注意做好防晒工作，防止运动护理不当导致白癜风疾病的加重。

四、慢跑

在所有的运动项目中，慢跑是最容易做到、最简单实用的，也是最有效的一项有氧代谢运动。它不受时间、地点的限制，但要注意防止关节肌肉的磕碰和拉伤。没有长跑习惯的人最好先慢跑，即用 8min 以上的时间跑完 1600m，以后再逐渐加快速度。为了减少疲劳，建议穿质量好的运动鞋，跑的时候尽量脚跟先着地，并选择自己熟悉的较为平坦的场地进行。

慢跑可以促进骨的血供和营养代谢，有效地防治骨质疏松的发生；可使人体大量地出汗，汗水可使体内的致癌物质及时排出体外，减少了患癌的可能性；也能提高中枢神经的兴奋性，调节脑皮质与内脏功能的协调性，有利于延缓机体的衰老过程，对白癜风的治疗起到辅助作用。

（一）慢跑方法

1. **慢速放松跑** 快慢程度根据本人体质而定，老年人和体弱者一般比走稍微快一点即可，呼吸以不喘大气为宜。跑步时，步伐要轻快，全身肌肉放松，双臂自然摆动。运动量以每天 20 ～ 30min 为宜。

2. **反复跑** 反复跑是一定的距离作为段落，进行反复多次跑步，段落可长可短，短者 100 ～ 400m，长者 1000 ～ 2000m，视个人情况而定。初练反复跑者可采用较短距离的段落，跑的次数也不要太多，一般以 10 次 ×100m 或 5 次 ×200m 为宜，在两个跑段之间可以慢走几分钟作为休整。

3. **变速跑** 变速跑是快一阵慢一阵，而把慢跑本身作为两次快跑之间的恢复阶段。在平时进行变速跑锻炼时，快跑段落的距离及其数目应加以规定，并且必须以同样的速度跑完所有的快慢段落。如在快跑 200m 之后，以慢跑一定距离或时间作为休息，然后再快跑 200m，接着又慢跑，如此快慢交替，周而复始。

4. **原地跑** 原地跑是一种不受场地、气候、设备等条件限制的跑步锻炼方法。初学者以慢跑姿势进行较好，开始可只跑 50 ～ 100 复步，锻炼 4 ～ 6 个月之后，结合自己的身体状况和锻炼效果，每次可跑 500 ～ 800 复步。在原地跑时可以用加大动作难度的方法控制运动量，如采取高抬腿跑等都可以使运动强度加大。

5. **定时跑** 定时跑是一种不限速度和距离，只要求跑一定的时间；另一种有距离和时间限制，如在 6min 之内跑 800m，以后随运动水平提高可缩短时间，从而加快跑的速度。这种跑步方法，对提高年老体弱者的耐力、体力大有裨益。

（二）慢跑的注意事项

1. 慢跑对人的体力和耐力负荷较大　开始时，应跑一段路程再走一段路程，交替进行。待体力增加后，每天坚持慢跑 15 ～ 20min 或更长一点时间。慢跑的时间取决于身体的承受力，因人而异，量力而行。

2. 慢跑时心率应控制在每分钟 110 ～ 120 次　运动后如感到全身舒适，精力旺盛，体力充沛，睡眠良好，食欲增加，说明运动量合适。如果感到疲劳，且第二天仍未消除，就要减少跑的时间、距离和次数，根据心率调节运动量。

3. 慢跑不要在浓雾中进行　雾是漂浮在低空中的细小水珠，可使积聚在低空中的灰尘、烟尘和较多的病原微生物不宜消散。浓雾中锻炼，易吸入有害物质，对身体健康不利。

4. 跑步时要采用鼻吸口呼的正确呼吸方法　人多半通过鼻腔提高吸入空气的温度，免除因冷空气的刺激引起咳嗽；还可利用鼻腔中的鼻毛、黏液阻挡空气中的灰尘和微生物进入体内。

5. 跑步时要注意防寒保暖　锻炼后要立即擦干汗水，穿好衣服，忌在风口处静坐休息，避免受凉引起感冒、风湿性关节炎等疾病。

五、甩手运动

甩手是一种十分简易的锻炼方法，它有利于活跃人体生理功能，行气活血，舒经通络，从而增强体质，提高机体抗病能力。

（一）甩手方法

1. 站立姿势　双腿站直，全身肌肉尽量放松，两肩两臂自然下垂，两脚分开与肩同宽，双肩沉松，掌心向内，眼睛平视前方。

2. 摆臂动作　按上述姿势站立，全身松静 1 ～ 2min 后，双臂开始前摆（勿向上甩），以拇指补偿过脐部为度，返回来，以小指边缘不超过臀部为限，如此来回摆动。

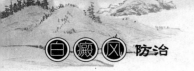

（二）甩手注意事项

甩手要根据自己的体力，掌握次数和速度，由少到多，循序渐进，使身体能适应，才能达到锻炼的目的。甩手要全身放松，特别是肩、臂、手部，以利气血通畅，以腰腿带动甩手，不能只甩两臂，动腰才能增强内脏器官。

甩手要自然呼吸，烦躁、生气、饥饿或饱食时禁锻炼。甩手后保持站立姿势1～2min，做些轻松活动即可。

六、仰卧起坐

仰卧起坐是一个全身运动，适量做仰卧起坐，可改善身体素质，增强抵抗力。仰卧起坐能使腹部肌肉收紧，更好地保护腹腔内的脏器。还可拉伸背部肌肉、韧带和脊椎。并能通过拉伸脊椎，调节中枢神经系统，从而改善人体抗病能力，适合白癜风患者锻炼。

（一）练习方法

1. 仰卧后举腿，两腿在空中做前后、左右剪铰练习。

2. 仰卧举腿（成90°）重复练习。举腿时稍快，放腿时要慢。

3. 仰卧后上体抬起，同时收腹举腿，两手触及脚尖，重复练习。

4. 两手握软体重物，进行直腿仰卧起坐练习，然后逐渐过渡到屈腿练习。

5. 在单杠或肋木上做悬垂收腹举腿的练习。

6. 上体可处于稍低的位置，进行直腿和屈腿仰卧起坐练习，逐步过渡到两手持软体重物进行反复练习。

（二）仰卧起坐注意事项

1. 以上练习方法，其练习次数要因人而异，一定要根据本人的具体情况，掌握由易到难、循序渐进的原则，防止出现因练习次数过多而引起腹肌疼痛的现象。

2. 上体向后仰卧时，要求腹肌保持适当程度的紧张状态，速度不宜过快，防止头、背部碰撞。

3. 在练习时，起坐不要用力过猛，要以均匀速度进行。

七、跳绳

跳绳是一项以四肢肌肉活动为主的全身性运动，有发展耐力、弹跳力、协调力和反应能力的效果，有助于其他运动能力的提高，能在较短的时间内收到较好的效果，是一项具有多功能锻炼的运动项目。

跳绳分为单足跳、双足跳、两足交替跳。跳绳时，下肢跳动，双手腕旋转，肩、腰腹、臀、大腿、小腿、脚腕等部位的肌肉和韧带，以及内脏器官都参与活动，特别是下肢关节、肌肉和韧带的负荷更大。

（一）跳绳的方式

1. 一人一绳跳　摇动绳单足跳、双足跳、两足交替跳（可进、退、转体，绳可单摇、双摇、三摇）。

2. 一绳两人跳　单摇两人跳（一人先跳，在适当时机另一人从先跳者的体前或体后跑进，两人配合，进行有节奏练习）；两人跑进跳（两人异侧手各握绳的一端，同时摇绳，同向跑进，两人配合进行跑进练习）。

3. 一绳三人跳　方法同一绳两人跳，只是在适当的时候另两人依次从先跳者的体前或体后跑进，三人配合进行有节奏的练习。

4. 一绳多人跳　两人摇动一根 4～6m 的长绳，多人依次跑进（出）跳。跑进可以从正方向，也可以从反方向，但跑出最好是正方向。可以跳一次就跑出，也可以多跳几次再跑出。

（二）正确的跳绳方法

1. 跳绳方法是用前脚掌起跳和落地，切记不可用全脚或脚跟落地，以免脑部受到震荡，当跃起在空中时，不要极度弯曲身体，应采用自然弯曲的姿势。跳时，呼吸要自然有节奏。

2. 握绳的方法为两手分别握住绳两端的把手，通常情况下以一脚踩住绳子中间，两臂屈肘将小臂抬平，绳子被拉直即为适合的长度。

3. 向前摇绳时，大臂靠近身体两侧，肘稍外展，上臂近似水平，用手腕发力做外展内旋运动，使两手在体侧做画圆动作，每摇动一次，绳子从地经身后向上向下，回旋一周，绳子转动的速度和手摇绳的速度成正比，摇动越快，则绳子回旋越快。

4. 向前摇停绳时，一脚伸出，前脚掌离地，脚跟着地使绳停在脚掌下；向后摇时，则一脚后出，脚跟离地，脚掌着地，使绳停在脚底。

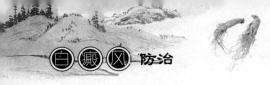

（三）跳绳的注意事项

跳绳是一种极安全的运动，很少有运动伤害的发生，即使跳跃失败，也不会有坠落、跌倒、冲突或被用具所伤的危险。况且跳绳者又能随自己的身体状况、体力及技术难度来自由调节跳绳的速度和次数，因此，被白癜风患者所接受。

1. 选择合适的场地　灰尘多或有沙砾的场地及凹凸不平的水泥地应避免，最好选择铺木板的室内体育馆或具有弹性的场地。

2. 穿着适当　跳绳时，最好穿运动服或轻便的服装，穿软底布鞋或运动鞋，这样活动起来会使你感到轻松舒适，也不会受伤。

3. 做好充分的准备活动　跳绳是一项相对剧烈的运动，练习前一定要做好身体各部位的准备活动。

4. 循序渐进　开始练习跳绳时，动作由慢到快，由易到难。先学单人跳绳的各种动作，然后再学较复杂的多人跳或团体跳绳动作。

5. 活动时间的选择　跳绳的时间，一般不受任何限制，但要避免引起身体不适，饭前或饭后半小时内不要跳绳。

八、太极拳

太极内功动作舒缓，通俗易学，用于健身防病、康复养生确有独特功效，适宜于白癜风患者练习。

（一）预备

放松是太极拳独特的练功手段和方法，目的是去僵求柔，积柔成刚，刚柔相济。

1. 放松。演练时心情轻松愉快，无任何紧张情绪或压力，肢体的各个关节、气管及肌肉、韧带等松弛、舒展。特别要十分注意松肩、松腰、松胯、松腿部，尽量以骨骼的自然支撑力把人立起来，一点僵劲都不要。

2. 动作轻灵柔和，从容自如，含蓄匀称，顺遂流畅，不急不缓，不散不滞，但不能软弱无力或随随便便。

（二）练习功法

1. 十指梳头　双手相贴快速搓擦 36 次，使手心发热，然后以十指尖从前发际向上梳至百会穴，再下行梳至后颈部，向上梳时吸气，向下梳时呼气，连梳 36 次。

2. 掌心擦额　以双手掌心及掌根向上擦前额部 36 次。

3. 指扣百会　双手十指尖从前发际正中适度叩击头顶至后颈部,叩击 36 次。

4. 摇头晃脑　头颈部低垂,缓缓向左右两侧摇摆至最大限度,尽量抻拉脖筋,左右共做 36 次。

5. 面部擦抹　双手贴于脸颊,示指靠在鼻翼旁,然后由下向上,由里而外画圆弧旋抹面部 36 次,双手上行吸气,下行呼气。

6. 旋眼转晴　两眼微闭,眼球先由左向右呈圆形旋转 36 次,再反方向旋转 36 次。

7. 敷眼贯气　两掌心劳宫穴相对,距离胸部约 30cm,如抱球状,意念收天地之精华,聚于双掌之中,然后两掌缓缓做开合拉气旋转揉气之动作,待体会到两手间有拉不开合不进之太极混元气感时,缓缓靠近眼部挤压或旋转贯气。

8. 指揉太阳　双手示、中二指伸出,拇指压住环指及小指指甲,将此剑指分别按于头部两侧太阳穴上,按顺逆时针各揉 36 次。

9. 鱼际擦鼻　双手拇指根下鱼际肌搓热之后,从鼻翼旁迎香穴向上擦至眉心,再向下擦回迎香穴,擦 36 次。此法对防治流感或鼻炎有一定疗效。

10. 天鼓齐鸣　双手掌心捂住耳孔,拇指放于后颈部,其余四指于后脑部,然后示指从中指上滑下叩击后脑部。此时耳中即有鸣鼓之音,做 36 次后双手猛然向两边松开,并猛睁双眼,立时有耳聪目明之感。之后再以中指塞住耳孔,向前及向后各旋转 6 圈,然后松手闪耳。

11. 调理颈肌　先以十指交叉后放于后颈部,以掌根夹住颈部肌肉,向上提拉 36 次,再以双手十指掐住后颈部两条大筋(斜方肌),从上而下依次掐捏 36 次。

12. 赤龙搅海　以舌头在口中先由左向右搅动 36 次,再反方向搅 36 次,口中产生之唾液,称之为"金津玉液",分三口(意念分别代表精、气、神)缓缓咽入腹中,谓之"玉液还丹"。常习之对咽炎、口腔溃疡、口中异味有独到疗效。

13. 鼓漱吞津　闭口鼓颊,如口含清水,而后如漱口状鼓动双颊 36 次,口中产生之津液分三口缓咽入丹田。

14. 叩齿固肾　口轻闭,前后牙齿各上下叩击 36 次。另外,小便时咬前牙,大便时咬后牙,均闭口勿言。中医学认为,齿为肾之余,故日日叩齿,可收肾坚齿固之功效。

15. 宽胸顺气　中指伸出,拇指与示指捏住中第二指节,环指与小指屈曲贴于掌心,然后以此点穴指快速点叩两乳头连线中点之中丹田膻中穴 36 次,再按顺逆时针各旋揉 6 次,而后以两手拇指从膻中穴向下经腹部分两股捋至腹股沟外

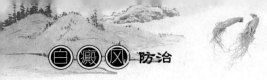

侧，同时细长匀缓地深呼气，意念将胸中浊气经手之导引向下通过脚心入地。此式左右手分别点叩后各做 9 次。

16. 丹田内转　双手交叠放于小腹部下丹田部位，男左手在里，女右手在里，按顺逆时针各揉动丹田 36 次，注意手上行时吸气，下行时呼气，同时意念下丹田随手的揉动而内转。

17. 双手缠丝　双手手背贴于两腰侧，先前旋 36 次，再后旋 36 次，此功不但可以练习手腕之灵活，同时也是陈式太极擒拿法之一。

18. 旋腰转胯　右臂反搭于后颈部，左臂搭于后腰部，然后身向左转，双眼注视右脚脚后跟，连转 9 次再反方向旋转 9 次。中医学认为，腰为肾之府，腰旋肾气生，故旋腰转胯可有效防治肾虚腰痛等疾病。

19. 升清降浊　双手交叠置于下丹田关元穴处，指尖向下，然后双腿缓缓下蹲，同时双手向下分别经两侧大腿沿膝盖、小腿至足踝，意念将周身之浊气通过手的导引从脚心涌泉穴入地化为乌有，而后双手再按原路线上行返回下丹田，意念将大地里的精华之气上引入全身。连做 9 次。

20. 屈指强心　小指伸出，其余四指握拢，然后小指向里用力勾出 81 次。根据中医经络学说，小指乃手少阴心经循行之末端，故而常做此功有循经强心之效。另外，以一手拇指按压点揉另一手内关穴（腕横纹上二寸）81 次，换手亦然，同具强心之效。

21. 周身拍打　双手掌从上至下依次拍打周身，其顺序为右掌拍左肩肘手及左胸肋，左掌拍右肩肘手及右胸肋，然后双手从前胸向下经腹部拍打至小腿，再反手拍打腰背部，然后一腿提起，另腿独立，双掌拍击腿部肌肉。注意在拍击时，抬手吸气，拍击呼气或闭气，刚开始拍击力量要轻，以后逐步加重力量。

22. 掌擦涌泉　晚上临睡前，用热水烫过脚后晾干，然后以左手擦搓右脚脚心，右手擦搓左脚脚心，各擦 36 次后，再以左手拍右脚心、右手拍左脚心各 81 次。

23. 指点会阴　仰卧位，先以右手点穴指快速点按会阴穴（阴囊与肛门连线之中点）81 次，再按顺逆时针各旋转 81 次，换左手亦然。

24. 掌搓双肾　双手快速搓热之后，以掌心贴住双肾区旋转搓擦 36 次。

25. 拉捏双耳　中医学理论认为耳朵就像一个倒置的婴儿，是人体各组织器官的"微缩点"，所以用双手反复拉捏整个耳部，有调理周身之功效。

（三）太极拳注意事项

1. 要思想入静　心静才能体松，体松才便于心静，两者互为其根，互相作用，相辅相成，是辩证关系。如果练拳时边练边说话，不仅会使动作紊乱，内气外散，而且身体也很难放松，达不到预防疾病目的。

因此，练拳前一定要做好各项准备，从预备式开始，就要屏弃一切杂念，物我两忘，将思想全部集中到所练的套路上，镇定、沉着，要专心致志，静心演练。

2. 要用意识引导行动　行拳中一切动作都应由意念支配，以意领先，以意行气，以气运身，这样，全身的筋、骨、皮、肉和肌腱、韧带才可得到彻底放松和舒展。

3. 要顺应阴阳，顺应自然规律，阴阳相和　一切动作都应是自身本能的天然自动，而非故意做作。动静相兼，虚实结合，曲直互用，蓄发互孕，刚柔相济。每个动作都应在规律的架构内活动，既不能不到位，也不能超越其界限。要掌握好分寸，适可而止，不能随心所欲或反序乱序，务使动作平常自然，轻松愉快，圆润和谐。

4. 要动作轻灵　轻起轻落，慢起慢落，点起点落。真正做到迈步如猫行，运劲如抽丝。身体不能硬邦邦的，落脚不扑腾扑腾地响。

5. 要慢中求功　演练时一定要以缓慢的速度进行，不急不躁，没有对快速、猛烈的追求，不仅不以"速度取胜"，而且还应"以慢制快"，只有这样，才容易使身心放松，没有紧张的心理和情绪；才能不用僵力、拙劲、罤劲，使肢体像春风杨柳一样，绵绵不断地向前行进。

6. 要适量运动　做到科学合理，安全实效，不要负重锻炼。如果运动过量，身体不仅不会感到轻松，反而容易造成不应有的损伤。要因人制宜，量力而行，把握好运动量。初学者要由简而繁，由易而难，循序渐进，不可贪多求快，急于求成。老年人和体质较差白癜风患者的对高难度动作不要强求，不要与年轻人攀比，这样，才能有益于身心，延年益寿。

第二节　沐浴

沐浴包括清洁浴、海水浴、药浴、日光浴、矿泉浴、泥浴等，合理的沐浴可清洁皮肤，增强皮肤的防御能力和免疫力。

中医学认为，沐浴具有发汗解表、祛风除湿、行气活血、舒筋活络、调和阴阳、振奋精神等作用。现代医学研究表明，沐浴可以促进皮肤新陈代谢，提高皮

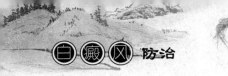

肤的抵抗能力。可松弛肌肉，加速血液循环和机体组织器官的新陈代谢，从而起到调节体温，改善神经系统的功能状态。

一、温泉浴

温泉中都含有多种矿物质，其有很强的抑菌、止痒作用；可使肌肉、关节松弛，消除疲劳；还可扩张血管，促进血液循环，加速人体新陈代谢，改善体质。另外，温泉水所含的大量微量元素也可补充皮肤中所缺的微量元素，来加快白斑的恢复。

虽然泡温泉的好处也很多，但并非所有白癜风患者都适合泡温泉，以下是泡温泉需要注意的几个方面。

1. 患者在泡温泉前，要注意温泉的水温，超过32℃的水温就可能对人体皮肤产生损害，一些温泉中所含的碱性等刺激性物质较多，也可能会刺激和破坏皮肤的自我保护功能。

2. 泡温泉时间不宜过长，次数不宜过多。

3. 白癜风患者泡温泉时，记住合上双眼，以冥想的心情，缓缓地深呼吸数次，才能真正地释放身心压力。

4. 泡温泉后，人体水分迅速蒸发，要喝水补充。

5. 白癜风伴有高血压、心脏病患者，也可以泡温泉，但每一次不能超过20min。起身时应谨慎缓慢，以防因血管扩张、血压下降导致头晕眼花而跌倒。

6. 部分白癜风患者泡在热水中过久，由于加速皮肤水分的蒸发，破坏皮肤保护层，会恶化症状。

二、药浴

在适宜温度的水中加入一种或几种药物，对皮肤进行熏蒸洗浴，具有温通经络、畅达气血、祛风止痒、疏通汗孔、清热解毒、活血化瘀等功效，白癜风患者可根据病情选择不同作用的中草药进行沐浴。

1. 药浴疗法的作用　药浴疗法以其安全无毒性作用与不良反应，以及其独特的疗效备受青睐。中医药浴治疗白斑可以清洁皮肤，同时使用药浴的方法治疗白癜风可以使药物渗透皮肤内部，有效的缓解皮肤状态。

2. 作用原理及方法　通过浸浴使皮肤毛细血管扩张，使浴液中的药物经皮肤吸收而起到治疗作用。

214

患者可用当归、白矾、连翘、白芷、防风、紫花地丁、土茯苓各 15g，地骨皮、荆芥、杏仁、薄荷各 10g，共煎取汁，趁热熏洗患处，每日 2 次。

3. 疗法功效　药浴疗法给药途径独特，药液中的有效成分通过皮脂腺、汗腺、毛孔等部位吸收进入血液循环直达脏腑，可治疗根本。另一方面避免了口服药物对口腔黏膜、消化道及胃肠的刺激，安全可靠，不良反应小。且药浴疗法简便易行，不仅可以治疗疾病，还可以增强机体免疫力，促进血液循环，兼有预防疾病、健身美肤的作用。

4. 注意事项　药浴用药需遵循处方原则，辨病辨证选药。煎药和洗浴的具体方法也根据各自的体质、时间、地点、病情等因素各有讲究。不同的药浴种类作用和适用范围不同。

三、日光浴

日光浴，即身体进行日光照射以促进皮肤新陈代谢，增强抗病能力，增进身体健康的一种沐浴方法。

1. 日光浴对白癜风的作用　日光中的紫外线照射人体后，可使皮肤中的黑素细胞体积增大，增强酪氨酸酶活性，增加皮肤黑素的含量，日光直接照射皮损后产生的生物学效应可增强黑素细胞的功能，促进黑素合成，全身日光浴更适合皮损泛发患者。

2. 日光浴方法　夏天是日光浴的最佳季节。夏天进行日光浴应选择在早晨和傍晚，如在中午应隔着玻璃进行。每次进行日光浴时，先将照射部位用水淋湿，用衣服遮住眼睛、面部和非照射部位。时间通常是上午 9：00 － 11：00，下午 15：00 － 16：00；温度保持在 18 ～ 22℃为宜。每次照射 5 ～ 10min，隔日或隔 3d 照射 1 次。

春季、秋季、冬季的阳光比较柔和，多为长波紫外线，患者可选择中午前后进行日光浴，照射时间也可适当长一些。

3. 注意事项

（1）日光浴在室内进行时，应该保持室内环境清洁、空气新鲜，防止交叉感染。但日光浴的治疗最好还是选择室外开阔的地方进行，在治疗期间及前后时间均给予丰富的营养支持。

（2）进行日光浴疗法时间不宜过久，选择适宜光照强度，白癜风患者需在医生的指导下进行。

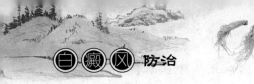

（3）进行日光浴疗法时防止日光直射头部，只暴露出病变部位进行光照。过程中以微出汗为宜，若因为出汗而脱水，应立即卧床休息，同时饮用含有维生素D或盐类丰富的饮品。

（4）应及时观察病情变化，白癜风患者在达到一定治疗效果时，会出现皮肤的充血气泡、水疱，当充盈的水疱破裂，会流出黄水，进一步出现水疱脱皮、形成色斑，从而扩大了病变处的愈合，减小了白化部位。

（5）日光浴疗法不宜在饭前、饭后 1h 内进行。饭前易发生低血糖；饭后影响消化。如果有出血倾向疾病、较重心脏病、妇女经期、分娩后、尿毒症患者都不宜多晒太阳。

四、水光浴疗法

水光浴疗法是利用矿泉水中的微量元素作用于人体，以达到治愈白癜风的目的。当沐浴时，水中的化学物质和放射性镭及其衰变物，被吸附在皮肤表面，形成一层活性薄膜，改变皮肤和器官的点位，刺激神经末梢感受器，反向的兴奋、抑制和调节自主神经系统，以及兴奋肾上腺皮质和增强网状内皮系统的功能而发挥作用。

1. 治疗方法　用冷矿泉水洗浴，每日 3 ～ 4 次，每次 15 ～ 30min，浴后日光浴 20 ～ 30min。在沐浴治疗同时，兼饮矿泉水每日 5 ～ 6 次，每次 300 ～ 500ml。

2. 注意事项

（1）治疗时，水浴室温度不能低于 25℃，沐浴结束后静卧休息 15 ～ 30min。

（2）空腹或饮食后不能立即入浴。

（3）若浴中出现头晕、心悸、大汗时，应立即出水，并卧床休息。

（4）动脉硬化、高血压、心力衰竭、活动性肺结核、感染及关节炎急性期，慎用水光浴疗法。

五、其他沐浴方法

海水浴、沙浴、泥浴、空气浴等可使白斑皮肤吸收对人体有益的多种矿物质及微量元素，且具有改善皮肤血液循环、促进皮肤新陈代谢、增强皮肤对紫外线的敏感性等作用，可辅助治疗白癜风。

患者可根据自身情况在适宜的条件下选择适合的沐浴方式进行，如皮肤有破损或皮损炎症明显时应禁用。

第三节 起居睡眠

通过合理安排起居作息，妥善处理日常生活的细节，以保证身心健康，对于预防和治疗疾病起到积极的作用。

自古以来，人们就认识到人类的健康与能否合理安排起居作息有着密切的关系，非常重视合理起居睡眠对人体的保健作用。

平时应保持良好的精神状态，养成一个良好的生活习惯，遵从"日出而作，日落而息"的生活规律，合理安排时间，保证充足的睡眠，避免过度劳累，劳逸结合，使身体气血始终保持顺畅运行。

一、起居

一年四季，寒热温燥，变化有时；生长收藏，更迭有序。人们若能顺应春生、夏长、秋收、冬藏的变化规律，气血阴阳就可保持旺盛、平衡。

四时季节、起居休憩等自然生活条件，对人们的活动特别是健康状态产生营养，不得不引起我们的关注。白癜风患者更要了解和掌握起居四时适宜的生活规律，在适应大自然的同时，保护好自己。

（一）春季起居

白癜风患者的春季起居也应遵循养阳防风的原则。春季，人体阳气顺应自然，向上向外疏发，因此要注意保卫体内的阳气，凡有损阳气的情况都应该避免。

1. 早睡早起，不可恋床 想要远离白癜风，就要保持良好的作息习惯。《内经》指出：春三月，"夜卧早起，广步于庭"。春天应早睡早起，多到室外活动，舒展形体。这样可使精力更加充沛，减少困倦，还可增强心肺功能、增强机体的免疫功能。

对老年人来讲，久卧最易伤气，春眠太久，不但会造成新陈代谢功能下降，致气血运行不畅，身体亏损虚弱，筋脉僵硬不舒，还容易加速脑血栓的形成，也许还会引发各种疾病的出现。

2. 着装适宜，注意保暖 春夏季是白癜风发病的高峰期。春回大地，乍暖还寒，气候变化频繁而剧烈。所以，应特别注意防寒保暖。根据"春捂秋冻"的原则，不宜过早地脱去冬衣。要随气温的变化而适当增减衣服，否则极易加重白癜风病情。

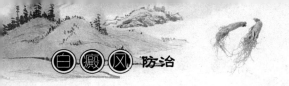

白癜风防治

3. 调节饮食，避免助火　春天新陈代谢旺盛，饮食宜富含营养、清淡可口、甘甜少酸。宜适当多吃蔬菜、水果，尤不宜多进大辛大热和煎炸熏烤等香燥之品，以免助热生火，引起白斑扩大。

4. 风和日丽，最宜春游　春天要注意精神调摄，特别要注意"制怒"，做到疏泄条达。白癜风患者宜在风和日丽的天气，外出踏青问柳，游山戏水，最有利于陶冶情操，使心胸开阔，气血舒畅，精神旺盛。

5. 运动锻炼，增强体质　春天空气清新，最有利于机体吐故纳新充养脏腑，是增强体质、增强机体免疫力与抗病能力的最佳时机，应多运动锻炼，可使全年疾病减少发生。白癜风患者在锻炼形式和强度上应自我控制。

（二）夏季起居

白癜风患者在夏季进行起居时，应避免急躁不安的情绪，维持精神安静，情绪舒畅。

1. 夏季天气炎热，而且昼夜温差比较大，早晚应科学地增减衣物。要注意阳盛阴虚的变化，在起居方面也要做出相应的协调，以接受天地的清明之气。应坚持睡午觉，可以确保患者有一个饱满的精神状态及足够的体力。

2. 夏季患者在进行锻炼的时候不要太过剧烈，可选择相对平稳的锻炼，如散步、慢跑等。锻炼后还需要及时擦汗，避免皮肤太过潮湿。

3. 夏季的阳气渐长、阴气逐渐下降，对于白癜风患者来说，在这个时候患者的肝气渐弱，心气渐强，所以白癜风患者一定要注意膳食宜清淡，要以低脂、容易消化的食物为主，在平常生活中要多食用一些蔬果粗粮。

4. 白癜风患者出门备好防晒用具，尽量不要在 10：00 － 16：00 时在烈日下行走。如此时外出，一定做好防护工作，如打遮阳伞、戴遮阳帽、戴太阳镜，有条件的最好涂抹防晒霜。

5. 夏天气温高，人体新陈代谢旺盛，易感疲劳。所以白癜风患者一定要保证充足睡眠，使大脑和身体各系统都得到放松。夜间入睡后，腹部要盖上薄被或毯子，以防受凉。

特别提示，睡眠时注意不要躺在空调的出风口和电风扇下，以免患上空调病和热伤风。

218

（三）秋季起居

尽管春夏是白癜风的高发季节，秋天温度降低，病情不易加重。但秋天气候干燥，白癜风患者要格外关注保养自己的皮肤。

1.合理膳食，以防燥护阴、滋阳润肺为准则　秋季天高气爽、气候干燥，秋燥之气易伤肺。因此，白癜风患者的秋季饮食宜清淡，少食煎炒之物，多食新鲜蔬菜水果，不食葱、姜、蒜、辣椒、烈性酒等燥热之品及油炸、肥腻之物。另外，要特别注意饮食清洁卫生，保护脾胃，多进温食，节制冷食、冷饮，以免引发肠炎、痢疾等疾病。

2.积极参加体育锻炼，强身健体　秋季天高气爽，是户外活动的黄金季节。在此季节白癜风患者应加强体育锻炼，是秋季保健中最积极的方法。秋季要早睡早起，晨起后要积极参加健身锻炼活动，可选择登高、慢跑、快走等锻炼项目，但要注意运动强度不宜过大。

秋季气候干燥，早、晚温差较大，是一些细菌、病毒繁殖与传播的有利条件，随着干燥的灰尘，一些细菌、病毒在空气中飞扬，常会引起呼吸道疾病的传播，是慢性支气管炎和哮喘病的高发时节，因此，白癜风患者在参加体育锻炼的同时要加强保暖，做好预防工作。

3.保持乐观情绪，静养心神　秋季万物成熟是收获的美好时节，但秋天也是万物逐渐凋谢、呈现衰败景象的季节。在此时节在白癜风患者心中最易引起衰落、颓废等伤感情绪，因此，要注意调养情志，学会调适自己，要保持乐观情绪，保持内心的宁静，适当延长夜间睡眠时间；可经常和他人、家人谈心，到公园散步，适当看看电影、电视，养花、垂钓，这些都有益于修身养性，陶冶情操。

4.衣装适宜，谨防着凉　秋季气温逐渐下降，早、晚温差较大；在此季节，白癜风患者既要注意防寒保暖，又不能过早、过多添加衣物；在此季节只要不是过于寒冷，就要尽量让机体保持凉爽状态，让身体得以锻炼，使其具有抗御风寒的能力。

秋季气候变化无常，白癜风患者要顺应气候变化，适当注意保暖，以防止感冒和引发呼吸道等各种疾病，要根据天气情况，及时增减衣服，防寒保暖，防病保健。

5.适度饮水最重要　夏天多汗季节要多饮水，秋天干燥季节更要多饮水。适度饮水是秋天润燥、防燥不可少的保养措施。白癜风患者饮水以少量频饮为佳，不宜暴饮，一次饮大量水会给胃肠增加负担，引起不适，只有少量慢饮，"润物细无声"才能对口、鼻、咽、喉、食管，乃至气管产生更大的滋润作用。

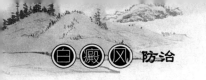

（四）冬季起居

冬季以藏为道。在寒冷的冬季里，体内的肾气慢慢地贮存能量，充实苗壮。

1. 冬季的气候特点易使白癜风患者情绪低落。改变情绪低落的最佳方法就是活动，如慢跑、跳舞、滑冰、打球等，都是消除冬季烦闷，保养精神的良药。

2. 冬季室内空气污染程度比室外严重数十倍，白癜风患者应注意常开门窗通风换气，以清洁空气，健脑提神。

3. 营养专家提倡白癜风患者，晨起服热粥，晚餐宜节食，以养胃气。

4. 冬日阳气肃杀，夜间尤甚，古人主张白癜风患者要"早卧迟起"。早睡以养阳气，迟起以固阴精。

5. 冬属阴，以固护阴精为本，宜少泄津液。故冬季应"去寒就温"，预防寒冷侵袭是必要的。但不可暴暖，尤忌厚衣重裘，向火醉酒，烘烤腹背，暴暖大汗。

6. 白癜风患者必须经常保持足部的清洁干燥，袜子勤洗勤换，每天坚持用温热水洗脚时，按摩和刺激双脚穴位。每天坚持步行 0.5h 以上，活动双足。早晚坚持搓揉足心，以促进血液循环。

7. 冬季气候诱使慢性病复发或加重，寒冷还会诱发心肌梗死、卒中，使血压升高和溃疡病、风湿病、青光眼等病症状加剧。因此，白癜风患者应注意防寒保暖，特别是预防大风降温天气对机体的不良刺激，备好急救药品。同时还应重视耐寒锻炼，提高御寒及抗病能力，预防呼吸道疾病发生。

8. 冬日虽排汗、排尿减少，但大脑与身体各器官的细胞仍需水分滋养，以保证正常的新陈代谢。冬季一般每日补水不少于 2000～3000ml。

9. 冬季紫外线照射变弱，白癜风患者应该经常到室外活动活动，多晒晒太阳。太阳光中的紫外线有治疗白癜风的作用，它可以激活酪氨酸酶的活性，加快毛囊中黑素细胞向表皮移动的速度，还能提高皮肤抵御疾病的能力。

（五）日常起居

在日常生活的起居方面，白癜风患者要尽量保证规律性及合理性。

1. 衣服宜宽大适身，尤其内衣、内裤不可过紧，腰带宜松。临床上，乳房下、腰部、腹股沟等处的白斑，常因局部受压迫所致。内衣、内裤尽可能选择纯棉制品，不可穿用化纤之类内衣、内裤。

2. 避免外伤、摩擦、压迫。洗澡时不可用力搓擦。

3. 避免接触酚及酚类化合物。如氢醌单苯醚，被用作橡胶的抗氧化剂。经常接触橡胶制品，如橡胶手套，橡胶鞋带等，常引起局部脱色而出现白斑，而且在远隔部位也会发生白斑损害。以氢醌单苯醚为主要成分的祛斑膏，亦可引起面部或手部白斑。

此外，常接触汽油、油漆、沥青等，也易引发白癜风病。

4. 避免长时间、强烈日光暴晒。许多患者常因炎夏外出旅游、出差，而诱发或致白癜风复发。

5. 有湿疹、皮炎、虫咬症等皮肤病时应及早治疗。

6. 进行期患者不可用强烈刺激性外用药，亦不可照射紫外线。

二、着装

生活中不仅仅要注意皮肤护理，还要注意着装，衣着不合适同样会刺激皮肤。特别是白癜风患者皮肤较为敏感，衣着方面更要特别注意以下几个方面。

1. 白癜风患者要尽量选择柔软、舒适的衣服，因为白癜风发病的诱因很多，反复摩擦也是导致白癜风病情迁延不愈的原因之一。

2. 衣服的材质对白癜风的病情很重要。一般来说，白癜风患者可以选择纯棉、亚麻、丝质等衣服。而皮革等质地坚硬的衣服，则是白癜风患者绝对不能选择的。

3. 尽量选择天然纤维做的衣服，少穿化纤材料做的衣服，如涤纶、锦纶等，还要选择透气性好、排热迅速的衣服。

4. 新衣服买回来后，一定要洗一洗，晒晒太阳再穿。这样一方面能除掉衣服上的细菌，减少细菌感染诱发白癜风的机会，另一方面可以让衣服更加柔软，对白癜风的皮损处摩擦更小。

5. 白癜风患者穿衣服要因时制宜，不能使皮肤忽冷忽热，让皮肤在阳光下暴晒尤不可取，会导致白癜风的复发。

三、睡眠

睡眠不好会使人的免疫力下降，从而造成人体患白癜风等多种疾病的可能。睡眠质量不好大多是因为体质或者是某种原因造成的，而现在从青年人到老年人，睡眠不足都成了健康的障碍。而对于白癜风患者而言，睡眠不好不仅会影响自身的免疫功能，还会造成白癜风的发生、发展或扩散。所以，科学合理的睡眠是白癜风防治的重要组成部分。

1. "子午"睡眠事半功倍　传统中医理论认为，子时、午时是每天温差变化

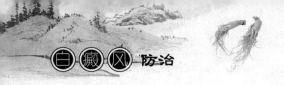

最大的两个时间段，此时白癜风患者需要适当休息。

2. 顺应季节规律　春夏季应"晚卧早起"，秋季应"早卧早起"，冬季应"早卧晚起"。白癜风患者最好在日出前起床，不宜太晚，最佳睡眠时间为每天 8h 左右，身体偏弱者可适当增加睡眠时间。

3. 避开晚睡误区，保证充足睡眠　虽然说春、夏季可以晚睡早起，但有很多患者就理解为很晚的意思，能够熬到凌晨还不睡觉，其实即便夏天，也最好能在22：00 左右休息，保证充足睡眠，奠定好身体健康基础。

4. 睡眠方位　患者最好的睡姿是头向北，脚朝南。人体时刻都受地球磁场的作用，即使是在入睡的时候，大脑同样受到磁场干扰。白癜风患者睡觉时采取头北脚南的姿势，使磁力线平稳地穿过人体，可以最大限度地减少地球磁场的干扰，这样可以使得患者睡得更加舒服。

5. 睡眠姿势　白癜风患者日常作息中睡觉的姿势正确与否，也是很重要的，生活中白癜风患者在睡觉时，最好呈弓状，这样可以有效减小地心引力。由于人体心脏多在身体左侧，右侧卧可以减轻心脏承受的压力，睡觉是双手不要放在心脏附近。头、面部有白斑的患者，枕头宜低一些。

第四节　环　境

环境是影响人类生存与发展的所有外部条件的总和，通常所说的环境是指围绕人类的外部世界，环境是人类赖以生存和发展的物质条件的综合体。环境为人类的社会生产和生活提供了广阔的空间，丰富的资源和必要的条件，包括自然环境和社会环境。

通过改善环境来防治疾病是中医学中的一个重要组成部分，它体现了"天人相应""形神合一"的中医学基本理论，就是将自然环境、居住环境、社会人文环境等因素综合起来，利用有利于个体健康的外部环境条件，避开不利于个体健康的外部环境条件，采取适宜的措施以达到预防和控制疾病的方法。

对于白癜风患者而言，尽量避免大气、污水、噪声及化学（人造板材、油漆、涂料、黏合剂及家具等）、物理（建筑物、花岗岩石材、部分洁具及家用电器）、生物（居室中潮湿霉变的墙壁、地毯）等内外环境污染造成白癜风的损害。

一、地域

不同的地域有不同的环境特点，白癜风患者要了解环境、适应环境，就能做到趋利避害、扬长补短，促进白癜风早日康复。

（一）海滨地区

海滨地区风景优美，气候变化小，降水充沛，远离污染和噪声，是理想的居住环境，这里的白癜风患者应该注意以下几点。

1. 注意防晒　海边的阳光比较厉害，白癜风患者的皮肤本来就脆弱，比一般人更容易发生晒伤的状况，严重情况下还可能导致白斑的扩散，所以防晒衣、防晒伞、防晒霜是十分必要的，日光浴的时间也需要严格控制，另外，正午时分尽量不要到海边去。

2. 注意海水浴的时间　人的皮肤是弱酸性的，而海水因为还有大量盐分所以是碱性的，海水浴时间过长会导致皮肤酸碱不平衡，进一步导致皮肤抵抗力降低，容易引发晒伤、过敏。另外，海水浴之后应马上洗澡，将海水冲洗干净。

3. 注意饮食　在海边难免会考虑吃海鲜，并不是每一种海鲜的食用都会对白癜风的治疗有阻碍作用。有些海鲜中含有对白癜风治疗有益的微量元素，主要有牡蛎、海星、海带、紫菜、贻贝、海肠子、海螺、虾、蛤蜊、文蛤、蛏子等都含有微量元素铜、锌、硒，但是注意要适量食用。但是对于创伤性白癜风患者要尽量避免食用海鲜，因为海鲜食品的发性容易造成伤口愈合的障碍，也容易造成皮肤过敏，建议创伤性白癜风患者还是尽量不要食用海鲜，避免导致白癜风的扩散。

（二）平原地区

平原地区工农业的快速发展，也给环境造成了严重的污染，出现了一系列疾病，其中，白癜风就是比较严重的一种，在实际生活中影响也比较广，因此，我们要高度重视污染，尽量避免污染。

白癜风与环境污染有关系。从大量的病例中我们不难看出，在平原地区农村发病较城市低，工业薄弱地区较工业发达地区低，反之亦高。从已知的职业病中证明，接触某些烷基酚化合物可诱发白癜风，另外，水源、空气、蔬菜、粮食等污染，也是重要的诱发条件。所以在日常生活中，白癜风患者应该做好以下几点。

1. 保持健康的心态　保持良好的健康心态，对于突发事件泰然处之，"因郁

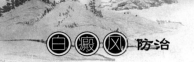

致病"或"因病致郁"的因素对健康与黑素代谢均有影响。

人们在生活和工作中会经常遇到一些困难和不愉快的事情,给心理和精神上造成压力,如不及时进行化解,即会造成机体生理功能紊乱而导致许多疾病的发生。据美国生理学家爱尔玛研究分析,人在生气时会分泌一种毒素,使自体中毒而发生许多疾病,如过敏、肿瘤及某些皮肤病等。所以,在生活与工作中要加强自身修养,提高自己对环境的应变能力,以适应环境变化。"处事不惊"这句名言即是告诉人们遇事要以冷静的态度去对待客观事物的变化,再经过主观努力将不利因素变为有利因素,即所谓"将压力化为动力"。只要一个人对自己的生活充满信心,对事业充满希望,并有坚定的信念和为事业而顽强的拼搏精神,就一定能够战胜一切困难,成为生活的强者。另外,每个人都应以宽阔胸怀,少一点忌妒心,处理好家庭和同志之间的关系。

2. 避免环境及食品污染对身体的损害 人口的迅速增长和工业的快速发展,使生态环境受到了不同程度的破坏。保护环境,减少污染已为各国所重视,我国政府目前正加大治理环境的力度。但完全治理好环境是一项长期和需要全民投入的工程,为预防白癜风病每个人则可以采取一些有效的自我防护措施,避免或减少有害物质对机体的损伤。

(1)减少接触有害物质:应避免接触某些有害的酚类化学物质,如作为橡胶防护手套原料的抗氧剂轻醌衍生物,某些合成橡胶制成的凉鞋,对职业性的接触叔丁酚、氢醌、氢醌单苯醚、p- 盐酸硫乙胺、N-(2- 巯乙基)- 二甲胺盐酸盐等化学物质的人们,都有可能产生职业性白斑的可能性。

(2)减少从口进入有害物质:蔬菜、水果食前要反复以净水冲洗,以减少残留农药等有害物质。尤其是老人、儿童食用水果应去皮。不食用重金属盐超标食品,如所含汞、铅等重金属盐超标食品。

(3)减少自呼吸道进入的有害物质:不在马路上或烟雾尘埃大的场所做剧烈运动,如追赶、跑步等。

3. 健身疗法 强身健体,这是妇孺皆知的道理。但是白癜风患者却因思想顾虑、羞于见人而足不出户,这是极其错误的。自古中医就有"久视伤血、久卧伤气、久坐伤肉、久立伤骨、久行伤筋"所谓"五劳所伤"的说法。人生天地之间,处阴阳太极之中,遵循自然法则,一定要劳逸结合才可安康长寿。

劳力过度可以伤气,导致气血两亏,血难养肤;劳心过度耗伤心血,气血凝滞,心脾两虚,不抵邪风内侵。过度安逸,可使气血不行,食欲缺乏,精神疲惫,损害免疫功能。所以，每个人都应有意地去适当参加室外活动，参加体育锻炼、健身运动、旅游疗养等，以增强体质、陶冶情操，提高机体免疫功能。

4. 避免强光暴晒　夏季阳光直射地面，照射强度大，暴晒之后易引起皮肤炎症，特别是头面部等暴露部位常导致黑素细胞受损，失去产生黑素的能力。但白癜风患者却应主动地、适度地配合日晒，日晒时间随季节而调整，例如秋、冬、春初，阳光斜照地面时宜选择中午前后，日晒时间可以长一些；春末夏季阳光直射地面，以上午、傍晚为宜，若选择中午时分则可隔着玻璃窗日晒，日晒的时间可以短一些，次数多一些，这样就可以减少强烈的阳光照射对皮肤的损伤，有利于发挥长波紫外线的治疗作用。

（三）高原山地

高原山地有着特殊的自然环境，其特点是低压、低氧、气候季节变化小、风速大、太阳辐射和紫外线照射量明显增大，白癜风患者在这里生活需注意以下几点。

1. 高原山区昼夜温差大，容易造成人体免疫力下降，要注意适时增减衣物，不可骤增骤减，以利于身体的适应力。

2. 加强营养　高原山区品种单调、数量少，所以应加强营养，多食用一些含有酪氨酸及矿物质的食物，肉（牛、兔、猪瘦肉）、动物肝脏、奶、菜（新鲜蔬菜，以及胡萝卜、茄子、冬笋、木耳）、豆（黄豆、豌豆、绿豆、豆制品）、花生、黑芝麻、核桃、葡萄干等。并不定期补充微量元素及维生素，做到均衡膳食、均衡营养，从而增加其抗病能力。

3. 避免强紫外线照射　白癜风是一种因人体黑素减少而诱发的皮肤病，黑素含量的多少直接影响着病情的好坏，而外界阳光中所含紫外线又直接作用于皮肤，影响黑素的生成，故紫外线强度影响白癜风病情，照射过度很可能导致或加重白癜风，所以高原山地的白癜风患者应避免强紫外线的照射。

二、居住环境

随着现代社会生存环境的改变，以及患者自身抵抗力和免疫力减退，皮肤敏感易受刺激、新陈代谢能力差等因素，白癜风患者的"住"却成了大问题。因此，选择一个好的居住环境对于白癜风患者的治疗非常有利，可以起到事半功倍的作用。根据白癜风的防治需求，患者应该选择采光、通风条件好的地方作为居住环境，以帮助治疗。

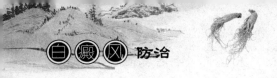

（一）避免生活在潮湿的环境中

现代研究表明，潮湿的环境对白癜风患者有很大的影响，所以白癜风患者一定要避免在潮湿的环境中居住。

1. 细菌最喜欢的就是潮湿的环境，如果患者长期居住或生活在潮湿的环境，皮肤中很容易滋生一些细菌，这些细菌对皮肤造成伤害，进而导致白癜风的恶化。

2. 潮湿的环境使身体受潮，会导致关节炎的发生，尤其是风湿性关节炎，而且白癜风患者的自身抵抗力比较弱，潮湿的环境更容易引发各种疾病，对白癜风的病情不利。

3. 潮湿寒冷的环境会导致血液的运行不畅，中医上认为，白癜风的发病是因为血液运行不畅导致血失濡养，而致肌肤发生白斑，长期在潮湿的环境导致血液运行不畅，自然不能濡养肌肤，会导致白癜风的病情恶化，潮湿的环境还会使药物的吸收受阻，加重病情，给白癜风患者的后期治疗增加难度。

（二）适量光照

阳光具有消毒杀菌的作用，能够被阳光照射的房屋，通常都会很干爽，而且空气中的细菌量也会比较少，减少对白癜风患者敏感肌肤的伤害。充足的阳光在帮助房间杀菌的同时还能够帮助人体进行新陈代谢，满足人类正常需要。虽然阳光有如此多好处，但是房屋也应该控制好光照量，房屋内每天 1～2h 的光照就已经能够满足正常生活需要。

（三）良好通风

通风是为了将室内污浊的空气排出，将室外新鲜的空气引进室内。如果房屋不通风，时间一长就会积累大量细菌和有害物质，并且空气中含氧量也会减少，因此，通风能够帮助患者呼吸新鲜、干净的空气，提高血液中氧含量，对治疗白斑起到辅助作用。

（四）冷暖要适宜

白癜风患者一定要保持屋内温度适宜，还要注意调节屋内与屋外的气温差。温度的骤冷骤热，很容易引起人们的感冒，特别是对于患有疾病的人来说，更加敏感。长期居住在这样的环境中，很容易造成人体免疫力下降，免疫系统失常，非常不利于白癜风的治疗。

（五）避免杂乱的生活环境

舒适的环境可以给人一种舒畅的心情，相反，如果生活环境长期杂乱不堪、乱七八糟，居住起来就会觉得心烦意乱，导致心情焦躁。这些不良情绪如果长期影响下去，会严重影响白癜风患者的病情，增加治疗难度。

第五节　休闲旅游

休闲是人类生活的基本方式之一。休闲也是人们生活方式必不可少的部分。繁重紧张的工作，快速的生活节奏，导致现代人更需要用休闲的方式来调养身心、预防疾病。有关专家预测，具有全球意义的大众化休闲时代已经到来。重视休闲与人的健康长寿的关系，必然要成为人类社会，特别是中医学的重要课题之一。

我国古代的休闲方法丰富多彩，休闲不但包含了哲学、宗教、文学艺术及人文情怀、民间习俗等各个层面的内容，更重要的是人们选择一些能够愉悦自己情绪的事情或环境，以情制情来进行预防和控制疾病。琴棋书画、音乐舞蹈、花木园艺、垂钓旅游等都是愉悦身心、陶冶情操、缓解压力、提升生活品质不可缺少的休闲方法。

对于白癜风患者来说，通过琴棋书画、花木鸟语、旅游观光等多种休闲方式，在美好的生活气氛和高雅的情趣之中，使自己舒畅情志、怡养心神，增强体质，提高自身抵抗力，对促进白癜风的恢复大有裨益。

一、音乐

人体细胞的生长、繁衍，以及内脏与大脑的活动都有特定的振动节奏，这些节奏便是一种不为人熟知的音乐。这些让我们感到心情舒畅的音乐，其实正好与我们的生理振动节律相协调。

1. 多听音乐可以让患者处于良好的心理状态　音乐是一种奇妙的语言，它能到达每个人的内心深处。音乐对人的身心具有显著的调节作用，轻快的音乐使人舒适、愉悦、安宁；雄健有节奏感的音乐，则使人精神振奋，心情舒畅，这种情绪有助于白癜风的治疗。

2. 增强患者的抗病能力　医学研究表明，多听积极向上的音乐可以增强患者的抗病能力，音乐可以让心情松弛，改善神经、心血管、内分泌和消化系统的功能，促进人体分泌有益于健康的激素、酶、乙酰胆碱，人体只有在安静状态下，

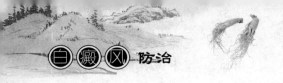
免疫系统才能得到更好的完善。21:00－23:00是人体免疫系统调节的时间,因此,在这期间听音乐对白癜风患者的病情恢复有很大的帮助。

二、书画

书画是脑力和体力的结合,书画过程思想集中,凝神静气,进入忘我的境界,绘画时,在姿势上要保持头正身直,脚要站稳,臂要展开,腕平肘起,指实掌虚,五指齐力,以求墨迹完美。这与太极拳的"似刚非刚,似柔非柔,刚柔相济"有相通之处。

书画过程手、指、掌、腕的动作,给大脑不同区域以有益的刺激,大脑对于信息综合分析发出指令调节,使手变得灵巧。书画在运笔时刺激大脑皮层兴奋,大脑神经递质分泌增加,使大脑细胞间信息传递加快,大脑的供血增加,改善大脑的功能,起到防病治病的目的。

现代心理学和医学的研究证明,"专心致志,凝神静思,静中求动"能够使神经系统的兴奋和抑制达到平衡状态,肌肉和关节得到锻炼,白癜风患者在进行书法绘画过程中需要注意以下几点。

1. 良好的心理状态 凝神静气,摒弃杂念,顺其自然,逐渐进到"静"与"美"的状态之中。关键在于人的"心神"得以安定,然后运气于指、腕、臂、腰,以调节全身之力于笔端。

2. 姿势要正确 姿势正确才能筋骨舒展,气血畅通,使身体得到锻炼。视创作需要选择坐式和立式。坐式、立式都要求头正、肩松、背直、臂展、足安,胸部与书桌距离一拳,且能上能下,眼睛与纸张距离一尺以上。立式则还要注意桌高度要适当,当身体站立双手下垂时,桌面应与手腕齐平。

3. 从自身实际情况出发,量力而行 白癜风患者每次练习时间不宜过长,也不要规定一定要写多少字。只要持之以恒,坚持经常练习就能达到"外健其身,内养其心"的调养身心的效果。

三、垂钓

垂钓可以调身、调心、调息和动中求功,动中求静,动静兼修。修养身性,调和气血,稳定情绪,可使大脑皮层得到休息,让体内功能协调平衡,以达到防病治病,保健长寿的作用。

1. 垂钓对白癜风的作用 垂钓能使神经系统的兴奋和抑制得到平衡,四肢的肌肉、关节得到锻炼，内脏器官的功能得到调整，使新陈代谢旺盛，抵抗力增强，从而有效地起到辅助治疗白癜风的作用。

2. 避免日光暴晒　过度的日光暴晒，易致抗黑素细胞抗体的产生，诱发免疫功能紊乱，易引起白癜风病情加重。所以在垂钓过程中要注意做好防护。

3. 避免过于劳累　垂钓导致自己过于劳累，就失去了垂钓的作用，使患者自身免疫力下降，内分泌失调，不利于白癜风患者的恢复。

四、旅游

旅游可以饱览祖国的大好河山，陶冶情操，增长见识；又可以使人的心情放松，忘记烦恼；还可以使人体接受比平时多的阳光照射。因此对于白癜风患者来说旅游可以起到放松治病兼顾的作用，但外出旅游要注意以下几点。

1. 避免阳光暴晒。晒伤可导致黑素细胞功能过度亢进，促使其耗损而引起早期衰退；或黑素生成过多，中间产物蓄积，造成黑素细胞损伤或死亡；或直接使黑素细胞受损，继发黑素细胞功能衰退造成不良后果。临床资料显示，旅游、海水浴等暴晒后，不但患者数量增多，而且皮损更趋顽固，难以治愈。长时间户外活动尽量避免阳光直晒，应采取防晒措施，可遮掩或涂防晒霜。

2. 要避免外伤。白癜风患者在外出旅游时候一定要注意安全,避免外伤的发生。

3. 注意休息，保证足够的睡眠。不要过度劳累，不要过度消耗体力。

4. 适当清淡饮食，保持充足的水分。

5. 在外出旅游时，不要忘记随身携带药物，要记得按时服药。

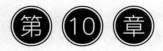

第 10 章

营养饮食

饮食是供应机体营养物质的源泉，是维持人体生长发育，完成各种生理功能不可缺少的条件。科学配膳，合理摄取食物中的营养，可以起到增进健康，强壮身体，预防疾病，达到延年益寿的目的。《汉书·郦食其传》曰"民以食为天"；《素问·平人气象论》指出："人以水谷为本，故人绝水谷则死"；孙思邈曾说过"安身之本，必资于食""不知食宜者，不足以存生也"，由此可以看出通过饮食提供的营养是生命活动的需要，是健康长寿的基本保证。营养调理得当，不仅可以保持人体的正常功能，提高机体的抗病能力，还可以治疗某些疾病；营养不足或调理不当，则可导致一些疾病。

由此可以看出，无论是预防白癜风还是治疗白癜风，都离不开营养饮食的支持。

第一节　营养饮食的原则

营养饮食涉及饮食的调配、烹调加工、进食的卫生、饮食前后的保养、饮食的节制、饮食的禁忌及食疗等许多内容，它在几千年的发展中形成的一些基本的原则，是我国医学的宝贵遗产。

一、全面膳食，合理搭配

食物的种类繁多，所含的营养成分也各不相同，只有做到全面膳食、合理搭配才能满足生命活动和健康长寿的需求。

全面膳食就是全面摄取人体所必需的各种营养成分。《素问·脏器法时论》提出"五谷为养，五果为助，五畜为益，五菜为充，气味合而服之，以补精益气"的全面营养、合理搭配的饮食营养原则。主张人们的饮食以谷类为主食，肉类为副食，水果、蔬菜为辅助。现代研究证明，蛋白质、脂类、糖类、维生素、矿物质、水和纤维素这七大类是人体必需的主要营养素。其中，谷类食物含有丰富的糖类、蛋白质、单不饱和脂肪酸；肉类食物含有大量的优质蛋白质和饱和脂肪酸、类脂；蔬菜和水果中含有大量的维生素、矿物质、水和纤维素。《素问·脏器法时论》中的这一饮食养生的原则与现代提倡的"平衡膳食宝塔"的思想是一致的，都是强调全面膳食的重要性。没有单一食物能够完全满足人体必需的全部营养，必须使用多种食物，才能保证人体的正常需要。

1. 注意各类食物的比例　首先，饮食的合理搭配应该是荤素搭配，以素食为主。《素问·五脏法时论》中所述五谷、五果、五菜都是素食，只有五畜是荤腥。中国古代养生家一贯主张"薄滋味，去肥浓"的素食主张。在《中国居民膳食指南》（2007）中也提出：每人每天应吃谷类、薯类及杂豆类 250 ～ 400g，并饮水约 1200ml；蔬菜 300 ～ 500g，水果 200 ～ 400g；鱼、禽、肉、蛋等动物性食物 125 ～ 225g（鱼虾类 50 ～ 100g，畜禽肉类 50 ～ 75g，蛋类 25 ～ 50g)；奶类及奶制品 300g，大豆坚果类食物 30 ～ 50g；油脂不超过 25g，盐控制在 6g 以内。

2. 谨和五味　根据人体的生理的需要，合理的摄取食物，达到营养全身，健康长寿的目的。要做到谨和五味，要浓淡适宜；注意各种味道的搭配，酸、苦、甘、辛、咸的辅佐及配伍得宜，则饮食具有各种不同特色；进食时，味不可偏亢，偏亢太过，容易伤及五脏，对健康不利。

3. 寒热适宜　寒热适宜，一方面指食物的寒热属性应相互协调；另一方面指食物入口时的温度要适宜。过食温热食物，容易损伤脾胃阴液；过食寒凉食物，容易损伤脾胃阳气。脾胃乃后天之本，损伤日久则人体阴阳失调，变生各种病症。现代研究发现，当食物的温度与人体的温度大致相同时，体内的各种消化酶才能充分发挥作用。

二、审因施膳，以人为本

审因施膳是营养饮食的原则之一，即因人、因时、因地制宜的合理的选择膳食。

1. 因人制宜　根据个人的年龄、性别、体质等生理特点进行饮食养生。首先，根据各年龄段的生理特点饮食。小儿具有脏腑娇嫩、发育迅速等特点，因此饮食保证营养全面充足、易于消化，特别是要保障蛋白质的供给、丰富维生素和矿物质，在此基础上应慎食肥腻厚味，防止损伤脾胃或形成肥胖。中青年人发育成熟，气血旺盛，但消耗较大，饮食应荤素搭配、营养充足。老年人脏腑功能较弱，气

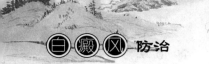

血化源不足，故食宜熟软。其次，性别不同，饮食有别，女性孕、产、乳期易致气血虚弱，应进食补气养血的食物，加强营养的摄入。再者，人的体质有阴阳虚实的不同，所以营养饮食需要根据体质的不同而有所不同。

2. 因时制宜　随着四时气候的变化而调节饮食。《素问·金匮真言论》记有"五脏应四时，各有收受；春生夏长，秋收冬藏，气之常也，人亦应之"。人体脏腑的功能活动，气血运行与四时变化息息相关。因此，饮食调摄要顺四时而适寒暑。元代忽思慧在《饮膳正要》中亦有"春气温，宜食麦以凉之；夏气热，宜食菽以寒之；秋气燥，宜食麻以润其燥；冬气寒，宜食黍以热性治其寒"的记载，概括的指明了饮食四时宜忌的原则。

3. 因地制宜　地区不同，饮食调摄也应随之改变，地域有东西南北，环境有燥湿温凉，水土不同，风俗不同，习惯不同，体质不同等诸多差异，使得在饮食的选择上也要灵活变通。

三、食饮有节，注意宜忌

食饮有节主要包括饮食要适时、适量。注意宜忌主要包括饮食卫生、饮食禁忌等。

1. 饮食有节　即饮食要有节制，要适时适量。《吕氏春秋·季春纪》指出"食能以时，身必无灾，凡食之道，无饥无饱，是之谓五脏之葆"。

饮食适时，就是要按照一定时间，有规律地进食。一般的饮食习惯是一日三餐，间隔时间是 4 ～ 6h。一般情况下，早餐安排在 6:30 － 8:30，午餐应在 11:30 － 13:30，晚餐应在 18:00 － 20:00 进行为宜。这种时间安排与食物在胃肠中消化和吸收的时间比较吻合。如果饮食不适时，或忍饥不食，或零食不断，均可导致胃肠功能紊乱，影响营养的吸收，长此以往则诸病变生。

饮食适量，就是按照一定的量进食。一日三餐中，早餐要保证其营养充足；午餐要吃好；晚餐要适量。饮食适量还包括不能饥饱无度。过饥，则化源不足，精气匮乏；过饱，则肠胃负担过重，影响运化功能。历代养生家均认为食至七八分饱是饮食适量的标准。

2. 饮食宜忌　除以上营养饮食的原则外，人们在长期的饮食实践中，还发现许多与饮食有关的适宜和禁忌的事项，需要在饮食中加以注意。

（1）注意饮食卫生：提倡选择食物要新鲜清洁，并且要经过烹饪加工变熟后食用。如果食物放置时间过长或储存不当就会引起变质，产生对人体有害的各种物质。另外加工烹饪的过程是保证食物卫生的一个重要环节，高温加热能杀灭食物中的大部分微生物，防止食源性疾病。

注意进食卫生主要包括进食前应注意手和餐具的消毒，防止病从口入；轻松整洁的进食环境再配合柔和的音乐，有助于脾胃的消化吸收。同时进食时应保持精神专注，做到《千金翼方》提到的"食不言""食勿大言"及细嚼慢咽，否则急食暴饮，易损伤肠胃；饮食后要漱口，保持口腔卫生，摩腹、散步以利于消化。

（2）饮食宜清淡，勿过食肥甘：清淡的饮食易于脾胃的消化和吸收；过食肥甘厚腻之品易伤脾胃，导致运化失常。

（3）饮食禁忌：饮食禁忌最早见于《素问·官明五气》的"五味所禁"，其后在《金匮要略·禽兽鱼虫禁忌并治第二十四》中有"所食之味，有与病相宜，有与身为害，若得宜则益体，害则成疾"的记载，说明了饮食禁忌的重要性，饮食禁忌，首先防止误食，其次是疾病的饮食禁忌，再次是服药期间的饮食禁忌。

第二节　白癜风与营养支持

人是生命的有机体，生长、发育、代谢都离不开水、电解质、蛋白质、维生素、脂肪、糖等物质，这些物质需要从食物中摄取，尤其蛋白质是机体抗病、抗感染的物质基础，需要从禽、畜、鱼类及奶类等动物性蛋白和植物性蛋白的食物中摄取。缺乏或摄入不足就会影响身体的生长、发育和机体的正常代谢，造成机体抗病能力下降，发生或加重某些疾病。合理的食物搭配，能供给人体营养素种类齐全、含量充足和比例适宜的营养物质，只有充足的营养才可以避免疾病的发生。

白癜风作为一种需要长时间接受治疗的皮肤病，在漫长药物治疗的同时，是少不了营养饮食配合的，认识这些在饮食上的注意事项，是十分重要的，可以帮助患者加快治疗的进度，取得白癜风在治疗上的良好效果。

所以，通过合理的饮食营养支持和科学的膳食调理，可以减轻症状、控制与稳定病情，减少并发症，直至康复。

一、饮食对白癜风的治疗作用

中华医药源远流长，博大精深，中药来源于我们祖先所食用的动物、植物，发展到后来，药物逐渐从食物中独立出来。所以在中药历史的长河中形成了"药食同源"，至今还有 80 余种食物在临床中使用。

由此可见，有些食物不仅具有营养支持作用，还兼具药用，常服可以强身健体，防治疾病。因此，通过饮食禁忌、长期坚持服用药膳对白癜风可以取得良好的辅助治疗作用。

现代医学证实，白癜风患者的血液和白斑部位由于缺少某些微量金属元素，而使体内酪氨酸酶活性降低影响黑素的代谢合成，从而产生病变。生活中也常遇到一些由于饮食不当而诱发或加重白癜风的病例。

合理饮食可使白癜风得以缓解或停止发展。因此，对于白癜风患者来说，正确合理的选择食物就显得尤为重要。

二、合理膳食与营养平衡

近年来，小食品、饮料花样繁多，一些家长不懂饮食卫生，溺爱孩子，长期给孩子食用"三无"的小食品、饮料，久而久之，孩子就会养成偏食、厌食的习惯。据临床观察，机体营养不良的瘦弱儿童和过量摄食鱼、肉、蛋、甜饮而不吃蔬菜的肥胖儿童易患白癜风，并且治疗起来难度会增加。所以必须让孩子养成良好的饮食习惯，对孩子的生活既要悉心照顾，又要严格要求，不要娇宠，任其购买零食。培养正确的饮食习惯和纠正偏食、厌食，对疾病的预防和治疗具有现实意义。

黑素的合成必须有酪氨酸和酪氨酸酶 2 种物质。酪氨酸的来源有两个途径：一是从食物中摄取，经胃肠消化吸收入人体；二是由体内某些氨基酸转化而来。酪氨酸酶虽然在细胞内合成，但其活性又与铜、锌等金属元素有关，而这些金属元素也是从各种食物中获取的。因此，偏食、厌食会造成食品搭配失调，营养偏差，导致合成黑素的必要物质相对缺乏，对预防和治疗白癜风不利，也会造成白癜风患者身体营养不均衡，导致体质和抵御疾病能力下降。

所以说，在日常生活中要遵循科学的饮食调理，注意各种食品的合理搭配，以保证充足营养。不同食物所含营养素的种类有较大的差异，人类在长期进化的过程中，逐渐养成了一日三餐的规律性饮食习惯和食物种类的科学搭配，以保证人体所需各类营养物质的摄入，满足人体各种生理功能和生长发育的需求。如果长期打乱正常的饮食规律，会引起消化功能减弱、食欲缺乏，甚至影响青少年的生长发育。

有些家长对饮食营养重视不够，给孩子滥用滋补保健品，认为孩子偏食、少食及厌食造成的营养摄入不足可用保健品补充代替，这是不正确的做法。按照科学食谱用餐，养成正确的饮食习惯，才能保证机体充足的营养供应，促进孩子的身体健康成长，以抵御疾病的发生或尽快得到康复。

三、白癜风与维生素 C 的关系

长期、过量服用维生素 C 是医学界公认的白癜风主要诱因之一，如果连续 1 ～ 6 个月维生素 C 日摄入量达到或超过 1 ～ 3g，就有可能诱发白癜风。

许多医生和患者认为维生素 C 可使白斑更白，因此，患者不能服用维生素 C。其实这种说法是完全错误的，导致白癜风白斑部位黑素细胞的消失与维持生理需要的维生素 C 没有必然联系。维生素 C 对黑素细胞的酪氨酸酶仅有迟滞作用，只对过度的色素沉着有相关性。

对于寻常型白癜风，黑素细胞消失更多时候会考虑是 T 淋巴细胞发生自身免疫反应所致。近年来的科学研究证实，黑素细胞的消失可能与皮肤内氧自由基过量堆积有关，有报道称，国内学者采用大量维生素 C 辅助治疗白癜风。

科学数据统计表明，只有过量使用维生素 C（1 ～ 3g/d），经过 1 ～ 6 个月后才会诱发白癜风，正常摄入 1 ～ 6 个月，一日不超过 1g，对白癜风患者影响很小。

因此，对于富含维生素 C 的食品，只要不过量食用，正常饮食对本病影响不大，没有必要因噎废食，不吃新鲜水果和含维生素 C 的食物。完全忌食，也会造成体内一些微量元素的缺乏。

四、白癜风与铜餐具的关系

从试验室检查结果来看，白癜风患者血中和白斑组织中的铜或铜蓝蛋白含量常明显低于正常人。铜含量的减少会直接影响酪氨酸酶的活性，从而使黑素的合成减少，严重时皮肤出现白斑，所以有用含铜的药物来治疗白癜风的报道，例如采用硫酸铜溶液口服，或以硫酸铜溶液在白斑处做离子渗入，更有甚者以硫酸铜加葡萄糖液稀释后进行静脉注射来治疗白癜风。

这些疗法疗程长，毒性作用大，不但经口、静脉途径给药可引起中毒，而且通过皮肤涂药、湿敷等治法经皮肤吸收也可引起中毒，发生溶血、肝肾损害等病变。因此不宜轻易使用，必要时一定要在医师的严密观察下谨慎应用。

为了安全起见，当患者检测微量元素出现铜含量偏低时，在日常生活中可以多用一些铜勺、铜壶等铜器餐具来进行补充，这是白癜风的一个辅助治疗方法。

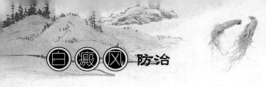

五、毛发变白与饮食

白癜风的症状为皮肤出现大小不同、形态各异的多种类型的白色斑片，并有白斑处毛发变白现象。试验发现，人体正常的色素分布是毛球部的黑素细胞合成黑素，将其转运到周围的角质形成细胞。毛发皮质中黑素颗粒的种类和数量决定了毛发的颜色，头发可有黄色、棕色、红色或黑色、白色等。但毛发的颜色不能保护头发不受日光的损伤。白癜风患者表皮中黑素细胞受损，而毛囊中黑素细胞可以不受累，这在临床上很常见。白癜风头发变白有着特别的意义，因为白癜风复色的主要来源是毛囊外根鞘黑素细胞，毛发变白意味着毛囊黑色细胞储库的破坏。此时药物诱导的复色往往不太理想。同样的道理，无毛的光滑皮肤如指、趾处和黏膜的皮损药物治疗无效。

据我们的统计，9%～45%的患者毛发受累，表现为白斑内毛发脱色。毛发受累可见于双侧或单侧型白癜风，但在单侧型（节段型）似乎更多些。有近50%的毛发受累，其中眉毛和头发最常受累。在同一个患者并非所有的皮损内都发生毛发脱色，而且单个皮损内也可以是部分或全部变白，就部位而言，头发最常累及，其次是眉毛、阴毛和腋毛。头发受累常表现为散在的白发，严重的还可发生整个头发的完全性脱色，但这种情况极为罕见。有时头发脱色并不伴有其下的头皮白斑。

除了白癜风头发变白，部分患者尚可见到发育前灰发，发育前灰发被认为是白癜风的一个早期表现。生理性衰老所表现的毛发灰白通常开始于30岁，而许多白癜风患者和他们的家庭成员常在30岁之前表现出灰发。组织学研究显示因衰老引起的头发灰白毛囊内仍存在异常的黑素细胞，而在白癜风白发所有的黑素细胞都丧失殆尽。

引起毛发变白的原因很多，除白癜风累及外，摄取主食和肉蛋白量少所导致的营养不良也是非常重要的因素。五谷杂粮中富含淀粉、糖类、蛋白质、各种维生素和某些微量元素（如铜）等，肉食中含有丰富的肉蛋白，这些都是保持黑发所必需的营养成分。在日常饮食中，可常吃紫米、黑豆、赤豆、青豆、红菱、黑芝麻、核桃等主食，也要多吃乌鸡、牛肉、猪肝、甲鱼、深色肉质的鱼类、海参等肉食。此外，还有胡萝卜、紫萝卜、紫甘蓝、香菇、黑木耳等。总之，凡是深色的食物都含有色素，对头发色泽的保养有益。

六、白癜风与硒元素的关系

硒是科学家迄今为止发现的世界上最强的抗自由基元素，硒作为带负电荷的非金属离子，在生物体内可以与带正电荷的有害金属离子相结合，形成金属 - 硒 - 蛋白复合物，把能诱发癌变的金属离子排出体外，缓解金属离子的毒性，起到解毒、排毒的作用，是"天然解毒剂"和"抗诱变剂"。

研究发现，白癜风患者普遍免疫力较低与硒缺乏有很大关系，补硒有益于提高免疫力。试验结果显示，白癜风患者皮损组织中硒含量降低，而血清硒水平与常人无显著性差异。而白斑部位的皮肤组织液硒含量比正常皮肤组织液硒含量低。另外泛发型白癜风血清硒水平降低，所以，硒缺乏也成为诱发白癜风的因素之一。

硒在黑素代谢过程中起着重要的作用，是谷胱甘肽过氧化酶的重要组成部分，该酶能防止细胞膜脂质的过氧化破坏，消除过剩自由基从而起到保护细胞膜免遭损害的作用，同时，硒还能刺激免疫球蛋白和抗体的产生而增强机体的抵抗能力。

当缺硒时，谷胱甘肽过氧化物酶（GSH-Px）活性降低，引起细胞膜脂质过氧化加强，自由基和半醌游离基、毒性黑素前身物质增多作用于靶细胞，同时缺硒后人体免疫功能降低使自身免疫反应加重，最终使色素细胞破坏而发病，成为诱发白癜风的因素。

因此，白癜风患者日常生活中要注意硒等微量元素的合理补充，从而更好地预防及治疗白癜风。

第三节　白癜风患者的营养支持

营养饮食与白癜风有非常重要的关系，合理的饮食与营养可保证机体正常生长发育，维持机体各种生理功能，促进组织修复，提高机体免疫力，加快白癜风康复；不当的饮食与营养可引起各种营养物质的失衡，甚至导致白癜风的病情加重或扩散。

患者、家属及医护人员都应掌握白癜风与营养饮食的相关知识，粗细搭配，合理膳食，以促进患者的康复。

一、饮食宜忌

白癜风患者白斑处表皮明显缺少黑素细胞或黑素颗粒。在黑素这一特殊蛋白质的生化代谢过程中，需要酪氨酸、酪氨酸酶、维生素 B$_6$、维生素 B$_{12}$、铜、锌、

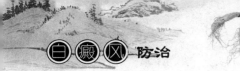

铁、硒、碘等微量元素和紫外线等多种物质的参与，其中，任何一个环节发生障碍，均可影响黑素的形成。人体只有经常通过饮食补充上述营养成分，才能保持黑素的正常代谢。

（一）白癜风患者宜常食用的食物

白癜风患者要保持乐观的心态，减少悲伤，紧张，压抑的情绪。避免受到外伤，增强免疫力，宜多食豆制品、猪肝、瘦肉、牛肉及黑颜色的食物。

1. 蔬菜类　油菜、茄子、菠菜、蕨菜、发菜、香菇、芫荽、芸豆、茼蒿、紫菜、马铃薯、白菜、香椿芽、芽菜、黑木耳、空心菜、荆芥、胡萝卜、苔菜、黄瓜、冬笋、南瓜、野菜、芹菜等。

2. 水果类　香蕉、桃、苹果、梨、杏、桑椹、荔枝等。

3. 干果类　花生、腰果、莲子、栗子、西瓜子、南瓜子、松子、葵花子、榛子、核桃仁、红枣、桂圆、菱角、杏仁、葡萄干等。

4. 豆类　黑豆、青豆、黄豆、绿豆、豌豆、豆荚、豇豆、豆制品等。

5. 五谷类　玉米、黑米、小米、粳米、糯米、红米、小麦、高粱、燕麦、麦麸等。

6. 其他　植物油、调料、豆奶粉、黑芝麻等。

（二）白癜风患者应禁忌的食物

不少患者反映食海味、饮酒等可引起白癜风发病、复发或病情加重，所以一定要忌口。

1. 辛辣类　辣椒、韭菜、葱、蒜、蒜苗（熟葱、熟蒜、熟韭菜、熟韭黄、熟蒜苗可食用）。

2. 鱼、虾及制成品　鲤鱼、鲫鱼、黑鱼、鲢鱼、银鱼、黄花鱼、海米、蟹、虾、海参、蛤。

3. 肉类及其制成品　羊肉、狗肉、马肉、驴肉、兔肉、鹅肉、田鸡肉、火腿肠、罐头及干制品。

4. 水果类　柑橘、柚子、山楂、西红柿、猕猴桃、草莓、杨梅、樱桃等。

5. 其他　酒类（白酒、果酒、啤酒及含有乙醇成分的饮料）、动物脂肪油（猪油、羊油、牛油等）、蛋类（鹅蛋、鸽蛋、鹌鹑蛋等）、糖类（红糖、白糖、冰糖、糖块）等。

（三）白癜风患者补充微量元素的推荐食物

1. 锌

（1）丰富来源：面筋、米花糖、芝麻南糖、口蘑、调味品和小麦麸。

（2）良好来源：西瓜子、花茶、花生酱、花生。

（3）一般来源：豌豆黄、香菇、银耳、黑米、绿茶、红茶、豆类、金针菜和全谷制品（如小麦、大麦和燕麦等）。

2. 铁

（1）丰富来源：可可粉、马铃薯、精白米、黄豆粉、麦糠和小麦黄豆混合粉。

（2）良好来源：干果。

（3）一般来源：芦笋、豆类、强化面包、扁豆、花生、豌豆、菠菜。

3. 锰

（1）丰富来源：糙米、米汤、香料、核桃和麦芽等。

（2）良好来源：干菜豆、花生、马铃薯、黄豆粉、葵花子、小麦粉和全谷粒（大麦和高粱等）。

（3）一般来源：大多数水果与蔬菜、红茶等。

4. 碘

（1）丰富来源：海藻、海产品和生长在富含碘的土壤中的蔬菜。

（2）良好来源：供给动物富含碘的食物，其乳制品和蛋类。

（3）一般来源：谷类、豆类、根茎类和果实类食品。

5. 氟

（1）丰富来源：茶叶。

（2）一般来源：黄豆、菠菜等。

6. 钙

（1）丰富来源：黄玉米、芝麻酱、蚕豆、小麦、干酪、黄豆粉等。

（2）良好来源：全蛋粉、花茶、小茴香、酸枣、紫菜、红茶、清茶、绿茶、芹菜、炼乳、杏仁、鱼子酱、棉籽粉、无花果、绿叶菜、豆奶、冰淇淋。

（3）一般来源：木耳、香菜、花生、韭菜、榨菜、毛豆及豆类、腐乳、酸奶、面包、甘蓝、杏干、桃子、橄榄、柑橘、葡萄、菠菜和芽菜等。

7. 铜

（1）丰富来源：口蘑、红茶、花茶、砖茶、牛蒡、榛子、葵花子、芝麻酱、西瓜子、绿茶、核桃、黑胡椒、可可、肝等。

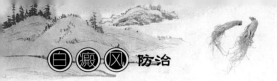

（2）良好来源：蚕豆、鲜蘑菇、青豆、小茴香、黑芝麻、黄豆及其制品、松子、绿豆、花生、马铃薯粉、紫菜、豆腐粉、莲子、芸豆、香菇、毛豆、面筋、果丹皮、八角茴香、豌豆、黄酱、金针菜、燕麦片、坚果、小麦胚芽等。

（3）一般来源：杏脯、绿豆糕、酸枣、青梅果脯、米花糖、香蕉、面包、黄油、花生酱、花生等。

8.硒

（1）丰富来源：芝麻、大蒜、蘑菇、淡菜、金针菜、苋菜、黄油、小麦胚等。

（2）良好来源：松花蛋、豆油、全小麦粒（粉）等。

（3）一般来源：小茴香、冬菇、桃酥、红萝卜、全燕麦粉、蘑菇、大米、橘汁、豆奶等。

二、营养食谱

白癜风是皮肤疾病中最为顽固的病症之一，其病理特点以患者皮肤的脱色白斑为主要特征，虽然并不会危及身体健康，但却常常会给患者的生活带来巨大的影响。要想早日康复，患者除了需要坚持科学的治疗以外，还一定要严格做好相应的白癜风饮食调理与预防措施。

（一）茶饮

茶饮对白癜风有效，只要持之以恒，就能收到疗效。

1.黑豆汁　黑豆适量水煎代茶饮，适用于各型白癜风。

2.枸杞汁　枸杞子适量水煎，或开水冲泡代茶饮。

3.黑芝麻汁　黑芝麻，适量水煎代茶饮。

4.五加皮汁　五加皮适量水煎代茶饮。

5.地黄汁　地黄适量水煎代茶饮。

6.龙芝汁　龙眼肉、黑芝麻适量水煎代茶饮，适用于气血不足型白癜风。

7.心脾双补饮　龙眼肉、莲子、大枣各15g，水煎代茶饮，适用于气血不足型白癜风。

8.佛手玫瑰茶　佛手5g，玫瑰花10g，以沸水冲泡代茶饮，适用于肝气郁结型白癜风。

9.金玫饮　郁金10g，加水煎汤，后入玫瑰花6g，水沸即可，加红糖适量，代茶饮，适用于瘀血阻络型白癜风。

10. **花生红花女贞茶** 花生仁 15g，红花 3g，女贞子 15g，冰糖 30g，将女贞子打碎，加花生仁、红花、冰糖及水煎汤代茶饮，每日 1 剂，经常吃花生仁可补充微量元素。

11. **马齿苋茶** 马齿苋 200g 水煎服，每日 1 剂代茶饮，再配合马齿苋捣碎取汁外涂，每日 5 次，10d 为 1 个疗程，1 ～ 3 个疗程可显效。马齿苋可增加光敏性，祛白生黑。

12. **胡麻汁** 胡麻适量，水煎代茶饮，用于各型白癜风。

（二）主食谱

1. 饼类

（1）苜蓿饼

[组成] 苜蓿嫩芽、面粉各适量。

[制法] 用苜蓿嫩芽和面粉制成贴饼子或蒸馒头吃。

[用法] 可做主食长期食用。

[功效] 苜蓿中的有效成分能激活局部异常黑素细胞再生黑素。

（2）河车瘦肉饼

[组成] 紫河车、猪瘦肉各等量，调料适量。

[制法] 将紫河车、瘦肉洗净、剁细、加葱、姜、花椒、淀粉、料酒适量拌匀做饼，放油锅中煎至两面金黄时服食。

[用法] 每次 50 ～ 100g，每日 1 ～ 2 次。

[功效] 滋阴补肾，健脾养血。

2. 米饭

（1）鳗鱼山药饭

[组成] 河鳗 200g，山药 50g，米饭（蒸）300g。

[制法] 山药削皮，洗净，磨成泥状；河鳗用微波炉加热，将加热好的河鳗放在米饭上，浇山药泥即可。

[用法] 佐餐常食。

[功效] 交通心肾，滋阴养血，适用于心肾不交型白癜风。

（2）黑米饭

[组成] 黑米 400g，清水适量。

[制法] 将黑米淘洗干净，加适量清水蒸。

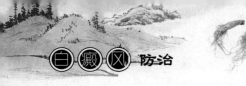

[用法] 作为主食经常服用。

[功效] 清除自由基、改善缺铁性贫血、抗应激反应及免疫调节。

3. 粥食

（1）活血通络粥

[组成] 自然铜（先煎）、茯苓各20g，补骨脂、柴胡、郁金、白芍、川芎、桃仁、红花、当归各10g，大米60g，白糖适量。

[制法] 前10味水煎取汁，入大米煮成粥，加白糖调味即成。

[用法] 每日1剂，分2次服用。

[功效] 理气活血，化瘀通络，适用于气滞血瘀型白癜风。

（2）理气利湿粥

[组成] 白芷、红花各10g，陈皮12g，薏苡仁、大米各30g，白糖适量。

[制法] 前3味水煎取汁，加薏苡仁、大米煮成粥，加白糖调味即成。

[用法] 每日1剂，分2次食用。

[功效] 理气活血，利湿通络，适用于气滞血瘀型白癜风。

（3）祛风活血粥

[组成] 土茯苓、豨莶草、刺蒺藜、丹参各15g，紫背浮萍、苍耳草、当归、赤芍、川芎、独活、防风、蝉蜕各10g，大米60g，白糖适量。

[制法] 前12味水煎取汁，入大米煮成粥，加白糖调味即成。

[用法] 每日1剂，分2次食用。

[功效] 祛风散湿，理气活血，适用于风湿阻络型白癜风。

（4）芝麻粥

[组成] 黑芝麻、粳米各适量。

[制法] 黑芝麻炒熟，研极细入粥。

[用法] 每日1剂，分2次食用。

[功效] 适用于各型白癜风。

（5）赤小豆粥

[组成] 赤小豆与米的比例为2：1～3：1。

[制法] 赤小豆先煮烂，捞去豆，然后加入米煮熟。

[用法] 每日1剂，分2次食用。

[功效] 适用于各类型白癜风。

（6）海参粥

[组成] 海参适量，粳米或糯米 60g。

[制法] 先将海参浸透，剖洗干净，切片煮烂后，用米煮成稀粥。

[用法] 每日 1 剂，分 2 次食用。

[功效] 滋补肝肾，填精润肤。适用于肝肾不足型白癜风。

（7）仙人粥

[组成] 制何首乌 30 ～ 60g，粳米 60g，大枣 15g，红糖适量。

[制法] 将制何首乌煎取浓汁，去渣，同粳米、大枣同入砂锅内煮粥，粥将成时，放入红糖调味。

[用法] 每日 1 剂，分 2 次食用。

[功效] 滋补肝肾，填精润肤。适用于肝肾不足型白癜风。

（8）桑仁粥

[组成] 桑椹子 30g，粳米 60g，冰糖少许。

[制法] 先将桑椹子浸泡片刻，洗净后与米同入砂锅煮粥，粥熟加冰糖稍煮即可。

[用法] 每日 1 剂，分 2 次食用。

[功效] 补气升阳，益肾养肝，适用于肝血不足型白癜风。

（9）糯米阿胶粥

[组成] 糯米 60g，阿胶 30g，红糖少许。

[制法] 先用糯米煮粥，待粥将熟时，放入捣碎的阿胶，边煮边搅匀，稍二三沸即可。

[用法] 每日 1 剂，分 2 次食用。

[功效] 补气升阳，益肾养肝，适用于肝血不足型白癜风。

（10）山茱萸粥

[组成] 山茱萸 15g，粳米 100g，冰糖适量。

[制法] 山茱萸水煎去渣留汁，入粳米、冰糖，共煮粥。

[用法] 每日 1 剂，分 2 次食用。

[功效] 补气升阳，益肾养肝，适用于肝血不足型白癜风。

（11）骨碎补粥

[组成] 骨碎补 10g，粟米 100g，红糖适量。

[制法] 骨碎补煎汤取汁，煮粥加糖适量。

[用法] 每日 1 剂，分 2 次食用。

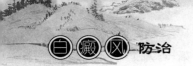

[功效] 理气活血，利湿通络，适用于瘀血阻络型白癜风。

（12）桃仁粥

[组成] 桃仁（去皮尖）10g，生地黄 10g，粳米 100g，桂心粉 2g，红糖 50g。

[制法] 桃仁与生地黄同煎，取汁去渣入粳米煮粥，粥熟入桂心粉、红糖即可。

[用法] 上、下午分食。

[功效] 理气活血，利湿通络，适用于瘀血停滞型白癜风。

（13）马齿苋粥

[组成] 粳米 60g，鲜马齿苋 30～60g，食盐或白糖适量。

[制法] 粳米煮粥，将熟时加入鲜马齿苋，煮沸食用，亦可酌加食盐或白糖调味。

[用法] 每日 1 剂，分 2 次食用。

[功效] 清暑解热，去湿利尿，适用于湿热蕴结型白癜风。

（14）桑仁杞枣粥

[组成] 桑仁 30g，枸杞子 10g，大枣 5g，生仁、大米各 50g，红糖适量。

[制法] 将大米淘净，与诸药同煮为粥，待粥熟时加红糖，再煮一二沸。

[用法] 每日 1 剂，分 2 次食用。

[功效] 滋补肝肾，养阴益血。

（15）黄精粥

[组成] 黄精 30g，粳米 60g，白糖适量。

[制法] 黄精煎汤取汁入粳米煮粥，粥成后加入白糖即可。

[用法] 每日 1 剂，分 2 次食用。

[功效] 调和气血，化瘀消斑，适用于气阴耗伤型白癜风。

（16）龙眼肉粥

[组成] 龙眼肉 15g，大枣 15g，粳米 60g。

[制法] 龙眼肉同大枣、粳米一同煮粥。

[用法] 每日 1 剂，分 2 次食用。

[功效] 调和气血，疏风散邪，调补阴阳，适用于血虚型白癜风。

（17）灵芝胡桃仁粥

[组成] 灵芝、胡桃仁各 100g，粳米 60g。

[制法] 将灵芝煎汤取汁，与大米、胡桃仁同煮为粥。

[用法] 每日 1 剂，分 2 次食用。

[功效] 滋补肝肾，益气养血。

（18）核桃芝麻糊

[组成] 核桃仁 500g，黑芝麻 300g。

[制法] 核桃仁、黑芝麻分别放入小石磨中，边倒边磨，磨成浆糊，混匀、贮瓶备用。

[用法] 每次取 50g，均匀倒入有 400ml 豆浆的锅中，煮沸后加入适量的白糖，每日 2 剂，早、晚食用。

[功效] 温补肺肾，补气养血，适用于气血不和型白癜风。

（19）益气祛风通络粥

[组成] 黄芪、党参、何首乌、刺蒺藜各 15g，补骨脂、红花、当归、白芍、白术、白芷各 10g，粳米 60g，白糖适量。

[制法] 前 10 味水煎取汁，入粳米煮成粥，加白糖调味即可。

[用法] 每日 1 剂，分 2 次食用。

[功效] 补益气血，祛风通络，适用于气血不和型白癜风。

（20）肝肾养血粥

[组成] 鸡血藤、熟地黄各 20g，桑寄生、女贞子、墨旱莲、何首乌、菟丝子、刺蒺藜各 15g，补骨脂、当归、防风、甘草各 10g，粳米 60g，红糖适量。

[制法] 前 12 味水煎取汁，入粳米煮成粥，加红糖调味即成。

[用法] 每日 1 剂，分 2 次食用。

[功效] 滋补肝肾，养血祛风，适用于肝肾不足型白癜风。

4. 羹类

（1）赤小豆羹

[组成] 赤小豆 250g，淡豆豉 30g。

[制法] 赤小豆、淡豆豉煮作羹，调入盐即可。

[用法] 每日 1 剂，分 2 次食用。

[功效] 清热利湿，活血散风，适用于湿热蕴结型白癜风。

（2）阿胶鸡蛋羹

[组成] 鸡蛋 1 个，阿胶（烊化）9g，食盐适量。

[制法] 鸡蛋去壳搅匀，倾入沸水煮成蛋汤，加阿胶，调入盐即可。

[用法] 佐餐食用。

[功效] 调和气血，疏散风邪，适用于气血不足型白癜风。

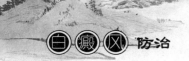

（3）莲实美容羹

［组成］莲子 30g，芡实 30g，薏米 50g，桂圆肉 10g，蜂蜜适量。

［制法］先将莲子、芡实、薏米用清水浸泡 30min，再将桂圆肉一同放入锅内，用文火煮至烂熟加蜂蜜调味食用。

［用法］随量常食。

［功效］可促进皮肤细胞的新陈代谢。

（4）百合红枣银杏羹

［组成］百合 50g，红枣 10 枚，白果 50g，牛肉 300g，生姜 2 片，盐少许。

［制法］将新鲜牛肉用滚水洗净，切薄片。白果去壳，用水浸去外层薄膜。百合、红枣和生姜洗净，红枣去核，生姜去皮。瓦煲内加适量清水，烧开后放入百合、红枣、白果和生姜片，用中火煲至百合将熟，加入牛肉，继续煲至牛肉熟，加盐少许即食。

［用法］佐餐食用。

［功效］补血养阴，滋润养颜，润肺益气。适用于气血两虚型白癜风。

（5）银耳枸杞羹

［组成］银耳 15g，枸杞子 25g。

［制法］将银耳、枸杞子同入锅内加适量水用文火煎成浓汁后加入蜂蜜再煎 5min 即可服用。

［用法］隔日 1 次，温开水兑服。

［功效］滋阴补肾，益气和血，润肌肤，适用于气血两虚型白癜风。

（三）菜肴

1. 炒

（1）扒双菜

［组成］白菜 250g，油菜 250g，植物油 20ml，酱油 5ml，盐 3g，大葱 10g，姜 5g，味精 2g，白砂糖 5g，淀粉（豌豆）5g。

［制法］取白菜顺向切成条。油菜洗净去根，切条。葱、姜切末。用开水把白菜和油菜煮熟，捞出，过凉开水，沥去水分。炒锅放油烧热，放入葱末、姜末炝出香味，加入酱油、盐、味精和素汤，再把白菜和油菜放入锅中煸炒，用水淀粉勾芡，急火收汁，拌匀，出锅即成。

［用法］佐餐食用。

[功效] 护肤养颜，活血化瘀，适用于气滞血瘀型白癜风。

（2）芹菜炒肉丝

[组成] 芹菜 50g，猪瘦肉 50g。

[制法] 将芹菜去叶、根，洗净后切成寸段，将猪肉切成丝、锅内放油适量，烧热后放入肉丝煸炒片刻，八成熟放入葱、姜、酱油、醋，快速翻炒。

[用法] 佐餐食用。

[功效] 养阴凉血，适用于气血不和型白癜风。

2. 炖

（1）清炖海带

[组成] 海带 50 克，排骨 250 克，调理适量。

[制法] 将排骨洗净剁成块，海带切成宽条。将排骨放入开水锅中余一下，捞出沥干；烧热锅，加底油，放入葱花、姜丝爆锅，加适量汤汁，加入八角茴香、花椒、料酒、精盐，排骨放入锅中，待排骨六成熟时，放入海带，用温火炖烂，加入味精出锅。

[用法] 佐餐食用。

[功效] 养阴潜热，适用于肝肾不足型白癜风。

（2）白菜豆腐羹

[组成] 白菜 500g，豆腐（南）200g，猪肋条肉（五花肉）100g，木耳（水发）25g，大葱 25g，姜 25g，盐 4g，胡椒粉 4g，淀粉（豌豆）10g，味精 3g，黄酒 10g，白砂糖 10g，猪油（炼制）20g。

[制法] 黑木耳泡发洗净。白菜洗净，选用菜梗稍带嫩叶，切宽条，沥干水分。五花肉切片，葱切段，姜切片，豆腐切方块，焯水。起油锅，放猪油，烧至五成热，放入肉片，加入葱、姜、黄酒，再将白菜下锅，一起翻炒。放一勺浓白汤，加入黑木耳、豆腐，盖上锅盖，用大火烧沸，转小火炖 15min，至白菜酥烂，豆腐入味。最后加入精盐、味精、白糖、胡椒粉调味，加入湿淀粉勾芡，用炒勺推匀即可。

[用法] 佐餐食用。

[功效] 护肤美颜，滋阴润燥，适用于血热风燥型白癜风。

（3）白芷炖鱼头

[组成] 白芷 9g，鱼头（胖头鱼或草头鱼）1 个。

[制法] 加适量水炖汤，油盐调味食用。

[用法] 可连续食用。

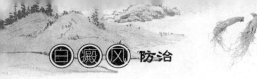

[功效] 散风，祛燥湿，透表，活血消肿，镇痛，适用于气滞血瘀型白癜风。

（4）冰糖燕窝炖乳鸽

[组成] 燕窝 25g，乳鸽 2 只，冰糖 30g。

[制法] 乳鸽杀后去毛及内脏，去骨，肉切丝；燕窝浸发去杂毛，将乳鸽和燕窝、冰糖放入炖锅内，文火炖 3h 即可食用。

[用法] 佐餐食用。

[功效] 补气润肺，滋养容颜，适用于肝肾不足、风邪袭表型白癜风。

（5）鸽肉炖无花果

[组成] 白鸽肉块 100g，鲜无花果 10 个，葱、姜、食盐各适量。

[制法] 共煮熟烂。

[用法] 佐餐食用。

[功效] 益气养血，祛风润肤，适用于气血不和型白癜风。

（6）乌蛇煲

[组成] 乌梢蛇 1 条，葱、姜、酒、食盐、味精各适量。

[制法] 宰杀乌梢蛇，去头、内脏，切段，入砂锅内，加水及葱、姜、酒，文火炖至熟烂，加食盐、味精调味即成。

[用法] 佐餐食用，每日 1～2 次。

[功效] 祛风湿，通经络，适用于瘀血阻络型白癜风。

（7）花椒炖水鸭

[组成] 花胶（鱼鳔、鱼肚）300g，水鸭 1 只（约 500g），怀山药 30g，桂圆肉 15g，生姜 2 片。

[制法] 水鸭洗净，去内脏，斩段；花胶用水浸开，切丝；怀山药洗净，用水浸 30min；生姜、桂圆肉洗净。把全部用料投入炖盅内，加开水适量，炖盅加盖，文火隔开水炖 3h，调味食用。

[用法] 佐餐食用。

[功效] 益气养血，适用于气血两虚型白癜风。

（8）墨鱼炖鸡

[组成] 墨鱼 250g，鳖肉、乌骨鸡各 1 只。

[制法] 共炖至熟烂，加食盐调味，食肉喝汤。

[用法] 佐餐食用。

[功效] 适用于肝肾不足型白癜风。

（9）补骨脂炖猪腰

[组成] 补骨脂 15g，猪腰 1 个。

[制法] 猪腰洗净切片，加补骨脂以水炖汤，加少许食盐调味，食猪腰饮汤。

[用法] 佐餐食用。

[功效] 适用于肾虚型白癜风。

（10）党参当归炖猪心

[组成] 猪心 1 个，党参 30g，当归 15g，食盐适量。

[制法] 猪心剖开洗净，加党参、当归放入炖锅内，加水适量，隔水炖煮，食盐调味，饮汤食猪心。

[用法] 佐餐食用。

[功效] 适用于气血不足型白癜风。

（11）归参炖母鸡

[组成] 母鸡 1 只，当归、党参各 15g。

[制法] 母鸡宰杀去毛、爪及内脏，洗净，将当归、党参放入鸡腹内，另加葱、姜和水各适量，煨之鸡肉熟烂，去药渣，调入盐适量，吃肉喝汤。

[用法] 佐餐食用。

[功效] 适用于气血不足型白癜风。

（12）清炖猪肚

[组成] 新鲜猪肚 1 只，葱、姜、黄酒、食盐等各适量。

[制法] 将猪肚用清水炖熟，加入葱、姜、黄酒、食盐等调味。

[用法] 佐餐食用。

[功效] 养血润肤，祛白生黑。

3. 炸

（1）软炸白花鸡

[组成] 白花鸽肉（无骨）250g，山药 50g，淀粉（豌豆）50g，鸡蛋 200g，酱油 5ml，黄酒 5ml，味精 1g，花椒 5g，盐 5g，植物油 100ml。

[制法] 山药切片，烘干，打成细末待用。鸽肉洗净去皮，切成十字花刀，再改成约 2cm 见方的块，装入碗中，用黄酒、味精、酱油腌渍约 20min，再用鸡蛋清调山药粉、淀粉成糊状待用。炒锅置中火上，倒入植物油，炼至油泡散尽冒青烟后，端离火口，待油温降低至五六成热时，将腌好的鸽肉用蛋糊拌匀，逐个下入锅中翻炒，糊凝捞出，整形后，将锅重置火上，待油温升高后，再同时将鸽

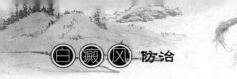

肉下锅复炸 1 次，待色呈金黄色，捞出沥去油，装入盘内，撒上花椒粉和食盐，和匀即成。

[用法] 佐餐食用。

[功效] 健脾固肾，生津止渴，适用于肝肾不足型白癜风。

（2）炸海带球

[组成] 海带、藕各 50g，胡萝卜、葱、芝麻、面粉、面包屑各适量，鸡蛋少许。

[制法] 将藕及胡萝卜捣烂，葱切碎，加入芝麻及面粉搅拌并加少量盐，搓成小圆藕球。海带切碎与面包屑及面粉加水和成厚糊状海带面，以备作包裹藕球之用，在藕球上撒上面粉并涂上鸡蛋，外面再包被海带面衣，下油锅炸熟。

[用法] 佐餐食用。

[功效] 理气健脾，滋阴清热。

4. 卤

（1）芝麻猪肝

[组成] 黑芝麻 60g，猪肝 1 具，食盐少许。

[制法] 先将黑芝麻炒熟研成细末备用，再将猪肝洗净，放入锅中加水及盐，煮至用筷子扎猪肝不出血为度，捞出切薄片。

[用法] 用猪肝蘸黑芝麻末食用，每日 1 次。

[功效] 滋补肝肾，填精润肤，适用于肝肾不足型白癜风。

（2）白蒺藜猪肝片

[组成] 白蒺藜 15g，猪肝 1 具，食盐少许。

[制法] 先将白蒺藜炒干研成细末备用，再将猪肝洗净，放入锅中加水及盐，煮至用筷子扎猪肝不出血为度，捞出切薄片，用白蒺藜末撒在猪肝上，撒匀。

[用法] 佐餐食用，每日 2 次。

[功效] 疏风活血，养血润肤，适用于风邪入络，气血不通，精血亏虚型白癜风。

5. 炙

（1）核桃酥

[组成] 白糖 500g，炸酥的核桃仁 500g。

[制法] 白糖放锅中，加水少许，小火煎熬至用锅铲挑成丝状而不粘手时，停火，趁热加入麻油，核桃仁，调匀倒入盘中，压平，稍待冷，切成小块。

[用法] 随量食用。

[功效] 活血化瘀，祛风通络，适用于瘀血阻络型白癜风。

（2）芝麻盐

[组成] 黑芝麻、盐各适量。

[制法] 将黑芝麻炒熟，加盐，研碎成芝麻盐。

[用法] 蘸馒头、面包或拌粥食用。

[功效] 黑芝麻有激活局部异常黑素细胞及黑素再生功能。

6. 煮

（1）法制黑豆

[组成] 山茱萸、当归、茯苓、熟地黄、桑椹、补骨脂、菟丝子、枸杞子、五味子、墨旱莲、地骨皮、黑芝麻各 10g，黑豆（温水泡涨）500g。

[制法] 前 12 味药分煎 4 次，去渣留汁，入黑豆，煎煮至药液干涸，再将黑豆晒干备用。

[用法] 随量嚼食。

[功效] 滋补肝肾，养血祛风，适用于肝肾不足型白癜风。

（2）茴香豆

[组成] 黑豆、八角茴香、盐各适量。

[制法] 黑豆先用水浸泡软，用八角茴香及适量盐煮熟或炒熟。

[用法] 每日吃 50 ～ 90g 为宜。

[功效] 黑豆除含有丰富的蛋白质、卵磷脂、脂肪及维生素外，还含有黑素原及烟酸。经常内服黑豆能促使黑素原转变为黑素。

（3）玄武豆

[组成] 羊肾（切）250g，枸杞子 100g，补骨脂 30g，八角茴香、小茴香各 10g，肉苁蓉 15g，黑豆 1000g，食盐适量。

[制法] 将羊肾、枸杞子、补骨脂、八角茴香、小茴香、肉苁蓉加水煮至药味尽出，去渣，入黑豆，煮至汁干。

[用法] 每日适量嚼食。

[功效] 适用于肝肾不足型白癜风。

7. 凉拌

（1）凉拌马齿苋

[组成] 马齿苋 500g，仙人掌 60g，白砂糖 10g，醋 5ml，香油 10ml。

[制法] 将马齿苋洗净，切成段。仙人掌去刺、皮，切成丝。二味放入沸水中焯过，加白糖、醋、香油适量，拌匀即可。

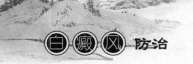

［用法］佐餐食用。

［功效］清热利湿，活血散风。适用于风湿蕴热型白癜风。

（2）凉拌西芹

［组成］西芹 500g，花生油少许，香油少许，盐少许。

［制法］西芹择叶、洗净，切段，入沸水中焯熟，捞出后冷水中浸过，装盘撒上食盐、香油拌匀。

［用法］佐餐食用。

［功效］平肝清热，祛风利湿。

（四）汤

1. 红花黑豆汤

［组成］红花 5g，黑豆、红糖各 30g。

［制法］前 2 味加水共煮至熟烂，加红糖煮沸即成。

［用法］每日 1 剂，分 2 次食用，饮汤吃黑豆。

［功效］活血化瘀，滋补肝肾，适用于气滞血瘀型白癜风。

2. 猪肝木耳枸杞汤

［组成］猪肝 150g，黑木耳 30g，枸杞子 10g，调料适量。

［制法］将猪肝洗净、切片，用淀粉、酱油勾芡；黑木耳洗净、发开。锅中放素油适量烧热后，下葱、姜煸香，然后下猪肝爆炒，加清水适量煮沸后，下枸杞、木耳、料酒等，煮至肝熟汤浓时，加食盐、味精调味。

［用法］每日 1 剂，分 2 次食用。

［功效］养肝明目，益精补血。

3. 黄芪黑豆汤

［组成］黑豆 100g，黄芪（布包）30g，食盐少许。

［制法］加水适量，煮至豆烂，加食盐少许调味。

［用法］食豆饮汤。

［功效］调和气血，调补阴阳，适用于气血不足型白癜风。

4. 莲子甘草汤

［组成］莲子（带心）60g，生甘草 10g。

［制法］加水适量，小火煎煮至莲子软熟时，加冰糖少许。

［用法］吃莲子饮汤。

[功效] 清热利湿，活血散风，适用于湿热下注型白癜风。

5. 薏仁二豆汤

[组成] 薏苡仁、绿豆、赤小豆各 100g，生甘草 100g。

[制法] 加水煮熟，调入盐。

[用法] 食豆饮汤。

[功效] 适用于病情进展期。

6. 香蔻二豆汤

[组成] 扁豆 50g，赤小豆 100g，鲜藿香叶 6g，白豆蔻 3g。

[制法] 扁豆、赤小豆加水煮汤，待豆熟后加鲜藿香叶、白豆蔻，煮 2 沸，去除藿香、白豆蔻，加食盐调味。

[用法] 食豆饮汤。

[功效] 清热利湿，活血散风，适用于湿热蕴阻型白癜风。

7. 月季花汤

[组成] 月季花 15g，红糖适量。

[制法] 煎汤。

[用法] 顿服。

[功效] 活血化瘀，祛风通络，适用于气滞血瘀型白癜风。

8. 黑豆花生汤

[组成] 黑豆 50 个，花生 100g，红糖适量。

[制法] 洗净后加红糖适量，熬汤。

[用法] 每日 1 次。

[功效] 经常内服黑豆能促使黑素原转变为黑素。

9. 花生红花贞子汤

[组成] 花生仁 15g，红花 1.5g，女贞子 15g，冰糖 30g。

[制法] 将女贞子打碎，加花生仁、红花、冰糖及水煎汤。

[用法] 每日 1 剂，并吃生花生仁。坚持经常服食。

[功效] 补肝益肾，适用于肝肾不足型白癜风。

10. 马铃薯花生排骨汤

[组成] 马铃薯 150g，花生 100g，排骨 100g。

[制法] 马铃薯、花生清水洗净后与排骨同煮熬汤。

[用法] 每日 1 剂，分 2 次服食。

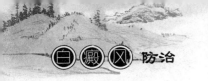

[功效] 益气补虚，适用于气虚型白癜风。

11. 肉片冬瓜汤

[组成] 冬瓜 250g，猪瘦肉 50g，调味料适量。

[制法] 将冬瓜去皮，洗净后切成小薄片，猪瘦肉也切成片，用淀粉、酱油、麻油拌匀。取清汤或肉汤烧开，把冬瓜片放入锅中煮熟，见冬瓜快熟时投入食盐，再倒入拌好的肉片，煮至熟时起锅，放入葱花，淋上麻油即可。

[用法] 每日 1 剂，分 2 次食用。

[功效] 养阴潜热，适用于肝肾不足型白癜风。

12. 慈菇瘦肉汤

[组成] 慈菇 320g，猪瘦肉 320g，土茯苓 20g，蜜枣 50g，姜 4g。

[制法] 慈菇去皮、洗净、切片，瘦肉切片，将慈菇、瘦肉、姜、土茯苓、蜜枣入煲内。加水 3 ～ 4 碗，煲 2h，即可饮用。

[用法] 佐餐食用。

[功效] 对白癜风有预防作用。

13. 鲜奶玉液

[组成] 粳米 60g，核桃 125g，牛奶 200g，白砂糖 12g。

[制法] 粳米洗净后用水浸泡 1h 捞出，滤干水分；取 2/3 核桃仁用油炸过；粳米和生核桃仁、炸核桃仁、牛奶、清水拌匀磨细，再用漏斗过滤取汁，然后将汁倒入锅内，再向锅中注入清水煮沸，加入白砂糖全溶化后，过滤去渣再烧沸，将滤液慢慢倒入锅内搅匀，待其完全烧沸即成。

[用法] 空腹食或做早晚点心。

[功效] 滑润肌肤，促进血液循环，适用于气滞血瘀型白癜风。

14. 金针鸡肉汤

[组成] 乌骨鸡肉 150g，金针菜 60g，冬菇 3 个，木耳 30g，大葱 1 根，食盐、味精各适量。

[制法] 金针菜、木耳、冬菇用清水泡发，择洗干净；冬菇切丝；鸡肉切丝，用食盐拌匀；葱洗净，切丝。金针菜、冬菇丝、木耳放入开水锅中，用文火煮沸几分钟，再放入鸡丝煮熟，放葱丝、食盐、味精调味即可。

[用法] 佐餐食用，每日 1 ～ 3 次，每次 150 ～ 200ml。

[功效] 补血和血，健美养颜，适用于气血两虚型白癜风。

15. 百合大枣汤

[组成] 百合（干）40g，大枣（干）100g，桑椹子 40g。

[制法] 大枣去核洗净；百合、桑椹子洗净；以上三味同置煲内，加水 5 碗，煲至出味。

[用法] 每日煲 1 次，连续 10 ～ 15 次。

[功效] 养血祛风，润滑肌肤，适用于血热风燥型白癜风。

16. 薏仁冬瓜汤

[组成] 薏米 30g，冬瓜 15g。

[制法] 薏米、冬瓜煎汤。

[用法] 每日 1 次。

[功效] 利水渗湿，润泽皮肤，适用于风湿蕴热型白癜风。

17. 羊肉汤

[组成] 当归、川芎、生地黄、白芍各 15g，生姜、桂心、甘草各 10g，羊肉 1000g，调味料适量。

[制法] 上述 7 味水煎去渣留汁，加入切好块的羊肉，用酱油、食盐、糖、黄酒调味，煨至肉熟烂即成。

[用法] 每日 1 次。

[功效] 适用于肝血不足型白癜风。

18. 白芷鱼头汤

[组成] 白芷 9g，鱼头（胖头鱼或草鱼头为好）1 个，调味料适量。

[制法] 白芷、鱼头加适量水炖汤，油盐调味。

[用法] 可连续食用。

[功效] 可增加光敏性，祛白生黑。

19. 乌鸡首乌汤

[组成] 乌鸡（最好是 2 年以上的母鸡）1 只，何首乌 15g，白蒺藜 5g，墨旱莲 5g。

[制法] 乌鸡去毛去内脏，将 3 味药用纱布包好，放入乌鸡肚内，然后放入锅内加水适量，用慢火炖，煮熟后食肉喝汤。

[用法] 每日 2 次。

[功效] 补肝益肾，养血祛风，适用于肝肾不足，血虚受风，皮肤失养者。

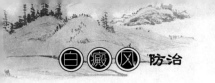

（五）蜜膏

1. 芝麻核桃膏

[组成] 核桃仁 500g，黑芝麻 300g。

[制法] 核桃仁、黑芝麻磨成泥状，搅匀，贮藏备用。每次取 50g 倒入 500ml 豆浆中，煮沸后加适量白糖。

[用法] 早晚各服用 1 次，需常服。

[功效] 补充微量元素。

2. 柿子蜜膏

[组成] 干柿 500g，酥油 50g，蜂蜜适量。

[制法] 将柿子切块，放入锅中，加水适量，先用武火煮开后，改用文火继续煎熬浓缩，至黏稠如蜜膏，加入酥油和 2 倍的蜂蜜，继续加热煮沸，停火，待冷装瓶备用。

[用法] 每次 1 汤匙，以沸水冲化，饮服，每日 2 次。

[功效] 益肺气，补脾胃。

（六）酒剂

1. 麻油酒

[组成] 白酒 10 ～ 15ml，芝麻油 10 ～ 15ml。

[制法] 用白酒送饮芝麻油。

[用法] 每日 2 次，连续 2 个月以上。

[功效] 增肤色，去白癜，适用于白癜风，特别是面部白癜风患者，忌食生冷、猪、鸡、鱼、蒜百日。

2. 枸杞葡萄酒

[组成] 葡萄 100g，枸杞子 50g，白酒 1000ml。

[制法] 葡萄、枸杞子用白酒浸泡 7 天后饮用。

[用法] 每晚睡前饮 1 小酒杯。

[功效] 滋补肝肾，养血祛风，适用于肝肾不足型白癜风。

精神支持

精神支持是在中医养生学的指导下，通过主动颐养心神和性情、调摄情志等方法，保护和增强心理健康，达到心神兼养、预防和治疗疾病的方法。

白癜风是一种常见的皮肤色素脱失性皮肤病。近年来，国内外关于精神紧张、心理因素与白癜风关系的报道较多，认为白癜风属于典型的心身性皮肤病。用现代医学模式防治白癜风越来越被人们所认识，精神支持是防治白癜风的重要手段。

第一节　精神因素与白癜风

白癜风的病因一直不甚明确，通过多年的研究，不同学者就其病因及发病机制提出多种学说，包括自身免疫学说、神经学说、黑素细胞自身破坏学说、遗传学说、黑素细胞生长因子缺乏学说等。然而，任何单一的学说均不能完全解释白癜风的发病机制，Fitzpatrick 认为白癜风与神经因素有关，精神刺激、心理压抑可诱发或加重白癜风。

精神因素一般指能引起抑郁、焦虑等负性情绪的外界刺激，或者称生活事件，如配偶死亡、离婚、参加考试、失业、等待手术等。文献报道，生活事件与系统性红斑狼疮、糖尿病、溃疡性结肠炎等自身免疫性疾病有关。银屑病、斑秃等皮肤病患者常在精神紧张时发病或皮损加重。生活事件与免疫功能失常密切相关，可能因此改变的免疫指标包括外周循环淋巴细胞数、T/B 淋巴细胞比例、辅助型 T 细胞比例、抗原刺激物反应等。已证实免疫细胞能分泌多种神经递质或内分泌激素，如去甲肾上腺激素（Nadr）、乙酰胆碱（ACh）、5- 羟色胺（5-HT）、生长激素（GH）、催乳素（PRL）、甲状腺素（T_3、T_4）、促甲状腺素（TSH）、促肾上腺皮质激素（ACTH）、α-促黑素（α-MSH）、P 物质（SP）、血管活性肠肽（VIP）、降钙素基因相关肽（CGRP）、

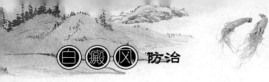

β- 内啡肽（β-EP）等。另一方面，免疫细胞上也存在众多的递质和激素受体。这就为神经及内分泌系统作用于免疫系统奠定了物质基础。以 β-EP 为例，它对大多数免疫细胞有调节作用，可促进 T 细胞增殖和转化；促进 NK 细胞的成熟与活化；促进多形核白细胞趋化。所以精神因素可引起高级神经中枢的变化，继而可能通过下位神经及内分泌系统影响免疫功能，触发或加重皮肤病。

许多成人白癜风患者在发病或疾病进展时有不同程度的精神创伤、过度劳累、寐则梦扰等精神紧张的情况，文献报道此类发病率为 20% ～ 67%，即使在儿童患者中该比例也可达 6%。有学者曾对 904 例白癜风患者的诱发因素进行调查，其中精神因素占 29.65%，这些患者在发病或病情稳定、好转，甚至于愈合时，由于精神受到过度刺激或精神过度紧张或思想过分压抑而使白斑扩大、增多或发展。我国有"愁一愁，白了头"的说法。精神因素之所以能诱发白癜风，有人解释是中枢神经系统（主要是松果体）中存在着抑制黑素形成的物质褪黑素。在正常情况下，它与垂体分泌的 α-MSH 处于动态平衡，当褪黑素过多时，则可抑制黑素形成。显然，当人的精神受到恶性刺激、情绪高度紧张、过分压抑时，褪黑素就会增多，从而导致白癜风。

许多人得了白癜风不能正确认识，往往出现悲观情绪，抑郁、沮丧或恐惧，羞于交朋友、访友或交际，甚或有轻生的念头，其本身就不利于疾病的康复，而且这些消极因素将通过内分泌作用，使胸腺退化，免疫淋巴细胞的成熟受到障碍，影响到整个机体的免疫防御功能，白斑更易于发展、扩散，给治疗带来更大的困难。此外，心情过度紧张还会使机体分泌过量的肾上腺素，肾上腺素对黑素代谢起着阻抑作用。精神因素引起白癜风发病通常有以下几种可能的机制：精神紧张时，交感系统活性增强，儿茶酚（CA）分泌增多，继发一系列生化反应，直接或间接损害黑素细胞，引起白癜风。此外，局部神经肽增多，介导炎症细胞浸润、炎症介质增多，也可损伤黑素细胞。

第二节　白癜风患者的精神支持

《黄帝内经》曰："形与神俱，而尽终其天年"。在生理状态下，人体的"形"与"神"是相互滋生，相互依存的统一整体，即所谓"形具神生"、而"神能御其形"；在病理状态下，"形"与"神"则相互影响，相互干扰，即"神之不守则体之不康"。精力充沛，五脏六腑各司其职，能健康长寿；精神失调，机体真气耗散，则百病滋生，夭折减寿。

　　受传统观念的影响，社会上不少人至今仍认为白癜风是传染性疾病，看到白癜风患者就对他们敬而远之，甚至对他们投去异样的目光，这更加重了白癜风患者的精神负担。而精神因素又是白癜风的发病诱因之一，白癜风发病导致患者的自卑心理状态可使白斑发展或加重，白癜风对患者的心理影响远远大于皮损本身，可以认为，白癜风是一种心身疾病，其发病、发展和转归均与心理社会因素有关，因此，了解患者的心理变化、保持和促进患者的心理健康，是白癜风精神支持的关键和根本。

一、白癜风患者易出现的精神状态

　　白癜风患者因皮损影响容貌而产生人际关系敏感、抑郁、焦虑等心理障碍，可能引起一定程度细胞免疫功能减退，使得病情进展、疗效降低、病程延长。而疾病久治不愈又反过来进一步加重抑郁、焦虑的心理障碍，形成恶性循环。根据患者的性格不同，有以下几种表现形式。

　　1. 开放性性格表现

　　（1）烦躁：得知自己患病后精神紧张的一种表现形式，不顺心、不顺事，与家人、同事等随意发火。

　　（2）暴躁：事不由己，动辄出言不逊，愤而毁物、伤人。

　　2. 封闭性性格表现

　　（1）沉闷：情绪低落，羞于见人，少言寡语，懒于做事。

　　（2）恐慌：心绪不定，辗转反侧，夜不能寐，事不能静。

　　（3）悲伤：持续低迷的精神状态，整日以泪洗面，甚至痛不欲生。

二、白癜风患者该具备的精神状态

　　古今许多医家和养生家，都非常重视喜、怒、忧、思、悲、恐、惊"七情"的调理，作为健身、预防、治疗疾病、促进药物疗效的方法。《黄帝内经》中总结了"恬、淡、虚、无"的调摄法，指出人们若能保持愉快安静、虚怀若谷的心理，遇到意外事故能正确对待，自解、自悟、自信才能颐养真气，却老增寿。

　　对疾病持乐观态度，树立战胜病魔的信心，积极地配合治疗的患者往往会取得较好的疗效，所以我们在临床中提倡患者应该加强自身修养，保持乐观向上的精神风貌。

1.加强自身修养　长期焦虑、紧张、烦躁、郁闷等不愉快的情绪都会诱发或加重白癜风。人们在工作、生活中会经常遇到一些挫折和不愉快的事情，给心理和精神上造成压力，如不及时进行化解，就会造成机体生理功能紊乱而导致许多疾病的发生。据美国生理学家爱尔马研究认为，人在生气时会分泌一种毒素，使自身中毒而诱导许多疾病的发生，如过敏、肿瘤及白癜风等。当我们意识到这种状态存在的危害时，应采取措施加以避免，通过提高自身素质来抵御情绪对疾病发生及复发的负面影响。

2.保持乐观情绪　当得知确诊为白癜风时，大部分患者早期都曾出现过精神状态异常的表现，随着对疾病的认识不断深入，绝大部分患者可以在生活和工作中调整好自己的心态，做到精神放松，克制异常的情感反应，保持乐观情绪，增强体质，提高自己对环境的应变能力，加速疾病的恢复。

三、精神调理

白癜风是一种疑难皮肤病，虽不直接危害健康，但影响美观，给人们造成心理压力，很多患者求医心切，出现有病乱求医现象，效果不佳，有的反而会诱发或加重病情的发展。相反良好的精神状态，对白癜风的痊愈，有着积极的意义。

1.诱导不良情绪的控制

（1）意识调节：人的意识能够调节情绪的发生和强度，一般来说白癜风患者若能清楚认识到引起自己情绪波动的根源，就能有效的调节自己的情绪。

（2）语言调节：语言是影响人情绪体验和表现的工具，通过语言可以引起或抑制情绪反应，白癜风并不是不治之症，只要对症治疗是完全可以治愈的，只有极少数患者的疗效较差，用这些现实的语言来控制与调节患者的情绪。

（3）注意力转移：把注意力从消极情绪上转移到其他方面去，舒心的工作、幽默的语言、恰到好处的玩笑、与同事相处融洽的环境等，都对病情控制及好转有积极的意义。

（4）行为转移：把低落的情绪转变为从事学习、工作、艺术创作等的力量。

（5）释放法：患者自己把有意见或不公平的事情坦率地说出来，以消除不快情绪或对人头偶像猛击几拳，从而达到松弛神经功能的目的。

（6）自我控制：开展太极拳等体育活动，用自我调控法控制情绪，用心理过程来影响生理过程，从而达到松弛入静的效果，以此缓解和消除紧张和焦虑等不良情绪。

2.疏导治疗，恢复信心

（1）白癜风是一种身心疾病，要引起人们的普遍重视，特别是医护人员，更要给予热情积极的帮助和治疗。

（2）患者对于自己的病情要有正确的态度，保持清醒的头脑，密切配合医护人员治疗，树立信心、持之耐心、坚以恒心，保证足够疗程，不要半途而废。

（3）营造良好的家庭氛围：作为患者的家属，应该充分关心、安慰与引导，在体量患者心理创伤和精神痛苦的基础上，鼓励患者从忧郁、彷徨中解脱出来，切忌自觉或不自觉地给患者带来任何不良的刺激。

第三节　不同病程阶段患者的精神支持

虽然患者的心理活动有一定的规律，但因年龄、性别和病情的不同，心理活动也不同，在疾病发展的不同阶段所表现的躯体症状或心理特征也不同。在疾病的不同阶段，把握住各个阶段患者的心理特征，做好相应的心理护理及精神支持是非常重要的。

一、诊疗早期（诊断阶段）

（一）患者的心理

患者的心理变化主要是围绕求医与诊断过程产生的。谈白色变是不少人的反应，对有些患者而言，是否求医，他们是有许多顾虑、担忧、矛盾和冲突的。在就医开始阶段，患者在焦虑和忧虑的心情下，怀着期望来到医院，希望医生能立即为自己做出诊断，解除难以忍受的各种压力。在候诊期间，患者大都有焦虑和紧张感，希望能早些接受治疗，更希望能由技术高超、认真负责的专家为自己诊治，医生诊治期间，患者希望医生能耐心倾听自己的诉说，仔细进行体检，合理选择检查项目，关心体贴和尊重自己。许多患者由此可获得安慰和安全感，使焦虑和忧虑的心情暂时缓解。在等待检查结果期间，患者期望听到消息，又害怕听到坏消息，如果确诊是白癜风，常常会引起恐惧、愤怒或抑郁反应。有些患者会怀疑医生，从而继续开始新的求医历程。由于失去对医生的信任，进一步认为自己的疾病难治，病情较重，恐惧和焦虑以及抑郁反应随之增强，患者会充满紧张感，心理复杂多变。

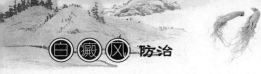

（二）调理

不要听信别人的议论，对自己的病情要充分了解，尽早摆脱恐惧感，积极配合治疗。

二、诊疗中期（治疗阶段）

（一）依赖性患者角色的心理反应

在此期间，患者有同医务人员合作的义务，依赖传统的生物学模式，患者在医疗活动中处于被动依赖的地位，一切听从医生的安排。对此，不同患者的心理反应是不同的。有些患者很满意这一依赖角色，他们不仅不感到沮丧，反而感到有了依靠，产生安全感。另外一些患者则很难适应这种"任人摆布"的角色，他们一方面欢迎所受到的关心和照顾；另一方面又希望医生能允许自己尽可能多地参与自己的医疗决策。如果医生不能做出积极的反应，他们便会产生失望、沮丧、愤怒，甚至敌对的情绪和冲动的行为，这对引导患者遵从医嘱，培养良好的医患关系带来负面影响。

（二）与就诊患者相关问题的心理反应

就诊患者虽然由于得到医护人员的照料而产生安全感，但患者焦虑、恐惧、忧郁、抑郁、愤怒和孤单等情绪还时有发生。其不良心理反应与下述 3 个方面的因素有关。

1. 医院环境　对初次去医院就诊的患者由于对环境生疏，会充满紧张感和压力感。特别是这里的各种医疗设备及空气中散发着各种特殊的气味，诊室中有各类患者，患者必须求助于自己所不熟悉的医护人员，都是过去患者没有过的体验。此时，患者也必须改变自己的某些生活习惯和方式以适应引起的心理应激反应。

2. 疾病　患者的心理过程，主要经历忧郁（变相压抑心情，无助感，悲观失望，此阶段持续时间较长）、对抗孤立（对医院形成依赖，对治疗不积极，不愿意面对社会，产生孤立的心理和行为）、适应（通过医护人员和家属的针对性护理，患者逐渐接受现实，并在心理和行为上开始适应，情绪好转，积极配合治疗）。

3. 特殊检查与治疗　为进一步明确诊断和观察治疗效果，患者往往需做某些特殊检查，在治疗方面，除了所熟悉的药物治疗外，还可能接受激光治疗等，这些都会使患者产生不同的心理变化。

（三）患者与药物有关的心理变化

有些患者可能相信药物能够解决一切问题，而忽视包括改变生活方式和心理调整在内的其他干预或治疗措施的作用；有些患者迷信外国进口药物和价格昂贵的药，不相信国产价廉的药；还有些患者总是要求输液或静脉给药，不相信口服给药。凡此种种均属患者认识误区，须帮助纠正。

（四）调理

为减少患者对医院陌生环境等所产生的不良心理反应，应当帮助患者尽快熟悉医院的自然环境和人际关系，鼓励患者采用适当的防御机制来面对所遇到的某些环境挑战，并向患者提供所需要的信息与情绪支持，消除误解与错误的信念，并帮助接受检查与治疗的患者做好心理准备，并鼓励他们坚持治疗，讲解治疗的安全性、有效性，使他们能顺利地接受治疗，以使治疗达到最佳效果。

三、康复期患者的心理调节

（一）患者的心理

由于白癜风患者治疗周期长，在长期用药的患者中常可见焦虑、忧虑、抑郁、愤怒、敌意、哀怨和自怜等情绪反应，要及时了解他们的认知功能、意志及人格发生的变化。

（二）调理

康复阶段，需要医护人员、家庭及社会给予支持。

1. 做好相应指导，使患者按治疗计划康复。

2. 与患者家属制订切实可行的康复计划。

3. 鼓励患者参与社会活动。如鼓励患者自发组织活动，在一起锻炼身体，谈治疗经验，这是一种极好的集体心理治疗形式。

4. 向患者家属宣传护理中的心理护理知识，从房间布置，患者情绪调整，到如何给患者心理支持，让家属充分起到对患者心理护理及精神支持的积极作用。

5. 与患者保持联系，及时询问患者康复阶段的情况，会增加患者的安全感和康复信心。

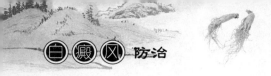

第四节　不同年龄段患者的精神支持

因受环境、微量元素、情绪、内分泌、免疫等的影响，白癜风发病率不断增高。并且在不同的年龄阶段人群中，诱发白癜风的因素也存在着差异，所以产生的精神、心理问题也不尽相同，只有辩证施以精神支持与心理护理，才能收到事半功倍的效果。

一、儿童的精神支持

白癜风存在于各个年龄层的人们，儿童白癜风占整个白癜风患者群体的 10% 以上，发病主要在 10 岁以前，性别上女孩儿明显多于男孩儿；遗传因素在儿童白癜风发病中有重要作用；皮损始发部位多为膝、肘、前臂、手足等易受外伤部位；皮损类型以泛发性白癜风为主，占总数的 33% ～ 42%；病情多处于进展期；并发自身免疫性疾病比成人概率小；患者心理问题多；治疗产生的不良反应比成人明显等。

（一）儿童白癜风的心理问题

年龄较小的儿童由于意识尚未完全形成，往往没有复杂的心理活动，认知发展还比较低微，属于基本无意识，思维处于直觉行动阶段，他们对疾病的反应有时候可能通过察觉父母的恐惧、焦虑、愤怒和悲伤，有所了解和反应。他们把病情理解为失去了父母的关怀，因此而导致愤怒、担心和行为退化。

进入成熟阶段的孩子，认知发展迅速，已具备了抽象记忆，抽象思维也得到迅速发展。到了童年后期，已有了相当强的思维能力，情绪体验也比较深刻，这一阶段的儿童，若不能与同龄人一样充分掌握知识和技能，在同伴中获得应有的地位，会产生自卑感。他们认为个人的健康大部分是由其他人控制（尤其是医生）的，但是个人控制的意识在不断发展，这对于白癜风患儿治疗是有益的。学龄前儿童一般比婴幼儿对疾病更有经验，也有更多的应对技能，因此，他们对治疗程序和紧张的情景表现出更强的控制感和处理能力。在这一阶段，若不告诉患儿治疗白癜风需长期用药方可治愈，这一阶段儿童会把白癜风理解为永久的、不可逆转的，因而对疾病充满恐惧、失望。

1. 焦虑　年龄小的儿童表现出越来越多的紧张不安，女孩比男孩更严重。在长期服药的过程中，患儿经常表现出预期的和急性的情境性焦虑，从而导致儿童逃避、哭闹、焦躁不安、愤怒、敌意，使得治疗无法进行。慢性焦虑往往难以中断并常伴抑郁。

2. 抑郁　许多白癜风患儿在治疗过程中表现出慢性的、中等程度的抑郁。

3. 不遵从医嘱　不遵从医嘱是白癜风患儿中一个越来越严重的问题。不了解治疗的重要性，与医生或父母有冲突，难以忍受治疗程序，家庭对治疗的忧郁，对治疗成功缺乏信心等因素会导致不遵从医嘱的行为发生。患儿不遵从医嘱的表现多种多样，如拒绝治疗、不守约等。

（二）儿童白癜风患者健康心理的培养

近几年来，从我院就诊统计来看，儿童白癜风患者有递增的趋势。儿童认知能力差，思想还处于懵懂时期，心理认知和承受能力还不成熟，所以在这一时期，培养孩子的健康心理就显得尤为重要。

培养儿童的健康心理，归纳起来有以下几种方法。

1. 鼓励法　儿童有一种需要承认、需要鼓励的心理，他们希望成功，希望得到父母的认同和赞扬。

因此，父母就要经常鼓励孩子，孩子通过不断地鼓励和赞扬，自身的行为才能得到肯定，由肯定产生心理升华。

2. 反问法　语言是沟通儿童心灵的工具，因此，父母和孩子谈话时要试探、发问、反问，这样才有利于提高儿童自身的分析和判断能力，发展创造性思维。

3. 出难题法　给孩子出点难题，让他们知道什么是困难，并要让其自己解决，只有经过风雨见过世面，经受失败和挫折，才能收获经验和教训。

4. 讲故事法　儿童都爱听故事，父母应该抽时间给孩子讲一些健康向上的故事，一个好故事能使一个孩子进行一次心理上的调试，还能鼓励孩子上进。

5. 兴趣引导法　父母要根据孩子的气质和性格去发现其兴趣和爱好。

6. 反面教育法　父母利用反面教材让孩子分清是非，对生活中的反面事物，父母要给予引导，使其提高分析和判断能力，有利于其心理预防。

7. 宽严结合法　对孩子过宽过严都是不正确的，要培养孩子有一个健康的心理状态，既需要严教又要宽容，既有组织纪律又有个人爱好，一旦孩子犯了错要批评得严一些，指出其危害又要给予爱护和关心。

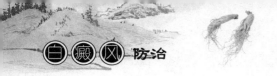

（三）儿童白癜风患者的精神支持

对于儿童白癜风患者来说，由于儿童身体处于发育阶段，机体免疫力较弱，所以在治疗白癜风的过程中，应注意药物的毒性作用和不良反应，谨慎、合理用药，保护儿童白癜风患者的身心健康和身体正常发育；积极寻找并祛除可能的诱发因素，避免病情加剧。

1. 促进患儿与同龄伙伴的交往　无论何时，都应尽量创造机会让患儿多与同龄伙伴交往，这样可以使患儿减少孤独感，确保患儿社会技能和能力的持续发展。

2. 维护患儿的自主性　父母应该维护其自主性，尽量在可能的范围内让他们自己做决定，如让他们决定什么时候做治疗（是现在还是 0.5h 以后），让他们做力所能及的事情，父母不应该一概包办代替，这样无助于患儿增加自信和自尊。

3. 鼓励患儿像正常人一样生活、学习　父母应当鼓励患儿像健康儿童一样生活，并承担相应的责任。此外，随着对学校经历，对儿童健康发展中的重要性认识，现在越来越重视让白癜风患儿尽快返回课堂，像健康儿童一样学习。一般认为，应尽可能通过实施某些措施减少患儿对重返课堂的恐惧，可事先排练如何回答同伴的提问，如果需要，可请家庭教师辅导，或请校方给予一定的配合。

4. 公开讨论患儿的疾病　那些很少有机会讨论疾病的患儿，焦虑程度比较高；相反，当儿童有机会谈论其疾病时，他们的不适应问题就会减轻。所以，医护人员应以儿童能够理解的方式对疾病的原因、损害和治疗进行公开的、坦诚的讨论，并注意倾听患儿的想法，让患儿了解患病不是他的过错，这能较好地减轻患儿的内疚；让患儿了解在他身上正发生着什么，将发生什么，有助于减少患儿对身体损害的焦虑。此外，对同伴患者的白斑扩大进行公开讨论，强调患儿目前的情况与另外的小伙伴是不同的，能减轻患儿的恐惧和悲伤。

5. 运用各种心理行为干预　儿童一般愿意接受各种心理行为干预以减轻心理困扰。如学习新的应对技能、电影示范（观看电影中小患者的良好行为）、伙伴示范及向伙伴咨询（以某一个或某几个有良好行为的儿童患者为榜样，与之交谈）。注意力分散、松弛、冥想、积极的自我言语（用言语鼓励自己完成某项治疗任务，如打针时鼓励自己"我要勇敢，我不哭"）、生物反馈训练等，都是白癜风患儿经常可用的有效的干预措施。

此外，与患儿制订简单的行为契约，对于促进这一年龄阶段白癜风患儿的行为控制也是十分有益的。如母亲告诉患儿：如果你能听话吃药，我就给你买一个你想要的洋娃娃。这种方法除了能使患儿坚持一个治疗程序之外，还成功地完成了一个目标（如按时吃药），同时也能促进他的控制感和应对能力，而这种经验对于他接受下一个挑战是很有价值的。当然，在每一种新的治疗来临时，都需要给患儿以具体的指导。其中特别重要的是让患儿认识到，要控制这个情境是在他的能力范围之内的，而且随时会有人用各种技术帮助他。

二、青少年的精神支持

白癜风的发病范围较为广泛，属于是一种世界性的疑难疾病，在全球范围内也都有出现，而且，由于病症的发生并不会受到一些患者自身身体的限制，所以白癜风危害的人群也较为庞大，任何年龄阶段的患者也都会有患病的可能。在目前，随着白斑病症的发展，青少年已经开始逐渐成了白癜风的高发群体，对于这部分白癜风患者来说，他们的治疗与调理工作可能会受到多方面因素的影响，因此，白癜风控制起来也会更加的困难。若是想更好地做好治疗工作，那么在白癜风的一些诱因方面还需要多加注意。

（一）青少年患者的心理问题

青少年白癜风患者，虽然他们的年龄、职业、文化程度、社会地位等各不相同，各有其个性特点，但由于同患一种疾病，其心理活动，对社会需求及治愈的强烈愿望等具有一定的共性。

1. 治愈欲望强烈　当患者得知自己患白癜风时，表现为恐惧、焦虑、烦恼和不安。性格外向者，会悲伤痛哭，茶饭不思；性格内向者，沉默寡言，表情淡漠，忧心忡忡。患者为了弄清疾病真相，到处寻求名医会诊，要求做种种检查，少数患者往往把各种检查结果都抄下，假称他人的病情去探问医护人员，有的病后乱投医，道听途说，访名医求偏方；疑心较重的患者身体某处不适就会怀疑白斑会向该处扩散等。

2. 自我价值丧失　患者在确认自己的病情后，变得悲观失望。首先，感到自己成为家里的负担，内心充满了悲戚和伤感。其次，绝望之余不但惦记着印象最深刻而又最不放心的问题，而且会追忆过去美好的生活，规划以后的人生道路，具体安排自己的婚姻、子女、经济、工作等问题，很少去考虑将疾病去怎样治疗，同时表现失望多于期望，心情不安，迟疑寡欢，终日抑郁不乐，事事无兴趣，情感多用非语言的行为表达，甚至，有人因为心理烦躁而行为粗暴。

3. 营养需求　绝大多数患者对饮食不满意，其原因在于不合口味；鱼虾蟹等

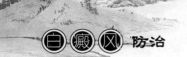

海产的忌口等；对饮食卫生不放心；食物营养及品种不够丰富。

4. 心理防卫反应比较强烈　对患上白癜风的青少年（特别是女性）来说，无疑是不小的挫折，受了挫折的患者必然会在情绪和行为上产生压抑、否认、退行、幻想、投射、补偿等防卫反应。有的患者应该尽早用药，却迟迟不愿意接受治疗，因此延误病情，导致扩展。有的病情缓解后仍心有余悸，并出现饮食不济，睡眠不好，精神萎靡，消极地等待病情发展等现象。

5. 对医学发展的关切　青少年患者大多具有一定的文化水平，患病后都有不同程度的对医学发展表示关切，常向医务人员询问白癜风治疗的最新动态，常借阅或购买有关白癜风的书籍。患者与患者之间互通消息，他们都在等待医学的突破。

（二）青少年白癜风的精神支持

鉴于青少年白癜风患者的心理状态和生活上的要求，在精神支持和心理护理的工作中，应做好以下几方面工作。

1. 建立良好的医患关系　在开始接触时，医护人员会运用自己的情感指导、鼓励患者，使他们恢复失去的勇气和信心，用全心全意的努力，帮助他们摆脱困境，建立起有利于治疗和康复的最佳心理状态。由于青少年白癜风患者大多具有强烈的治愈愿望，只要准确掌握患者的需求心理，运用心理护理知识，通过精心护理，就能鼓起患者的勇气和增强患者的信心，取得良好的治疗效果。

2. 心理护理面向患者及与患者密切交往的亲朋好友　医护人员应随时与他们沟通了解患者的心理状态，并指导他们采取相应对策。对悲观失望的患者，要动员其朋友一起做好劝慰工作，增强其战胜疾病的信心。

3. 加强营养与提高治疗疗效　减少感染，增强患者抵抗力及免疫力，主要是加强患者的营养，并与医生保持联系。

三、中年白癜风患者的心理指导

近几年，中年白癜风患者的发病率正在逐年上升，由于中年患者免疫力减退，药物治疗对患者病情没有太大的影响，患者平时生活中能正确就医，避免医源性、药源性伤害，合理治疗，正确用药，养成良好的生活习惯。

（一）中年白癜风患者的心理问题

1. 精神压力大　白癜风患者会面临很大的精神压力，尤其是当白癜风白斑出现在一些明显的地方，如脸、手、胳膊等处。中年白癜风患者会感到极大的窘迫、害羞，担心别人的反应。

2. 情绪不稳定　患者容易出现悲观、消沉、紧张、抑郁、沮丧、恐惧、自卑，有的寝食不安，害怕会影响下一代的成长，更有甚者会出现轻生的念头，凡此种种都不利于疾病的康复。

3. 易产生社会问题　由于白癜风严重影响患者容貌，从而影响患者的生活、家庭婚姻、社交活动和工作，成为破坏人类和谐幸福的社会问题。

（二）中年白癜风患者的精神支持

1. 正确就医，避免医源性伤害　多数中年白癜风患者都曾接受过多种方法治疗，而且白斑复色效果多不理想，容易产生寻找"灵丹妙药"的念头，轻信"包治""根治"白癜风的宣传，而接受不正规的治疗和滥用各种药物，使身心健康受到伤害。

因此，中年白癜风注意自己心态的调整，要有正确的医学观，正确对待白癜风的治疗现状，相信医学的进步和科学的发展，为自己选择一条正确就医途径，避免医源性伤害。

2. 养成良好的生活习惯，营造和谐的生活环境　患病后戒除不益于身体健康和影响病体康复的个人嗜好，如麻将、纸牌等。不过量饮酒和吸烟，更不要酗酒，讲究卫生，锻炼身体，养成良好而有规律的生活习惯，自觉营造有利于病体康复的生活环境。

3. 合理膳食，注意休息　中年白癜风患者应注意饮食上的问题，根据白癜风症状和身体状况，多进食高蛋白、低脂、低糖和维生素 B 族含量高的食品，避免过多忌口，也不要自暴自弃或持无所谓的态度而过多食用可加剧病情的食品。注意休息，劳逸结合，睡眠充足。多参加有益于身心健康的文体活动，但娱乐时间不宜过长，运动量也不宜过大。

4. 合理治疗，正确用药　在白癜风的治疗中，除合理选择治疗方法外，更重要的是身心环境的调整和避免医源性伤害，以保持病情稳定和巩固治疗效果。虽然皮损不能完全消退，长期存在，但不影响其生活质量，也是中年白癜风患者的一个预后特点。

5. 克服不良情绪，保持良好心境　中年白癜风患者，尤其是病程较长、皮损泛发的患者，应克服急躁和消极情绪。树立战胜疾病的信心和勇气，以良好稳定的心态克服外界各种不利因素的影响。

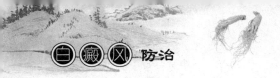

6. 保持良好的健康心态,保持乐观情绪　对于突发事件泰然处之,"因郁致病"或"因病致郁"的因素对健康与黑素代谢均有影响。

四、老年白癜风患者的日常指导

老年人是按生理年龄划分的最后一个阶段,世界各国基本上把大于 65 岁的人称为老年人。老年白癜风患者是构成白癜风患者群的特殊群体。老年白癜风一般具有患病时间较长,患者都曾接受多种治疗方法,并且常合并其他慢性疾病,以及年老体弱、免疫力减退等特点。因此,无论是在治疗,还是日常指导上都应对老年白癜风的这些特点给予高度重视。

(一)老年白癜风患者的心理问题

临床医学认为,对所有的白癜风患者来说,诊断和治疗越及时,预后就越好。有资料显示,老年患者中有不少人收入较低,受教育程度不高,但与年轻人相比,他们都有较好的心理状况,较少忧郁,能较好地安排自己的闲暇生活,较少受病情困扰。这也是因为老年人牵挂较少,诊断治疗对日常生活影响较少,而且老年患者拥有更多的、有效的应对策略和社会支持。

虽然老年患者都对疾病的总体适应情况比年轻患者好,但老年患者出现精神障碍的危险性更大,因此对那些原来就有精神问题,如酗酒、抑郁的老年人则更应给予关注。

1. 易产生孤独与依赖感　老年人患了白癜风,很容易产生孤独与依赖感,这其实很纠结,因为老年白癜风患者一方面害怕成为其他人,尤其是子女的负担,另一方面,又有强烈的依赖心理,他们非常渴望得到别人,尤其是子女的关心、孝心,这样能满足他们的心理需求。

2. 适应障碍与抑郁　适应障碍是指某一日常生活的应激性生活事件的影响下,由于易感个性,适应能力不良,患者对该应激源出现超出常态的反应性情绪障碍的临床表现,主要以情绪障碍为主,如抑郁、焦虑等,也可出现适应不良的行为障碍。

适应障碍是老年患者最常见的精神障碍,那些社会支持较少,同时患有其他疾病的老年患者有更大的危险。如何区分老年患者中伴有情绪的适应障碍与抑郁症是个难题。情绪的悲观、绝望、无价值感、内疚感都是重要的诊断依据。此外,对经济状况的担忧,近期的丧友、丧偶等都会导致更多的焦虑和忧郁症状。

3.谵妄　谵妄是老年患者第二种常见的精神障碍，尤其是 70 岁以上的老人患者中最为多见。坐卧不宁、易激怒，情绪不稳定，时间地点的定位障碍，近事记忆丧失，判断力极差等都是谵妄的诊断依据。早期谵妄常易被误诊为抑郁，因为老年患者常不愿把自己轻度的抑郁情绪和思维障碍及变化告诉医生，所以谵妄常常是已到严重时才发现和开始治疗，而谵妄的及时诊断和尽早治疗无论对于患者还是对其家庭都是有益的。

4.不遵从医嘱　虽然大多数老年患者与年轻患者一样，愿意接受最有效的治疗。但是，也有不少老年患者不愿意接受治疗，其原因是各种各样的，如经济状况欠佳，受教育程度低，缺乏知识，社交孤独，对治疗和结果抱悲观的宿命论的态度。

老年患者的不遵从医嘱，常感孤独、缺少社会支持，对疾病的治疗缺乏了解，对治疗程度有严重的焦虑和恐惧等。

（二）老年白癜风患者的精神支持

对老年进行心理干预的焦点往往是提供社会支持，干预的主要内容包括以下几个方面。

1.保持和发展社会支持网络　对老年患者来讲，重新建立或发展社会支持是十分必要的。这个社会支持网络可以涉及家庭、社会，如参加与家人和朋友的聚会，共度美好时光，共同享受活动和情感。对老年患者实施治疗的医务人员应是老年人认为最可信任的最熟悉的人。因此，医务人员定期与患者沟通，可增加老年患者的安全感。

2.尝试合适的照料方式　老年人因其年龄的关系，比年轻患者更需要照料。首先，老年患者可选择住在何处，如自己家里、子女家里、养老机构等；其次，无论是家人还是专业护理者都应尝试合适的照料方式，努力使照料恰到好处，使照料内容和水平不超过老年患者的需要，这样可以减少他们的无助感，使他们不感到自己过分依赖和无助。此外，还可就依赖与独立问题与老年人展开讨论，使其减少内疚和羞愧感。

3.探索有意义的爱好和娱乐　一般而言，老年患者几乎没有工作的牵挂。因而安排好闲暇生活，探索有意义的爱好和娱乐，对于老年患者具有特别重要的意义。具体安排什么内容的活动、活动的时间和其程度要根据老年患者的身体状况而定，如对于身体状况良好，比较有精力的，且经济状况较好的患者可去野外垂

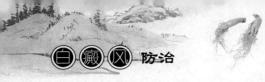

钓或养一些花卉；对于身体状况良好，比较有精力，但是经济状况欠佳的患者可考虑在家中安排有意义的爱好，如练书法、画水彩、国画等。对于这些老年患者要给予解释，告诉他们从事一项活动重在参与而非结果，重在自己娱乐而非评价，并从心理学角度谈兴趣爱好的培养和形成。

4. 帮助老年患者从容应付日常生活　照料者应帮助老年患者对每天的生活做安排，并主动询问是否需要帮助。有时还应监督患者做好能够做的事。对于有感官功能退化的老年患者，可使用辅助装置，如老花镜、助听器等。此外，为了方便老年患者了解时间和定位地点，使其生活更有规律，可在墙上显眼处挂一个大钟，贴一张方位示意图；夜间使用一盏夜用照明灯，避免夜间如厕造成不应有的摔跤等。

5. 允许宗教信仰　有研究显示，信教可使疾病、死亡对老年人的心理威胁相对减少。因此，如果老年患者有信教的愿望，应允许他们信教。

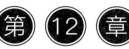

第 12 章

健康教育及护理策略

　　科学家通过大量的病案分析和动物实验指出，人们对突发事件表现出沮丧、失望、消沉，是人的大脑做出的，并且能为人们观察到的初步反应，它通过许多相通的信号传导通路传达到人体的下丘脑，一方面参与免疫反应，导致免疫功能下降；另一方面调节脑垂体活动。

　　脑垂体是人体内分泌中枢支配部位，在不良的精神状态下，全身各器官的内分泌调节失去平衡，极易导致白癜风的发生。虽然导致白癜风的发病因素很多，但是健康的精神、心理状态却能起到一定的预防和治疗作用。了解了情绪和白癜风的关系，就要讲究心理健康，以饱满的精神，积极乐观面对人生；或者设法改变外部环境，免受不良刺激，这将有利于预防白癜风、增进健康。

第一节　白癜风的预防

　　目前，白癜风的危害还没有被人们普遍重视，患者在发病前也不知应怎样的预防。因此，普及预防知识，对降低白癜风的发病率有重要意义。根据我们多年观察认为，做到以下几点可以降低发病率。

一、加强自身修养，保持乐观情绪

　　保持良好的健康心态，对于突发事件泰然处之，"因郁致病"或"因病致郁"的因素对健康与黑素代谢均有影响。

　　人们在生活和工作中会经常遇到一些困难和不愉快的事情，给心理和精神上造成压力，如不及时进行化解，就会造成机体生理功能紊乱而导致许多疾病的发生。据美国生理学家爱尔玛研究分析，人在生气时会分泌一种毒素，使自体中毒

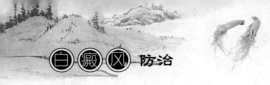

而发生许多疾病，如过敏、肿瘤及某些皮肤病等。所以在生活与工作中要加强自身修养，提高自己对环境的应变能力，以适应环境变化。"处事不惊"这句名言就告诉人们遇事要以冷静的态度去对待客观事物的变化，再经过主观努力将不利因素变为有利因素，即所谓"将压力化为动力"。只要一个人对自己的生活充满信心，对事业充满希望，并有坚定的信念和为事业而顽强拼搏的精神，就一定能够战胜一切困难，成为生活的强者。另外，每个人都应以宽阔胸怀，少一点忌妒心，处理好家庭和同志之间的关系。做好这些就能够克服一切不良环境因素的刺激，始终保持乐观情绪，远离白癜风。

二、避免环境及食品污染对身体的损害

人口的迅速增长和工业的快速发展，使生态环境受到了不同程度的破坏。保护环境，减少污染已为各国所重视，我国政府目前正加大环境的治理力度。但完全治理好环境是一项需全民投入的较长期的工程，为预防白癜风病，每个人则可以采取一些有效的自我防护措施，避免或减少有害物质对机体的损伤。

1. 减少接触有害物质　应避免接触某些有害的酚类化学物质，如作为橡胶防护手套原料的抗氧剂轻醌衍生物，某些合成橡胶制成的凉鞋，对职业性的接触叔丁酚、氢醌、氢醌单苯醚、p- 盐酸硫乙胺、N-（2- 巯乙基）- 二甲胺盐酸盐（MEDA）等化学物质的人们，都有可能产生职业性白斑的可能性。

2. 减少从口进入有害物质　食用蔬菜、水果前要反复以净水冲洗，以减少残留农药等有害物。尤其是老年人、儿童食用水果应去皮。不食用重金属盐超标食品，如含汞、铅等重金属盐超标食品。

3. 减少药物的诱发　久服某些药物而发生白癜风，如药物中含磺胺、噻嗪、氨噻嗪类、甲苯磺丁脲、格列本脲等都具有光敏感作用。含硫基的药物，如胱氨酸、半胱氨酸、二硫甲丙醇与青霉素胺等能干扰黑素的正常代谢。常用的硫脲、硫尿嘧啶、甲状腺素、肾上腺素、去甲肾上腺素等药物也会影响黑素的合成。

4. 减少自呼吸道进入的有害物质　不在马路上或烟雾尘埃大的场所做剧烈运动，如追赶、跑步等运动。

5. 减少紫外光的照射　长时间暴露在强光下应采取防晒措施，如旅游、徒步行走、海浴时将裸露的皮肤涂上防晒露、防晒霜等防晒用品。临床可见于旅游、游泳后发病的较多。

三、纠正偏食、不良的饮食习惯

偏食必然会造成人体营养素摄入不足及比例失调。不同种类食物所含营养素的成分有较大差异，如米类富含蛋白质、面类富含淀粉，动物类食品富含动物蛋白质及脂肪，蔬菜、水果含有果糖、纤维素及各种维生素。西红柿、柑橘等酸性类水果的维生素 C 含量较多；B 族维生素在谷类外层谷壳中含量高；各类食物中虽然均含有不等量微量元素，但以菌类、干菜及黑色食物中含量较高。人类在长期进化过程中养成了每日三餐的饮食规律和食物种类的科学搭配，保证人体所需各类营养物质的摄入。如果长期打乱正常的饮食规律，会引起消化功能减弱、食欲缺乏，甚至导致消化道疾病的发生，使营养素摄入不足。

近年来，小食品、饮料花样繁多，有的还夹带各种儿童玩具，这些不但对儿童有较强的诱惑力，甚至对家长也有诱惑力。有些家长不懂得食品卫生，长期给孩子乱买小食品、饮料，导致孩子偏食的不良生活习惯。据我院统计，因偏食、嗜好小食品的患儿发病率占儿童发病率的 58.9%。所以，一定要纠正孩子的不良饮食习惯，首先要从父母做起。要养成按时用餐、不吃零食，纠正偏食，调整好膳食比例，才能保证儿童的健康发育。

四、避免过多服用维生素 C

避免过多服用维生素 C，维生素 C 常用于治疗多种疾病，但白癜风患者服用不但无益反而有害。因为过多服用维生素 C 能使已形成的多巴醌立即还原成多巴，从而中断了黑素的生物合成。另一方面，维生素 C 既会影响肠道吸收铜离子，又能降低血中血清铜氧化酶活性，从而影响酪氨酸酶活性。有人推测过多服用维生素 C 可使部分患者，特别是血清铜氧化酶活性偏低的人诱发白癜风。

所以白癜风不宜过多服用维生素 C，而且还应尽量少吃或不吃富含维生素 C 类的蔬菜、水果，如苦瓜、草莓、山楂、柚子、橙子、柑橘、番茄（西红柿）、酸枣、柿子椒、猕猴桃等。

五、健身运动

强身健体，这是妇孺皆知的道理。但是白癜风患者却因思想顾虑、羞于见人而足不出户，这是极其错误的。自古中医就有"久视伤血、久卧伤气、久坐伤肉、久立伤骨、久行伤筋"所谓"五劳所伤"的说法。人生天地之间，处阴阳太极之

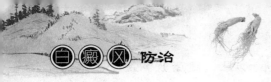

中，遵循自然法则，一定要劳逸结合才可安康长寿。

劳力过度可以伤气，导致气血两亏，血难养肤；劳心过度耗伤心血，气血凝滞，心脾两虚，不抵邪风内侵。过度安逸，可使气血不行，食欲缺乏，精神疲惫，损害免疫功能。所以，每个人都应注意适当参加室外活动，参加体育锻炼、健身运动、旅游登山等，可以增强体质、陶冶情操，提高机体免疫功能。

六、小心皮肤的外伤

外伤可使伤处皮肤变白，可能是因局部创伤处的神经纤维受损所致，或是机体处于高度应激状态，使体内的神经内分泌系统功能紊乱，降低了黑素的合成代谢。

七、同形反应

皮肤局部的刺激而诱发的同形反应，如手术、外伤、压迫或摩擦，以及局部的感染等的不良因素，所致局限性炎症或外伤部位的白斑。

八、避免强光暴晒

夏季阳光直射地面，照射强度大，暴晒之后易引起皮肤炎症，特别是头面部等暴露部位常导致黑素细胞受损，失去产生黑素的能力。但白癜风患者却应主动地、适度地配合日晒，日晒时间随季节而调整，例如秋、冬、春初，阳光斜照地面时宜选择中午前后，照晒时间可以长一些；春末夏季阳光直射地面，以上午、傍晚为宜，若选择中午时分则可隔着玻璃窗照射，照射的时间可以短一些，次数多一些，这样就可以减少强烈的阳光照射对皮肤的损伤，有利于发挥长波紫外线的治疗作用。

九、重视自身免疫与白癜风的发病关系

由于某些白癜风患者，特别是发病年龄较晚的患者，常可同时伴发器官特异性自身敏感性疾病，如甲状腺疾病、恶性贫血、糖尿病、支气管哮喘、异位性皮炎等，应定期随访观察。

十、早期发现，及时治疗

早期发现，及时治疗，以便早日控制病情。

十一、宜穿宽松棉质衣物

白癜风好发于暴露部位（如颜面）及易受摩擦部位（如腰骶、乳罩、皮带、纽扣等直接压迫部位）。所以白癜风的发病原因可能与这些部位的皮肤容量遭受反复持久的机械性刺激有关。

试验研究表明，在白斑附近或较远部位的正常皮肤上给予搔抓刺激，结果发现该处皮肤有白变现象。在电子显微镜下观察，可见到白变部分组织有神经纤维退化性变化，其程度与病期长短有关。

因此，平时衣物要宽松，以不压迫妨碍皮肤血液循环为主。化纤内衣不可贴身穿用，夏季尽量穿浅色衣物，防止晒伤皮肤；春秋着装不要过重，以免影响皮肤通过汗腺排泄毒物和代谢废弃物；冬季保护好手、脚、颈、耳，不要因冻伤致病。

第二节　健康教育

当今社会，人们的生活节奏加快，生活压力也逐渐加重，伴随着各种食品安全、环境污染等问题，白癜风等各种疾病的发生率也是逐年攀升的。本病病程较长，一般无自觉症状，易诊难治，影响患者的外观容貌，易给患者造成极大的精神压力和心理负担，严重影响患者的身心健康与生活质量，这些不仅不利于患者的病情缓解，而且还会使病情加重。

社会上白癜风的广告比比皆是，民间更有人自称"神医""包治"，坑蒙拐骗，牟取暴利，从而使疾病失治、误治，并给患者造成巨大的经济损失。因此，必须加强对白癜风相关知识的普及，采取正确的健康教育方式，才能使人们认识白癜风、了解白癜风。

一、健康教育的必要性

白癜风虽不痛不痒，但由于影响人的容貌，挫伤人的精神，给患者的精神和心理上造成极大的痛苦，很多白癜风患者在患了白癜风之后，心理压力大，情绪低落，压抑，这些不仅不利于病情的缓解，反而使病情加重。

当前医疗市场秩序混乱，更有甚者自称"神医"坑骗患者，牟取暴利，给患者造成许多医源性的身心伤害和巨大的经济负担。因此，必须加强白癜风有关知识的普及教育，正规的就医方式和良好的健康教育都能使病情好转，直至痊愈。

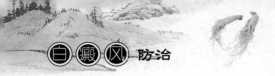

二、影响白癜风患者心理反应的因素

影响白癜风患者心理反应的主要因素包括以下几个方面。

1. 对白癜风的认识和态度 患者对白癜风的认识和态度将会影响患者的行为和生理状态，若对白癜风缺乏正确的认识，认为患白癜风就是不治之症，将会使其直接产生恐惧与焦虑，进而会促使白斑的发展。还有患者往往否认或缩小自身的病情感觉，而不及时就医，也能致病情恶化。有的患者经医生确诊白癜风后，不因患病而紧张、焦虑，而是认真遵守医嘱接受各种检查治疗。这种能以客观的态度对待疾病，并主动接受和配合各种治疗，就能大大的促进病情向好的方面转化。

2. 外观表现 白癜风作为皮肤病，其特点是影响外表美观，所以，患者的心理反应也受外在白斑的存在而产生紧张、抑郁、焦虑、恐惧、消极等心理反应。

3. 诊疗措施和检查结果 对白癜风病情的诊断与治疗，一般不会发生像肿瘤手术、放化疗所致的疼痛等不良反应。但也要尽可能地做好有关情况介绍与精神抚慰，使患者有心理准备，并在治疗过程中不断提供精神支持。患者对于是否痊愈看得很重，若医护人员能使患者对疾病治疗产生信心，促使患者情绪稳定对白癜风的治疗也是有益的。

4. 性格特征 性格特征是在人的成长过程中逐渐形成的，因此，不同年龄的患者心理反应也不相同。性格特征也可影响和改变白癜风的发生、发展过程。不同性格的人对待白癜风的态度和出现的心理反应也不相同，性格开朗的患者，常常是情绪饱满、乐观，对疾病正确认识，能与医生的治疗很好地配合；而性格懦弱的患者，一旦发现自己患上白癜风就情绪消沉、焦虑和抑郁，特别是在治疗一时未见疗效时，很容易丧失治疗信心。

5. 患者与医护人员的关系 医护人员的言行、态度和医护措施若能取得患者信任，将会增强患者的安全感而提高治疗信心。反之，可使患者对医护人员失去信赖，而丧失治疗信心。特别是患者感到医护人员不能给予同情、支持、关心时，将会产生不愿治疗的念头，会出现不配合，甚至产生不良行为，从而严重影响康复。

6. 医院环境 整洁、舒适、安全、安静的医院环境可使患者心情舒畅，增加信赖，有利于患者康复；反之则可引起患者的烦躁和焦虑。环境的色调也可影响患者的情绪体验，如紫色和褐色易产生沉闷、压抑的感觉，红色易产生兴奋或紧张的情绪；浅蓝色、浅灰色可使人感到心情舒畅，轻松而有生气，是有利于大多数患者康复的色彩。

7. 患者之间的感情交流　白癜风患者之间若能多交流一下好转、康复的经验，那么就有利于调动其他患者的良好情绪，对白癜风治疗带来信心，对白癜风治愈抱有希望，反之，只会加重周围患者的忧伤、失望、悲观的情绪，不利于病情的康复。

同样，若别的患者病情好转，患者也会感到心里宽慰。反之，当周围患者的白斑扩散或未好转，则将增加患者的恐惧和焦虑。

8. 社会文化因素　经济状况、职业差别、思想感情、民族传统、风俗习惯、道德观念、教育方式、宗教信仰等社会文化因素，也影响着白癜风患者的心理反应。

在上述 8 个影响患者心理反应的因素中，除了患者的性格特征难以改变之外，其余方面都是可以通过努力改变患者的心理状态。

三、健康教育对象及形式

1. 健康教育对象　健康教育对象包括白癜风患者及其家属。

2. 健康教育的形式　健康教育的形式多种多样，主要包含以下几种。

（1）医护人员与患者交谈。

（2）举办患者座谈会，给患者及家属讲解有关白癜风的防治知识，请痊愈患者交流经验。

（3）向患者发放《白癜风诊疗》《白癜风营养》《白癜风研究》《白癜风治疗学》《白癜风新论》等资料。

（4）举办各种形式的科普宣传，让全社会了解白癜风知识，关爱白癜风患者。

（5）成立白癜风患者的公益组织，让患者互相交流、沟通。

（6）其他形式，包括专题宣传板报、白癜风健康教育网站等。

四、健康教育内容

1. 对疾病的认识　患者就诊时，接诊医生应根据患者的病情及接受能力，向患者详细讲解白癜风的知识，如流行病学现状、发病因素、发病机制、对机体的影响、治疗目的与现状、目前治疗中存在的问题及注意事项、预后等，让患者能正确认识疾病的发生，树立克服疾病的信心，使患者和家属明确该病不影响正常生理活动，无传染性，解除患者的思想顾虑，树立治愈的信心，使患者积极配合治疗，促进患者康复。

2. 心理指导　由于白癜风病程长，发生于体表有碍美观，许多患者心理压力

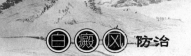

大，精神负担重。因曾进行过的药物治疗效果不好，易产生沮丧、抑郁、焦虑等情绪。白癜风患者存在多方面的心理障碍，而且其心理障碍的程度与皮损的部位有密切的关系。

Linda 认为心理咨询可能对白癜风患者的自信心和生活质量有所帮助。针对白癜风患者的一些负面心理，医护人员应尽量多与患者交流、沟通，详细了解、分析其心理，采用开导劝慰、分散注意力及心理谈话、暗示法等方法，告诉患者精神负荷过重既能激惹具有白癜风遗传基础的患者发病，又可使病情加重，给予患者正确的心理疏导与精神鼓励，使其调整好精神状态，能以良好的心态接受治疗，从而促进早日康复。

3. 治疗指导　告诉患者切勿轻信广告宣传，不可病急乱投医，应到正规医院就诊，在医生的指导下合理治疗，应尽可能早期治疗，最好采用综合疗法，治疗应长期坚持，1 个疗程至少 3 个月，如有效可连续几个疗程，注意不要轻易改变治疗方法，治愈后要巩固治疗一段时间。

根据患者的经济情况，为患者选择价廉物美的治疗方案，指导患者如何用药，告知药物可能出现的不良反应。告诉患者不应滥用皮质类固醇激素类药物，如口服或外用皮质激素应注意其不良反应；口服补骨脂素应定期检查血尿常规及肝功能，服药后 24 ~ 48h，应尽量避光，尤其要注意保护眼睛；要注意避免应用维生素 C；治疗过程中避免接触某些酚类化学物质，如塑料、橡胶、洗衣粉等化和物质。

4. 饮食指导　指导患者合理饮食，不偏食。中医有以色治色之说，可多食黑木耳、黑芝麻、黑豆、黑米等黑色食品。少吃富含维生素 C 的食物，如西红柿、橘子、猕猴桃、草莓等。应忌食辛辣，避免吸烟和嗜酒。过量饮酒可降低机体免疫力，还会妨碍疗效，因乙醇可能影响一些药物的吸收或代谢。因此，应建议白癜风患者忌烟、戒酒，至少要做到少饮酒，不过量饮酒。

5. 生活指导　让患者平时要注意保护皮肤，避免机械摩擦、压迫、外伤，如患湿疹、皮炎等皮肤病时，应及早治疗，适当进行日光浴，但暑天不宜暴晒。指导患者注意劳逸结合，不宜过度疲劳，避免精神创伤及过度紧张。鼓励患者进行适当的体育锻炼以增强体质，提高机体免疫力。鼓励患者积极参加社会活动，缩短与他人之间的距离，培养乐观主义精神，形成良好的心理素质，提高对疾病及其他困难的心理耐受性。

医护人员要充分认识到临床工作中对患者的健康教育是自己职责中不可缺少的内容，尤其是皮肤科门诊医生，在接诊白癜风患者时，要积极做好健康教育。

通过对白癜风患者实施健康教育，使患者自愿地采取有利于健康的行为，改变不良生活方式，促进疾病康复，提高患者生活质量。

第三节　心理治疗

白癜风虽不影响患者的正常生理活动，但因影响美容，给患者造成心理上巨大的负担和精神上巨大的痛苦，白癜风能不能治好，患者心理健康的程度非常关键。所以在进行药物治疗的同时，应加强白癜风患者的心理指导和心理治疗，以期达到事半功倍的治疗效果。

一、心理和精神上的自我调节

中医学早在 2000 多年前就初步形成了病因学的理论，将病因大致分为外感和内伤两大类，外感即"六淫"（风、寒、暑、湿、燥、火），内伤即"七情"（喜、怒、忧、思、悲、恐、惊）。并指出了人的情绪变化与健康密切相关，情志的异常反应是疾病发生的内在因素。白癜风发病及皮损进展与患者情绪变化的关系尤为密切，所以，白癜风尤其要重视心理上的自我调节。

1. 树立正确人生观　明辨事理，目光高远，以平和的心态应对环境与身心的变化，通过主观努力将不利因素转化为有利的因素。

2. 培养良好的道德素养　努力处理好家庭与社会、亲友与同事的关系。与人为善、助人为乐。

3. 维护心态平和　学会思维重点转移，平静面对现实，保持心理平衡，方能维持生理平衡。

4. 坚定治愈信心　迅速调整情绪，保持乐观向上的信念。

（1）调整精神，稳定情绪，保持开朗豁达的胸怀，避免焦虑、忧愁、思虑、恼怒等不良情绪刺激。

（2）树立信心，规范治疗，争取早发现早治疗。不擅自停药或更改药物。

二、白癜风的心理治疗

科学家通过大量的病案分析和动物实验指出，人们对突然事件表现出的沮丧、失望、消沉，是人的大脑做出的，并且能为人们观察到的初步反应，它通过许多相通的信号传导通路传达到人体的下丘脑，一方面参与免疫反应，导致免疫功能

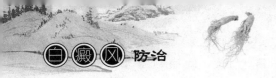

下降。另一方面调节脑垂体活动。

脑垂体是人体内分泌中枢支配部位，在不良的精神状态下，全身各器官的内分泌调节失去平衡，极易导致白癜风的发生。

当然导致白癜风等的因素是多方面的，但是健康的心理因素却有一定的预防和治疗白癜风的作用。了解了情绪与疾病的关系，就要讲究心理卫生，注意心理健康，采取积极乐观的人生态度，或设法改变外部环境免受不良刺激，这将有利于预防白癜风，增进健康。

（一）心理治疗原理

通过精神心理分析可以理解白癜风如何影响患者的性格和生活选择，心理治疗干预为患者无意识心理冲突再度工作提供机会，以至于患者不再通过皮肤无言语的表达，一定程度上可降低抑郁、显著改善总体心理功能，提高自身免疫功能。这种心理干预可改善患者生活，减缓白癜风的发展，甚至可扭转色素脱失的过程。

针对白癜风患者的一些负面心理，临床诊疗过程中，应注意从心理、社会和生理医学等多方面诊断和处理患者，对患者进行药物治疗的同时也应加以适当的心理治疗，应尽可能地多与患者交流、沟通，详细了解、分析其心理，采用开导劝慰、分散转移及心理谈话、暗示法等方法，告诉患者精神负荷过重既能激惹具有白癜风遗传基础的因素发病，又可使病情加重，给予患者正确的心理疏导与精神鼓励，使其调整好精神状态，消除顾虑，增强信心和依从性，从而促进早日康复。

（二）心理治疗方法

心理治疗方法主要包括森田疗法、集体心理治疗等多种方法。

1.森田疗法　森田疗法是心理咨询中的一种疗法。简单地说是一种顺其自然、为所当为的心理治疗方法。主要适用于治疗神经症、自主神经失调等身心疾病。基本原则是"顺其自然"，就是接受和服从事物运行的客观法则，它能最终打破神经质患者的精神交互作用。要做到顺其自然就要求患者在这一态度的指导下正视消极体验，接受各种症状的出现，把心思放在应该去做的事情上。这样，患者心里的动机冲突就排除了，痛苦也随之减轻。森田疗法分为门诊治疗和住院治疗两种。症状较轻的可以让患者阅读森田疗法的自助读物，坚持日记，并定期到门诊接受医生的指导；症状较重的则需住院。

（1）森田疗法的特点有如下几个方面。

①不问过去，注重现在：森田疗法认为，患者发病的原因是有神经质倾向的人在现实生活中遇到某种偶然的诱因而形成的。治疗采用"现实原则"，不去追究过去的生活经历，而是引导患者把注意力放在当前，鼓励患者从现在开始，让现实生活充满活力。

②不问症状，重视行动：森田疗法认为，患者的症状不过是情绪变化的一种表现形式，是主观性的感受。治疗注重引导患者积极地去行动，"行动转变性格""照健康人那样行动，就能成为健康人"。

③生活中知道，生活中改变：森田疗法不使用任何器具，也不需要特殊设施，主张在实际生活中像正常人一样生活，同时改变患者不良的行为模式和认知。在生活中治疗，在生活中改变。

④陶冶性格，扬长避短：森田疗法认为，性格不是固定不变的，也不是随着主观意志而改变的。无论什么性格都有积极面和消极面。神经质性格特征也是如此。神经质性格有很多长处，如反省强、做事认真、踏实、勤奋、责任感强等；不足之处表现在过于细心谨慎、自卑、夸大自己的弱点、追求完美等。应该通过积极的社会生活锻炼，发挥性格中的有点，抑制性格中的缺点。

（2）森田疗法的形式

①门诊治疗：每周 1 次，接受生活指导和日记指导，疗程 2 ～ 6 个月。

②门诊治疗的基本特点：详细体验以排除躯体疾病的可能，并解除患者疑虑；要求患者接受自身症状，顺其自然，绝不企图排斥；要患者带着症状去从事日常活动，以便把痛苦的注意转向意识，使痛苦体验在意识中消失或减弱；告诉患者切勿把症状挂在心上；治疗者按时批阅患者的日记，患者要保证下次再写再交。同时要求家属不要对患者谈病，也不要按患者来对待。

③住院生活分为以下 4 个时期：一期即绝对卧床期，4 ～ 7d。禁止患者做任何的事情，患者会有无聊的感觉，总想做点什么；二期即轻微工作期，3 ～ 7d。此间除可轻微劳动外仍然不能做其他事情，但开始让患者写日记；三期即普通工作期，3 ～ 7d。患者可开始读书，让他努力去工作，以体验全心投入工作及完成工作后的喜悦；四期即生活训练期，7 ～ 14d 为出院准备期，患者可进入一些复杂的实际生活。

（3）具体的自我实践方法

①体力劳动——森田疗法实践的钥匙：从寝室或家庭卫生做起，做每天力所能及的劳动。体力劳动是最有效的实践方法，比脑力劳动更有效果。

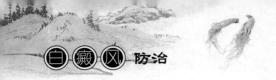

②做应该做的事——实践的定位：做应该做的事，坚持日常的工作和学习，无论自己的心情如何，这是森田疗法的最关键措施。但是，如果为了锻炼自己去做与自己意愿相反的事则不是为所当为的真正意义。

③每天要不断地干点什么——实践的强度：要减少睡眠时间，尤其是尽量不要白天睡觉，而是要不断地干点什么。

④禁止消愁解闷的各种活动：消愁解闷的活动不等于娱乐、运动等活动，前者是为了消除某种情绪所进行的，后者是自然的需要。比如即使看森田书，如果是为了消除某种自己不喜欢的情绪，也属消愁解闷的活动。

注释：神经质的症状，用消愁解闷的方法也可以解决，然而，那样做只不过是精神上的一种暂时性的转换，时过境迁，立即就会重新恢复原状。

⑤对症状要采取忍受的态度，带着症状坚持实践。

注释：对待症状要不过问，不测试，不拘泥。不过问就是尽可能不要再谈自己的病情。如果遇到症状缠绕的情况可采取所谓不问疗法，装作不知，听之任之；不测试，即制止自己测试症状是否好转，情绪是否变好，要听其自然的对待病情；不拘泥，即如果感觉"头轻快了，精神爽快了"等时，应当注意这只不过是一种自我感觉，从疾病的角度来看，它和痛苦是同一东西，爽快之后，作为一种相反的动态往往会出现不愉快，到了完全摆脱愉快与不愉快的感觉之后才是真正恢复了健康。

⑥阅读森田疗法书籍问题：在实践第1周，请不要阅读森田疗法方面的书籍，在实践1周后开始每天晚上临睡前抽出30min左右阅读森田疗法的书籍，请用体会的态度去读。

⑦切莫拘泥于理论：在治疗过程中切莫拘泥，把自己的情况机械性的与理论对照，勉强用来校正自己哪里好哪里不好，但愿能顺其自然，保持安心，轻松度日的情绪就很好，要逐渐领会某种体验，在此基础上才能形成正确的理论。

请按照上面的要求去实践，森田疗法的试验以1个月为一个进程，也就是说，只有实践1个月以上才可能有一定的体验。总的实践短则3个月，长则6个月。

（4）森田疗法的境界：森田疗法的境界包括3部分，即不安常在、坦诚和无所住心。

①不安常在：即使感到不安，如果能毫不惊慌失措地泰然处之，那么这种不安就会逐渐消失，即使有不安也如同没有一样。为值得烦恼的事而烦恼，意思是不值得去烦恼的事，烦恼也没有用。人要活着，常会伴有不安。期望越大，不安

就越甚，不安是必然存在的。你要摆脱不安，它却穷追不舍，你和不安抗争，它就一味地加剧。对于不安应该是来者不惧顺其自然，继续做自己该做的事。

②坦诚：当因脸红胆小，在人面前被称作"你是腼腆的人"时，最好是敞开心扉照实说。"实际上我胆小而发愁，无论对方说点什么，我都立即脸红。这样无可奈何的事情真是少见。我真是的"。这种讲法暂且作为公式来套用也可以。请多次地反复使用。坦诚的心，富于人情味的心。按照森田疗法的观点，"越是坦诚的人，治愈得越快"。

③无所住心：主要感到能够带走的体验就是个"无"字。50d 的休养——不想叫作什么治疗——所获得的，也就是这个"无"字。今后，我还有可能出现迷惑的情况。但是，唯独在这个"无"字上，再也没有什么迷惑了。心随万境变，变化之处实幽玄。人的心境随着境遇不同而千变万化，甚至可以说，这种现象实在是玄妙。在森田疗法中它赋予的含义是"情绪就像天气一样容易变化"；情绪恶劣时不要悲观，情况顺利时也不要高枕无忧，要着眼于行动努力去干。

2. 集体心理治疗　集体心理治疗是把具有类似性质，共同心理问题的来访者结合在一起，以集体的方式有组织、有计划地进行治疗的方法。一方面，治疗者运用讲解和启发的方式使来访者接受治疗，另一方面，集体成员之间通过相互启发、学习和集体暗示作用达到心理治疗的目的。集体心理治疗的优点是治疗的人数多、时间短。特别是可以充分调动集体成员间的互助性、暗示性和互动性而增进疗效。

（1）集体心理治疗的原理：集体心理治疗理论依据是根据集体心理动力学理论，当某个人的活动是遵照"其他人都这样活动，我也这样活动"时，这种行为称之为"遵从行为"，遵从是一种社会态度，是一种集体的力量所形成的团队精神，集体心理治疗就是利用这种集体心理动力和团队精神来改变个别不利的心理定式和行为倾向。

（2）集体心理治疗要求：治疗师必须具有良好的心理素质、高尚的医德情操和超人的精神感召力，必须经过系统的心理治疗方面的训练，具有集体心理治疗师的资格。患者要有主动的治疗意愿，能够积极配合治疗，并全面参与集体治疗活动。

根据治疗师的心理诊断来相应编组，一般最少 3 人，最多 15 人，分为小组 3 ～ 5人，中组 6 ～ 10 人，大组 11 ～ 15 人，每次心理治疗 1 ～ 2h，一周 1 ～ 2 次，3 ～ 4周为 1 个疗程。

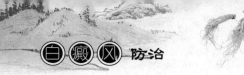

（3）集体治疗的程序：集体心理治疗必须按照实施心理治疗的步骤有计划地进行。

①心理治疗准备期：对参加集体治疗的患者做出相应的疾病和心理诊断；对治疗群体普遍存在的心理问题、人格特征及其认知能力做全面了解，并将相类似的患者分为一组，有针对性地采取相应的理论指导治疗；对于性格极度内向、重性精神病急性期和有强烈自杀倾向的患者不适合做集体心理治疗。

②治疗深入期：治疗师首先给患者讲解有关心理治疗的目的和意义，鼓励他们积极参与治疗活动，并且在治疗中互相学习、互相启发、取长补短、共同提高。结合被治疗群体的实际情况，讲解心理问题的发生、发展规律及在治疗合作中应持有的态度。有针对性的、有目标的帮助群体中的个体，联系自己的实际心理问题进行分析并启发其他小组成员参与讨论，并应用一些具体的治疗方法帮助小组成员，如用认知疗法解决其自知力恢复问题；用心理剧疗法解决潜意识中存在的情绪压抑和人格偏移问题等，用交流分析疗法解决对工作、学习、人际交流方面存在的社会适应障碍问题等。

③治疗结束期：治疗结束前要给予小组成员适当的评定，可以利用量表和记录评定，并告诉他们自己的治疗结果，他们已经形成的正确对待日常生活中的矛盾及善于处理的能力。指导小组成员提高应对心理障碍复发的有效措施。以真正达到社会化康复。

（三）自我疏导方法

在日常工作和生活中，除了积极配合医生，保持乐观、开朗的性情外，患者还可进行自我疏导，缓解压力，学会做自己的心理医生，以下为几种常见的自我心理疏导方法。

1. 精神胜利法　精神胜利法是一种有益于身心健康的心理防御机制。当事业、爱情、婚姻不尽如人意而伤感时，当利益上得不到合理的对待而郁闷时，当因为生理缺陷遭到别人嘲笑而自卑时……你不妨用"阿Q精神"调适一下自己失衡的心理，从而营造一个祥和、豁达、坦然的心理氛围。

2. 难得糊涂法　这是心理环境免遭侵蚀的保护膜。在一些非原则的问题上适当"糊涂"一下，无疑能提高心理承受能力，避免不必要的精神痛苦和心理困惑。

3. 随遇而安法　这是心理防卫机制中一种心理的合理反应，能培养自己适应各种环境的能力。生老病死、天灾人祸等都会不期而至，用随遇而安的心境去对待生活，你将拥有一片宁静清新的心灵天地。

4.幽默人生法　这是心理环境的"空调器"。当你受到挫折或处于尴尬紧张的境况时，尝试运用幽默来化解困境，维持心态平稳。幽默是人际关系的润滑剂，它能使沉重的心境变得豁达、开朗。

5.宣泄积郁法　心理学家认为，宣泄是人的一种正常心理和生理需要。当你感到悲伤忧郁时不妨找知心朋友倾诉一下，也可以进行一项你所喜爱的运动，或者在空旷的原野上大声喊叫，这样做既能呼吸新鲜的空气，又能将内心的积郁宣泄出来。

6.音乐冥想法　当你出现焦虑、忧郁、紧张等不良情绪时，不妨试着做一次音乐心理"按摩"，在音乐中逛逛"维也纳森林"、坐坐"邮递马车"……这样做能帮助你平息焦虑等情绪。

7.加减乘除法　除以上方法外，还可以给生活做"加减乘除"法进行自我减压，以达到心理免疫的目的。

（1）加法：积极参加体育锻炼，拓展生活圈子。任何项目的体育活动都能使人感到放松惬意，但要控制运动量。

另外，与其在家中使用健身器械，不如到公园散步，同朋友踢球或登山、游泳。结交新朋友，接受新信息，开阔视野。

（2）减法：降低生活标准，接受别人帮助。对生活有着高标准严要求的人不在少数，这些人应该学会适度放松，不要总认为自己能做好一切事情。如果遇到力所不能及的事，最好能请别人帮忙。

（3）乘法：要学会多留些时间给自己。一个人如果总是忙忙碌碌，会使周围人的情绪也随之紧张。如果感到累了，一定要停下工作休息一会儿。

（4）除法：不要认为自己能同时做好几件事。与其同时忙碌好几件事情，不如考虑如何提高效率。

第四节　医护伦理要求

生物 - 心理 - 社会医学模式是目前的主流医学模式，这就要求对疾病的诊治不再仅仅是以单纯地治疗躯体疾病为目的，而应充分考虑患者的心理和社会属性。对于白癜风患者而言，多数伴有自闭、自卑、社交困难等心理障碍，因此，尊重体贴患者、保护患者隐私、耐心细致的沟通是医护诊治白癜风过程中的基本伦理

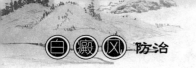

要求。

一、尊重体贴患者

尊重患者是进行一切医疗行为的基本原则之一。医者在诊治过程中言谈举止需要特别注意，在告知患者病情时换位思考，方式恰当、措辞委婉，让患者觉得他们是受尊重的，医者是设身处地为他们着想的。由于白癜风病情的复杂，一些治疗未必会得到理想的疗效，部分患者可能会因疗效不佳对治疗产生消极情绪，甚至拒绝继续治疗，医者在这种情况下更应尊重患者，切忌使用刺激性言语，责令患者，而应站在患者角度为其考虑，耐心与其沟通，了解其拒绝治疗的真实原因，给予充分的解释并让其明白继续治疗的必要性和正视自己所遇到的情况，让患者消除心理上的负担，主动积极配合治疗。对患者多一些关心和体贴是伦理的核心，充分尊重患者的人格和尊严，平等对待患者，保护患者的权益，这样有利于建立患者对医者的信任，有利于疾病的诊治。对患者的尊重不仅体现在人格和尊严上，努力提升自身的医疗技术也是对患者尊重的另一种方式。医者应该不断充实自己，学习新技术、新理论、提高自己的技术水平，将现代科学成果合理地应用到每一位白癜风患者身上，减轻患者痛苦。同时，也要时刻谨记白癜风是一种心身疾病，不能忽略患者心理的治疗，为患者创造最为适宜的治疗环境。

二、保护患者隐私

由于白癜风发病部位的特殊性可能会给患者带来心理上的压力，患者对外界环境变得十分敏感，任何刺激都可能引起患者内心的波动，造成患者对医者的不信任。这就要求医者在与患者交流时应特别注意交流环境，在诊治过程中应该充分保护患者的隐私。尽可能单独与患者交流，告知其病情状况，同时也应该注意言谈举止，措辞恰当。这样有利于建立患者对医者的信任，拉近医患间的距离，为患者树立坚定的治疗信念奠定良好的基础。在治疗过程中始终让患者觉得自己是参与者、合作者，而不是被动接受治疗的患者，医患互动最大限度地调动了患者本身的能动性，有利于病情的康复。

三、耐心细致沟通

耐心沟通是治疗白癜风的前提。一些患者可能存在严重的社交困难，在与其交流过程中应当认真细致倾听，鼓励其多说话交流，耐心指导，使该类患者逐渐明白及时交流的必要性和重要性。由于白癜风病情的复杂性，在诊治过程中难免会对患者心理造成影响，甚至会有个别患者消极对待治疗。医患沟通既包括语言上的沟通，也包括非语言上的沟通。语言沟通时应注意语气委婉，尽量避免医学专业术语，多选择通俗易懂的语言文字，让患者及家属充分了解疾病。在与患者沟通时多用安慰性鼓励性的言语，调动患者治疗积极性，同时多使用商量性的语气，让患者觉得自己是被尊重的、在疾病治疗过程中是不可或缺的参与者。除了语言沟通外非语言性沟通也是必要的，在诊治过程中多给患者肯定鼓励的眼神，对患者面带微笑，多注意说话语气、语调等，非语言的沟通往往可以强化沟通效果，让患者理解医者的关心，觉得医者和蔼可亲、可信。如当患者对疗效有些失望时，除了语言上的必要解释外，此时拍拍患者肩膀，投以鼓励的眼神常可重新调动患者积极性。因此，在诊治白癜风过程中，及时与患者耐心沟通，细致听取每个细节，消除患者的心理负担，坚定患者的诊治决心，调动患者积极性，为疾病的康复打下坚实的基础。

四、定期复查随访

白癜风虽然很少在肉体上给患者带来痛苦，但是其可能会在心理上给患者造成不同程度的伤害。因而要让患者及家属认识到其心理危害性，特别是儿童及青少年，颜面及四肢暴露部位的皮损会让其觉得自卑，加之可能来自其他人的无意嘲笑，更会使其留下严重的心理阴影。父母在发现其皮损后应该尽快就诊，早发现、早治疗，且应该意识到白癜风是一个心身疾病，在患者治疗的过程中应多加鼓励，给其信心，保持良好的依从性，定期复查，更好地与医生合作。

白癜风康复是一个漫长的过程，在疾病的发展过程中受到诸多因素的影响，加强体质锻炼，避免接触致病毒物，保持良好的行为习惯和积极的心态，才能使药物、理疗等发挥其最大的治疗作用。即使病情好转，医者仍应和患者保持密切联系，定期随访，嘱咐患者随时观察皮损变化，一旦病情变化应及时复诊。

第五节　日常护理

白癜风虽不影响患者的正常生理活动，但因影响美容，给患者造成心理上巨大的负担和精神上巨大的痛苦，所以在进行治疗的同时，应加强白癜风患者的日常护理工作，以期达到事半功倍的治疗效果。

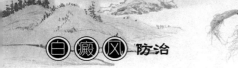

一、日常生活中的护理

（一）患者要保持良好的精神状态及开朗豁达的胸怀，心平气和，减少忧思，避免焦躁、忧愁、思虑、悲哀、恼怒等不良情绪刺激；注意劳逸结合，养成良好的生活习惯，建立良好的生活规律，避免机体生物钟紊乱，神经内分泌失调。避免恣情纵欲，加强体质锻炼，预防感冒、发热，少食刺激食物，避免过量服用维生素 C，以健康的心态配合疾病的治疗。

（二）保护皮肤，避免损伤

1. 衣服宜宽大适身，尤其内衣、内裤不可过紧，腰带宜松。临床上，乳房下、腰部、腹股沟等处的白斑，常因局部受压迫所致。内衣、内裤尽可能穿纯棉制品，不可穿用化纤之类。

2. 避免外伤、摩擦、压迫。洗澡时不可用力搓擦。

3. 避免接触酚及酚类化合物，比如经常接触橡胶手套、橡胶鞋带等，会引起局部脱色而出现白斑，而且在远隔部位也发生白斑损害。另外，还要避免接触汽油、油漆、沥青等，也易引发白癜风病。

4. 避免长时间、强烈日光暴晒。许多患者常因炎炎夏日外出旅游、出差，而诱发或致白癜风复发。

5. 有湿疹、皮炎、虫咬症等皮肤病时应及早治疗。

6. 进行期患者不可用强烈刺激性外用药，亦不可照射紫外线。

二、日常饮食注意事项

1. 注意体内微量元素的摄入，提倡使用铜质餐具。

2. 不偏食，多食新鲜、清淡的蔬菜类，多食猪肝、瘦肉，牛肉，黑色食物（如黑芝麻、黑豆等）。

3. 绝对禁食鱼虾海味，不可过食辛辣等刺激性食物，如酒、辣椒、生蒜等。

4. 少食羊肉、肥肉、海产品。

5. 避免维生素 C 的过量摄入，不吃或少食富含维生素 C 的食品，如西红柿、山楂、杨梅、苹果、橘子等。

6. 多食坚果（白果、核桃、花生、葵花子、栗子、莲子、南瓜子、松子、西瓜子、杏仁）、豆类和豆制品、黑芝麻、动物肝脏等。

三、心理和精神上的自我调节

中医学认为"七情"致病，喜伤心，怒伤肝，忧思伤脾，悲伤肺，恐伤肾等，"百病生于气"都是这种关系的写照。白癜风患者不应整天沉闷、紧张、悲伤，而应积极配合医生，保持乐观、开朗的心情，气血营和，笑对人生，这样才能对疾病的恢复有帮助。

（一）应认识到白癜风治疗起效慢、疗程长，要消除心理压力，争取早期治疗

由于本病治疗起效慢，应长期坚持治疗，避免急躁。白癜风毕竟是一个疑难皮肤病，多数患者在治疗 3 个月左右方可见效，因此，一般以 3 个月为 1 个疗程，患者务必在治疗 3 个月后，再做疗效评估，且不可随意更换药物，延误病情。

应谨慎选择药物，不可乱吃激素、免疫抑制药等，以免损害健康，引起严重后果。白斑消失后，应继续巩固治疗一段时间，避免复发。

（二）治疗白癜风的外用药注意事项

外用药一般有一定的刺激性，常会出现刺激反应或皮肤过敏，表现为红斑、丘疹、水疱、糜烂、结痂或皮损肥厚、脱屑、瘙痒。属于刺激反应者，一般停药后，反应可自然消退，继续用药，一般不再发生反应；属于过敏者，在医师指导下服用抗过敏药，外搽激素类乳膏，待变态反应消退后，改换其他外用药。

在用药时首先要注意是否有变态反应，千万不要滥用外用药物，以免损伤皮肤。使用外用药物后，可轻轻按摩局部，有助于消除经络阻滞；如出现变态反应等不良反应，应立即到医院就诊。

（三）光化学疗法禁忌

如进行光化学疗法治疗，应严格按规定剂量服用药物及照射光线时间，并注意防护。

（四）同形反应

急性期可出现同形反应（指正常皮肤在受到非特异性损伤，如创伤、抓伤、手术切口、日晒、接种及有皮肤病等，可诱发与已存在的某一皮肤病相同的变化，即皮损），应避免外伤和过度摩擦。加强家庭护理，以有利于减轻病情，促进白

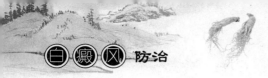

斑消退，不容白癜风患者忽视。

（五）治疗效果判断

一般在治疗 1 个月后，病情得到控制，不再发展。有下列情形之一者，提示治疗有效。

1. 白斑的边缘由模糊不清转为清晰，周围出现色素加深现象。

2. 白斑边缘或中央出现毛囊性黑点，自针头至粟粒、绿豆大小、逐渐变大、增多。

3. 白斑边缘逐渐呈锯齿状或波浪状不规则地向内收缩。

4. 白斑边缘向内出现均匀的色素沉着并向中心延伸。此时应抓紧时间继续治疗，以求取最佳疗效。

第六节　门诊护理

白癜风不但直接危害人们的心理健康，而且还给个人和家庭造成巨大的经济负担。所以作为门诊医护人员，应该积极开展门诊护理干预，可以大大提高白癜风患者的生存质量和防治水平。

一、健康教育

健康教育作为一种门诊护理干预的最直接形式，被认为可以大大提高人们对白癜风的知晓率、治疗率，提高自我保健意识和能力，改变不良的精神、心理刺激，培养健康的心理至关重要。由于白癜风一般不住院治疗，门诊护士应做好不同年龄、不同内容的健康宣教。对年龄为 5 － 20 岁的患者，应重点教育保持乐观、健康、阳光的心态，密切观察白癜风疾病的进展与疗效。对 21 － 60 岁的患者，教育其在乐观、健康、阳光的心态基础上，避免精神因素如精神创伤、过度劳累、焦虑过度等的不良刺激。对家庭成员，重点在于疾病的认知、心理安慰、自我监测技巧的教育。健康教育形式应根据具体情况灵活运用，常见的形式有个别谈话、健康咨询、专题讲座、授课等。

研究表明，不断给患者正面的健康信息，可以改变患者对疾病的认知。因此，在进行健康教育时要求患者家属和朋友参与，并定期做家庭随访，及时评价效果，促进患者改变自我认知。

二、心理干预

有研究证明，精神因素与白癜风发病有密切关系，2/3 的病例起病或皮损发展与精神创伤、过度劳累、焦虑过度有关，也是影响白癜风治疗效果的重要因素。门诊护士应根据不同年龄、不同性别和不同文化程度进行心理干预，以缓解白癜风患者的精神和情绪压力，使其保持乐观的心态，建立健康的生活方式，有利于控制白癜风的发展。

了解患者的心理状态，排除他们脆弱、沮丧、担心等心理及抑郁、焦虑、恐惧、社交孤立的心理障碍，让其注意劳逸结合，避免精神过度紧张，心胸开阔。利用就诊时间和业余时间与患者谈心，给予心理疏导，使他们正确认识疾病，还指导其亲友从生活、心理、精神等方面给予关爱、呵护、帮助，日常生活中使患者注意力转移在音乐、绘画等兴趣上，将会收到良好效果。

三、膳食指导

白癜风患者应调整饮食，注意禁忌，白癜风患者血液和白斑部位由于缺少某些微量金属元素，而使体内酪氨酸酶活性降低，影响了黑素的合成代谢，从而产生病变。

因此，患者应多吃含铜、锌、铁等金属元素较多的食品，使酪氨酸酶活性增强，继而使黑素合成加快，如瘦肉、牛肉、猪肉、禽蛋、动物内脏、牛奶、新鲜蔬菜等；多食坚果如白果、核桃、花生、葵花子等，豆类和豆制品、黑芝麻、动物肝脏等。

绝对禁食鱼虾海味、禁饮酒。因食鱼、饮酒引起白癜风发病、复发或病情加重者，屡见不鲜。常见一些患者因不能严格戒酒或海味，虽经长时间治疗但病情仍不能得以控制；避免维生素 C 的过量摄入，不吃或少吃富含维生素 C 的食物，如西红柿、苹果、橘子等，不可过食辛辣等刺激性食物，儿童应改变偏食习惯。

四、运动锻炼指导

白癜风常好发于易受光照及摩擦受损部位，如颜面部、颈部、躯干和四肢，适当的体力活动可以放松心情，消除紧张情绪，门诊医护人员针对个体制订合适的运动（如散步、慢跑、太极拳等）。对患者制订外用药加长波紫外线或日光照射，以达到治疗目的，进行长波紫外线和日光照射时需进行眼的防护。

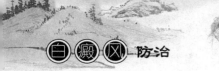

五、遵医行为干预

白癜风治疗时间长，效果缓慢，这就使患者降低了战胜疾病的信心、决心和耐心。治疗中药物如糖皮质激素、补骨脂素、氮介乙醇均有不良反应和刺激性，甚至出现不良反应。而自体表皮移植费用高，成功率不高，所有这些均证明护理干预进行健康知识宣教十分重要。同时，如果医护人员对患者的病史和用药情况缺乏了解，对药物主要作用和毒性作用和不良反应交代不清，也会造成患者对医护人员的不信任，失去继续治疗的信心。

所以，门诊医护人员应认真对待每一位患者，加强对药物知识的教育，使患者充分认识到遵医嘱服药对治疗白癜风的意义，坚持长期按医嘱服药，以取得较好的治疗效果。

六、起居干预

良好的生活习惯是预防和治疗任何疾病的重要保证，起居干预应包括：按时休息，保证充足的睡眠，避免过度劳累；穿着要宽松，以棉质衣服为主，因压力、摩擦可继发形成白癜风；居住环境应安静，尽量避免噪声干扰，防止焦虑过度；居住条件阳光充足，空气新鲜，可增加光照，注意季节变化，防止不良刺激。

七、家庭随访

门诊医护人员应经常随访患者。对其健康状况、健康行为、疗效监测和家庭功能进行评估，发现存在不良因素，根据病情需要与个体差异提供不同的护理，并针对性地为患者在居家环境中提供治疗性护理服务。还可以发掘和利用家庭资源，更好地服务于患者，鼓励患者充分发挥主观能动性，提高患者的生活质量，增加战胜疾病的信心。

综上所述，白癜风的门诊护理干预形式多种多样，每种措施相互独立又相互补充。门诊医护人员应根据患者需求，充分利用门诊资料，制订干预计划，以提高人们对白癜风的正确认识和治疗效果的监测。

第七节　光化学疗法的护理

白癜风是一种常见难治的色素脱失性皮肤病，凡影响黑素形成因素均可能诱发，光化学疗法照射能抑制细胞的免疫反应。细胞因子再生的改变，可增加黑素细胞的增殖，促进黑素的生成；增强维生素 D 的代谢，间接促进黑素生成，其显效快、不良反应小，从而提高治疗顺应性。

一、心理护理

由于白癜风易诊难治，治疗效果与患者的依从性密切相关。告知患者每次治疗时间短，即使大面积也就是几分钟，具有方便、高效、安全等特点，但需要 30 ～ 50 次，甚至更多次的治疗，面部皮肤见效快，对于躯干和四肢皮肤疗效慢，可能需要更长疗程，因此，护士在进行健康教育的同时，要说明治疗方案，让患者配合治疗，帮助其树立战胜疾病的信心，持之以恒，才能达到预期效果。

二、皮肤护理

1. 治疗前的护理　治疗前应给患者详细讲解光化学疗法的作用、可能出现的反应、注意事项等，指导患者保持照射部位清洁干燥，照射治疗时注意眼睛的保护，且操作者需佩戴护目眼镜。

2. 治疗中的护理　首次治疗一定要测定最小红斑量，以后的剂量需在最小红斑量的基础上调节 15% ～ 25%，使治疗后红斑持续 24 ～ 48h，治疗中应注意有无光疗的不良反应（主要包括红斑、水疱、灼烧感等现象），并及时做出处理。

3. 治疗后的护理　光照后可能会有轻度灼热或灼痛感,部分患者有少量脱屑、红色丘疹，或伴有轻度瘙痒，并不影响治疗，必要时可外用皮质激素减轻不适；光照后要保持创面干燥，防感染、防水、防晒，但不建议涂抹防晒霜，可以用遮阳伞防晒；在征得患者同意情况下，定期拍照存档，以便对比效果。

注意不同部位对紫外线的敏感性有差异，对皮损分布在不同部位的同一患者，不同处皮损的治疗剂量应相应调整，以确保治疗安全有效。

4. 饮食护理　注意体内微量元素的摄入，提倡使用铜质餐具，多食新鲜、清淡的叶绿素，多食猪肝、瘦肉、牛肉、黑色食物，如（黑芝麻、黑豆等）；忌食辛辣及刺激性食物,如酒、辣椒、生蒜等，少食羊肉、肥肉、海产品；少食富含维生素 C 的食品，如西红柿、山楂、杨梅等；少喝碳酸类饮料。

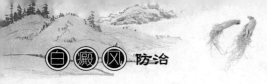

三、注意事项

进行全身治疗的患者必须脱掉全部衣服，男性患者自备一小块布遮挡会阴部。因面部皮肤比其他部位皮肤对辐射更加敏感，所以无面部皮肤病变可用衣物遮挡面部，外涂药物患者在照射前将药物清洗干净。

照射中患者必须佩带防紫外线的专用眼镜，治疗当天避免日晒，以免加重皮肤反应。户外活动时也应戴防紫外线眼镜。

治疗期间不宜食用酸橙、无花果、香菜、野菜、莴笋等具有光敏作用的蔬菜及使用四环素、磺胺、异丙嗪、氯丙嗪（冬眠灵）、炔诺酮等具有光敏作用的药物。

第八节　自体表皮移植的护理

随着人们生活节奏的不断加快、生活环境的不断变化及饮食的不协调而导致白癜风患者日趋增多，再加之人们对外观的要求日益增高，就诊的依从性也相应增高，单纯的内服外用药物已不能满足患者的需要，而表皮移植术是目前国内外科学、有效、经济、易于接受的稳定期局限性白癜风的治疗方法。此种方法适用于稳定期局限性白癜风患者，对面颊、额、前胸、后背等活动度较小的部位效果明显，对黏膜部位，毛发生长较密部位、活动关节部位效果较缓慢。植皮面积每次选择在 $3 \sim 5cm^2$，如面积较大者，可分次做，宜选择在秋季稳定期植皮效果显著，具有不开刀、无出血、无痛苦、不留瘢痕、费用低、疗效好、手术时间短等特点。术后对患者进行有效的自我护理及健康指导可使移植成活率明显增加，增强患者的信心，争取早日康复。

一、术前心理干预

白癜风是皮肤科的常见病、多发病、疑难病，虽不痛痒，但严重损坏人的容貌，给患者带来巨大的精神压力，所以在进行自体表皮移植的同时，耐心解释疾病的相关知识和预后情况等，希望缓解患者悲观情绪。

1.利用文献资料帮助患者树立战胜疾病的信心　从患者的文化程度出发，采用非专业语言向患者介绍该治疗方法不会形成瘢痕，用其他患者治疗前与治愈后的照片对照，宣传专业期刊的病例报道等，很快产生心理影响，使患者情绪逐渐好转，自信心增加。

2.鼓励家属积极乐观以打消患者疑虑　家属积极乐观的态度对改变患者的负性心理有积极作用。因此，护士应与家属进行良好沟通，向其讲解疾病相关知识。我们的宣教和权威杂志的佐证首先让家属相信，积极治疗会取得较好的效果。在家属的积极支持下对患者起到明显暗示效果，对消除患者疑虑起到重要作用。

3.对进展期患者积极治疗，避免急于求成心理　针对处于进展期患者见到稳定期患者移植效果时的情况进行心理疏导，讲解进展期做移植会发生同型反应；移植前 3 个月皮损处外用药的使用情况，使其了解移植手术的优点、方法和成功率，积极配合药物治疗，达到最佳移植期。

二、术中护理干预

将患者取舒适体位，充分暴露受皮区，告知患者整个吸附过程为 60 ~ 80min，在吸附过程中可能有轻微疼痛感，随时观察患者的面色、意识变化及吸附情况（吸附器有无松动、疱壁大小及患者当前状态等）

三、术后护理干预

1.病情观察与一般护理　手术结束后观察生命体征无异常，供、受皮区无血性渗出，且包扎完整，即可回家。为保证移植效果不受影响，嘱咐患者在 14d 内不要自行揭开敷料，避免皮片在反复固定绷带过程中移位或脱落；间隔 1 ~ 2h 垂直按压受皮区，保持皮片与受皮区创面之间无渗出液间隔；皮片弹力有限度，应减少口周、下颌、颈部、关节等受皮区部位活动；咳嗽、喷嚏可加大受皮区活动度，故应预防呼吸道感染。受皮区尽量保持干燥，过度湿润易使移植皮片与受皮区分离；受皮区在暴露部位，尽量不接触水，受皮区在躯干、四肢部位应着宽松衣物，减少衣物对包扎绷带的刺激。

供皮区常规换药，保证无感染 5 ~ 7d 则可恢复。适宜晒太阳，紫外线有利于黑素生成，但应避免暴晒。移植后 7d 左右，受皮区有瘙痒感，切勿搔抓，致使皮片移位，造成移植失败。严重搔痒可口服少量镇静、止痒药物。按时复诊，注意劳逸结合，保持心情舒畅和充足睡眠。

2.饮食指导　患者应进易消化、多膳食纤维饮食，保持大便通畅；改变饮食习惯，少食含维生素 C 多的食物，因其阻断黑素生成，维生素 C 会影响肠道吸收铜离子，降低血中血清铜氧化酶活性。多食豆类及豆制品有利于黑素生成。

自体表皮手术的护理干预让患者了解每一阶段的治疗情况，树立治疗信心。

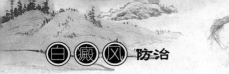

密切观察病情进展情况，让患者在无顾虑的情况下处于医护人员的热情关怀和鼓励的氛围中，减轻恐惧及紧张情绪，身心处于最佳状态，完成治疗；护理干预应用在自体表皮移植配合刮除术治疗白癜风中效果肯定，不仅提高了移植成功率，而且改变了护理人员的服务理念，也提高了业务能力，达到医生和患者均满意。

参考文献

[1] 成爱华，韩梅海．白癜风治疗学 [M]. 北京：人民军医出版社，2011：137-172.

[2] 成爱华，韩梅海．白癜风营养 [M]. 北京：人民军医出版社，2014：221-246.

[3] 成爱华，韩梅海．白癜风养生 [M]. 北京：人民军医出版社，2015：194-202.

[4] 杨国亮，王侠生．现代皮肤病学 [M]. 上海：上海医科大学出版社，1996：221-223.

[5] 何小慧．白癜风的治疗进展及导师经验 [D]. 北京：北京中医药大学，2011.

[6] 杨慧兰，李翠华，刘仲荣．白癜风临床表现及诊断进展 [J]. 中国美容医学，2006,15（4）：463-464.

[7] 于伟．河南省 606 例白癜风患者临床及流行病学调查分析 [D]. 郑州：郑州大学第一附属医院，2011.

[8] 司鹤南．271 例儿童白癜风临床流行病学分析 [D]. 长春：白求恩第一医院，2013.

[9] 白明明．中西医结合治疗儿童白癜风预后评估的临床探讨 [D]. 大连：大连医学大学，2013.

[10] 郭静微．850 例白癜风患者的流行病学研究 [D]. 长春：白求恩第一医院，2012.

[11] 李伟．反射式共聚焦扫描显微镜在白癜风分期中的应用：初步研究 [D]. 杭州：安徽医科大学杭州临床学院，2013：9-10.

[12] 孙晓洁，代小芳，周静．白癜风的发病机制及治疗的研究进展 [J]. 中国美容医学，2015，24（10）：86-90.

[13] 王勇德，张晓杰．白癜风的预防调护 [J]. 大家健康，2015，9（22）：223.

[14] Torello ML，Jana H，Robert AS，et al.Treatments of vitiligo: what's new at the horizon［J］. Dermatol Ther，2012，25（1）：S32-40.

[15] Lim HW，Grimes PE，Agbai O，et al. Afamelanotide and narrowband UV-B phototherapy for the treatment of vitiligo: a randomized multicenter trial［J］.JAMA Dermatol，2015，151（1）：42-50.

[16]Goren A，Salafia A，McCoy J，et al. Novel topical cream delivers safe and effective sunlight therapy for vitiligo by selectively filtering damaging ultraviolet radiation［J］. Dermatol Ther，2014，27：195-197.

[17]Mosenson JA，Zloza A，Nieland JD，et al. Mutant HSP70 reverses autoimmune depigmentation in vitiligo［J］. Sci Transl Med，2013，5：174.

[18]Rashighi M，Agarwal P，Richmond JM，et al. CXCL10 is critical for the progression and maintenance of depigmentation in a mouse model of vitiligo[J]. Sci Transl Med，2014，6（223）：223.

[19] 赵丽君，李亚萍．白癜风的治疗研究进展 [J]. 长治医学院学报，2016，30（3）：237-240.

[20] 杨丽，陆东庆．白癜风发病机制中相关细胞因子的研究进展 [J]. 皮肤性病诊疗学杂志，2016，23（1）：68-76.

[21] 徐贤挺，许洁，陈彬，等．白癜风患者心理状况及相关因素分析 [J]. 中国麻风皮肤病杂志，2015，31（12）：761-762.

[22] 董妍，李文彬，马慧群，等．白癜风治疗过程中的医学伦理学思考 [J]．中国医学伦理学杂志，2016，29（4）：617-619．

[23] 商永明，李金香，杨兰芳．白癜风患者的健康教育 [J]．中国医药导报，2007，4（7）：68-69．

[24] 路建伟，路凤琴．白癜风动物模型研究进展与思考 [J]．湖南中医杂志，2014，30（4）：188-190．

[25] 沈丹蓓，孙建方．白癜风相关研究领域中常用的动物模型 [J] 国外医学·皮肤性病学分册，2004，30（4）：226-228．

[26] 何小慧．白癜风的治疗进展及导师经验 [D]．北京．北京中医药大学，2011．

[27] 徐满意．伍德灯在白癜风诊断中的应用 [J]．湖北科技学院学报（医学版），2012，26（6）：514-515．

[28] 杨慧兰，李翠华，刘仲荣，等．白癜风的临床表现及诊断进展 [J]．中国美容医学，2006，15（4）：463-465．

[29] 中国中西医结合学会皮肤性病专业委员会色素病学组．白癜风诊疗共识（2014 版）[J]．中华皮肤科杂志，2014，47（1）：69-71．

[30] 宋业强．白癜风中医文献与方药证治规律研究 [D]．济南：山东中医药大学，2007．

[31] 姚永明，盛志勇．脓毒症防治学 [M]．北京：科学技术文献出版社，2008：257-258．

[32] 刘芳．白癜风中医体质类型与发病因素、辨证分型相关性研究 [D]．济南：山东中医药大学，2016．

[33] 李春英．2016 年白癜风临床进展回顾 [J]．皮肤病与性病，2017，39（1）：11-12．

[34] 于潮，吕世超，刘志飞，等．白癜风的光疗研究进展 [J]．中国激光医学杂志，2016，25（6）：395-398．